Dr. med. Gerhard Opitz

DIE SCHMERZFALLE

Warum die Schulmedizin
scheitert und was wirklich hilft

DIE THERAPIE

Gewusst wie: Von Wissen und Unwissen **178**
Weshalb es sich lohnt, als Patient selbst gut Bescheid zu wissen

Schlüsselregionen der Wirbelsäule: Mit dem Vegetativum verhandeln **201**
Wo der Ursprung des Schmerzes einen seiner Hauptsitze hat

Bewegung ist Leben: Vermeidungsverhalten vermeiden **210**
Warum Sitzen krank macht und Bewegung heilt

Diagnostik und Behandlung von Hals-, Nacken-, Schulterschmerzen **215**
Wie man den wahren Schmerzverursachern auf die Spur kommt

Diagnostik und Behandlung von Spannungskopfschmerzen **232**
Warum Kopfschmerzen so häufig sind und was sie mit der Muskulatur zu tun haben

Kreuzschmerzen: Schlimmer als Flöhe hüten . . **235**
Wo Schmerzen sich den Weg bahnen und wie sie sich zurückverfolgen lassen

Medikamente: Zu wenig Wirkung, zu viel Nebenwirkung **240**
Warum Medikamente uns nicht aus der Schmerzfalle retten

Hilfe zur Selbsthilfe **243**
Was Sie selbst gegen die Schmerzen tun können

Prolog

Man sagt, die Zeit heilt alle Wunden. Wunden, die der Schmerz uns schlägt, heilen allerdings mit der Zeit nicht alle – ganz im Gegenteil. Viele Beschwerden nehmen auf Dauer sogar zu und scheinen immer weniger auf die Therapie anzusprechen. Das ist ein Grund, warum wir allein in Deutschland weit über zehn Millionen chronisch Schmerzkranke zählen.

Der Wirtschaftsstatistiker Walter Krämer schrieb 2015 in der Publikationsreihe »Gesundheitswesen aktuell« der BARMER: »Je mehr die Medizin sich anstrengt, desto kränker werden wir, die moderne Medizin sitzt in der großen Fortschrittsfalle fest.«

Das vorliegende Buch befasst sich mit den Hintergründen, die zu dieser Entwicklung geführt haben. Und es erzählt Ihnen die Geschichte vom Schmerz, von unserem Schmerz, einmal ganz anders. Es handelt davon, dass wir weniger von den Dingen selbst bewegt werden als vielmehr von den Vorstellungen, die wir von ihnen haben. Mit diesen Vorstellungen hängen auch ganz bestimmte Gefühle zusammen. Denn »Ideen […] sind Ketten, denen man sich nicht entreißt, ohne sein Herz zu zerreißen«, wie Karl Marx schon 1842 festgestellt hat.[1]

Emotionsgeladene Überzeugungen und Wünsche sind unsere Fixsterne, und sie bestimmen die uns nicht bewussten körperlichen Abläufe. Sie steuern uns wider Willen. Alles spielt sich im Kopf ab.

Die Neurobiologen verkünden, der Körper ist der Schwingungsboden unserer Emotionalität. All unsere Tätigkeiten, Wahrnehmungen und körperlichen Prozesse bis hin zur Verdauung sind verbunden mit Gefühlen, die das Gehirn erreichen und integriert werden. Sogar die Liebe geht durch den Magen und von dort zurück zu unseren emotionalen Zentren. Auch unser so kühl kalkulierender Verstand kommt nicht um die Emotion herum. Bei jedem Wissenserwerb speichern wir die damit verbundenen Emotionen ab. Auf entsprechenden Meisterschaften machen sich Gedächtnisathleten diesen Umstand zunutze. Diese Gesetzmäßigkeiten haben ebenso bei vielen Schmerzformen ihre Gültigkeit, allen voran der Volkskrankheit Nummer eins, den Rückenschmerzen.

Womöglich teilen Sie, liebe Leserin, lieber Leser, ja die landläufige Anschauung, dass immer etwas Materielles, Stoffliches für unsere Schmerzen verantwortlich sein muss. Mag sein, dass unser »gesunder Menschenverstand« in diese Richtung tendiert. Aber so einfach ist die Sache nicht, ganz im Gegenteil.

Mechanische Gesetze haben nur für eine Minderheit von Schmerzen Gültigkeit, und sie verlieren zunehmend an Bedeutung, je länger die Schmerzen bereits bestehen. Sie wollen einen Beleg, ein Beispiel für den Zusammenhang zwischen Körper und Geist? Stress, Depressionen und Angststörungen haben Einfluss auf unseren Knochenstoffwechsel, sie reduzieren die Knochenfestigkeit, die sogenannte Knochendichte, wie Wissenschaftler des Shenzhen Institute of Advanced Technology (SIAT) feststellten.[2] An Mäusen ließ sich ein Zusammenhang zwischen Stress und Knochendichte nachweisen, wie eine Studie unter der Leitung der Potsdamer Sport- und Gesundheitssoziologin Prof. Pia-Maria Wippert nachweisen konnte.[3]

Unser Körper folgt offenbar vorgegebenen Programmen, von denen wir nicht allzu sehr abweichen sollten. Sonst ändert sich unser »Haltbarkeitsdatum«.

Dieses Buch möchte Ihnen die wahre Geschichte vom Schmerz erzählen, und Sie über Ursachen, Hintergründe und Zusammenhänge des Schmerzerlebens aufklären. Was jedoch mindestens ebenso wichtig für Sie ist: Sie sollten wissen, warum die Ärzte und Therapeuten, die Sie behandeln, so reagieren und handeln, wie sie es tun.

Das zu erkennen ist sehr wichtig. Es gibt Ihnen nämlich die Möglichkeit, darüber zu reden, Informationen einzuholen und Einvernehmen herzustellen. Und damit halten Sie einen Schatz in den Händen: Sie bleiben nicht ein passiver, lediglich behandelter Patient, sondern Sie emanzipieren sich zu einem handelnden, mündigen Akteur.

Man könnte sagen, Sie haben nicht nur das Recht, sondern auch die Pflicht, sich eine eigene Meinung zu bilden – über Ihr Problem, aber gleichzeitig auch über das Therapieangebot. Sie wollen nicht einfach nur zum »Reparaturservice« gebracht werden, sondern mitentscheiden. Zu diesem Zweck brauchen Sie zunächst Wissen über die körperlichen Zusammenhänge, das Wesen des Schmerzes, bevor es um einen besseren Umgang mit ihm gehen kann. Lassen Sie uns also den Schmerz genauer kennenlernen …

Der Schmerz, vor allem der chronische Schmerz, ist nicht nur eine rein medizinische Herausforderung. Die Erkenntnisse der Schmerzforschung vermitteln uns in mancher Hinsicht ein neues Bild von uns. Ein sehr nützliches Bild, das Sie berücksichtigen sollten, wenn es gilt, angesichts Ihrer eigenen Schmerzen eine wichtige Entscheidung zu treffen.

Ich hoffe sehr, dass Sie nach der Lektüre dieses Buches besser auf die Herausforderungen des Schmerzes reagieren können. Und dann wird hoffentlich die Zeit auch bei Ihnen tatsächlich alle Schmerzwunden heilen.

Das Hinter grund wissen

Schmerzen scheinen manchmal aus dem Nichts zu entstehen und die klassische Medizin ist schnell dazu verleitet, sie auf den Verschleiß beziehungsweise das Alter zurückzuführen. In vielen Fällen versperrt das den Blick auf die eigentlichen Ursachen. Dabei wäre gerade ein genaues Hinschauen wichtig, um einen Weg aus der Schmerzfalle zu finden.

Die wahre Geschichte vom Schmerz

Wie Schmerzen entstehen und warum gängige Therapien so oft scheitern

Bitte stellen Sie sich einmal vor, wie Sie eines Morgens in Ihren hart erarbeiteten Sportwagen einsteigen, ins Büro fahren und dort Ihr brandneues Laptop aufklappen. Sie haben bei schönem Wetter die offene Autofahrt genossen und jetzt erfreuen Sie sich am Design und den technischen Möglichkeiten des neuen Computers. Welche Vorstellungen und Assoziationen gehen Ihnen beim Gedanken an diese beiden Prachtstücke durch den Kopf? Doch wohl die von einer Maschine oder einer komplexen Software mit äußerst hilfreichen Eigenschaften. Sie würden sich ein attraktives und schnelles, haltbares, umweltschonendes und natürlich immer funktionstüchtiges Auto wünschen. Auch der Computer sollte schnell und vielleicht sogar selbstlernend sein und vor allem gut geschützt gegen schädigende Programme. Diese wichtigen Unterstützer des Alltags müssten also gut gesichert, einfach zu bedienen und pflegeleicht sein. Und unvermeidbare Defekte sollten ohne großen (finanziellen) Aufwand zu beheben sein.

Warum ich Ihnen das erzähle? Weil Sie selbst in gewisser Weise genauso wie das Auto oder der Computer sind. Auch Sie sind eine Investition, in der viel Aufwand steckt, die gewartet und geschützt werden und immer funktionieren muss. Auch Sie sollen schnell lernen, intensiv arbeiten und Belastungen aushalten, vor allem, weil Sie ein ganz besonders komplexes »Produkt« sind mit hoffentlich möglichst wenig Kontakt zu Schadstoffen. Falls jedoch eine Optimierung, ein Upgrade unvermeidlich ist, dann sollte dieses frei von unerwünschten Komplikationen, sprich Nebenwirkungen, sein.

Wenn wir bei diesem Gleichnis bleiben: Wollen Sie als motorisierte Rostlaube enden oder als lahmer, malwarebelasteter PC vor der Zeit ausgemustert werden? Wohl kaum. Sicher möchten Sie in einer vorderen Liga spielen, schnell, fit und attraktiv sein. Daher würde es durchaus Sinn machen, wenn Sie sich selbst genauso gut und pflegsam behandeln wie Ihr Auto oder Ihren Computer. Und dazu sollten Sie keinen Strategien von gestern folgen. Denn im Gegensatz zu Autos und Computer, auch wenn beide gerade als bildhaftes Beispiel herangezogen wurden, sind wir Menschen keine Maschine, die nur eines mechanischen Reparaturbetriebs bedarf. Geben Sie sich nicht damit zufrieden, wenn man Sie als irreparabel verschlissen bezeichnet und damit abwertet – ohne Aussicht auf echte und nachhaltige Besserung oder Heilung.

Auch wenn Sie vermutlich schon unzählige Arztbesuche hinter sich haben: Sie sind ein lern- und anpassungsfähiges Wesen, das meistens auch ohne Operationen und Medikamente bestehen kann. Ihre Selbstheilungsfähigkeiten sind viel größer, als Sie denken. Also lassen Sie sich nicht schlechter reden, als Sie sind.

Wie es meistens anfängt

Wenn Sie sich etwas Gutes tun und etwas Schönes erwerben wollen, werden Sie sich über Ihre Möglichkeiten und die vorliegenden Angebote informieren. Ganz ähnlich sollten Sie vorgehen, wenn Sie etwas loswerden wollen, in diesem Fall ein Gesundheitsproblem. Nehmen wir an, etwas an Ihrem Körper stört Sie: Normalerweise spüren Sie Ihren Körper vermutlich kaum, er funktioniert einfach brav vor sich hin und Sie erwarten eigentlich auch nichts anderes von ihm und erweisen sich daher zumeist wenig dankbar dafür. So ist es zumindest bei den meisten Menschen. Eines Morgens aber wachen Sie nun auf und finden, dass Ihr Hals sich anders anfühlt als sonst. Sie können sich zum

Beispiel nur eingeschränkt bewegen oder bemerken störende Empfindungen, beispielsweise Schmerzen, Schwäche- oder Taubheitsgefühle. Nach dem ersten Schreck fassen Sie wieder Mut und hoffen auf die in der Vergangenheit schon oftmals bewiesene heilende Wirkung einer warmen Dusche. Leider müssen Sie sich im Tagesverlauf jedoch eingestehen, diesbezüglich wohl zu optimistisch gedacht zu haben, denn die Steifheit, der Schmerz wollen nicht aufhören. Also greifen Sie energisch zu einer Schmerztablette. Möglicherweise erlaubt Ihnen das Medikament tatsächlich einen annehmbaren Arbeitsalltag und verführt so verständlicherweise zu wiederholter Einnahme in den Folgetagen. Nach einiger Zeit kommen Ihnen Bedenken beim Anblick des Beipackzettels, in dem akribisch zahlreiche Nebenwirkungen aufgeführt sind. Gleichzeitig spüren Sie im Bauch etwas Unangenehmes und bringen es in Zusammenhang mit der Tabletteneinnahme.

Der Volksmund weiß um die tröstliche Erkenntnis, dass Beschwerden, die von alleine kommen, auch wieder von alleine weggehen. Und tatsächlich verschwinden die beschriebenen Beschwerden manchmal wieder. Manchmal für immer, manchmal aber auch nur, um nach kurzer oder längerer Zeit in umso unangenehmerer Form wiederaufzutauchen.

Wenn Schmerzen nicht von alleine verschwinden

Wenn der Schmerz nicht aufhören mag, wird es Zeit für härtere Maßnahmen. In Ihrer Familie weiß keiner mehr Rat und im Büro fällt zunehmend Ihre verkrampfte Kopfhaltung auf. Auch die Pferdesalbe der Nachbarin verfehlte ihre Wirkung. Der Gang zum Arzt ist unausweichlich. Dort wird Ihnen bewusst, dass sich die Schmerzen und Gefühlsstörungen mittlerweile bis zur Schulter und in den Arm ausbreiten. Sie durchzuckt die Erkenntnis, dass aufgrund eines Bandscheibenvorfalls der Nerv eingeklemmt sein könnte, und folgen dem Rat, sich einem Kernspintomogramm, auch MRT oder »die Röhre« genannt, zu unterziehen. Der Befund des Radiologen stellt, nicht ganz unerwartet, die vergängliche Natur Ihrer Bandscheiben heraus und beschreibt mehr oder weniger umfangreiche Verschleißerscheinungen an der Halswirbelsäule. Diese scheinen durchaus imstande zu sein, Nerven einzuengen und wesentlich an Ihrem Beschwerdebild teilzuhaben. Damit wirft der Befund die wichtige Frage auf, welche Bedeutung der sichtbare oder sichtbar gemachte Alterungsprozess für unsere Beschwerden hat.

Das Ergebnis der kernspintomografischen Untersuchung hat Ihnen den Tag verdorben, wenngleich Sie sich eingestehen, dass es auch schlimmer hätte kommen können. So genau allerdings wollten Sie es eigentlich nicht wissen. Sie erhofften sich einfach nur Gewissheit über die Natur Ihres Leidens zu erhalten und wollten nicht von diesen unschönen Veränderungen der Wirbelsäule demoralisiert werden. Egal, jetzt muss eine wirksame Therapie her.

Bei den folgenden Besprechungen mit dem Arzt Ihres Vertrauens erinnern Sie sich, dass sich der Rücken in jüngerer Vergangenheit schon öfter unrühmlich bemerkbar gemacht hat. Unten im Kreuz klemmt es immer mal wieder, insbesondere morgens oder nach längeren Meetings. Auch die Schlaftiefe leidet darunter und ausgerechnet jetzt scheinen diese Übel Verstärkung bekommen zu haben. Ihre nervliche Belastbarkeit testet nunmehr neue Tiefpunkte, wobei der Stress der vergangenen Monate oder Jahre hierzu bereits ausreichend wirksame Vorarbeit geleistet hat.

Gängige Therapieversuche

Wir denken aber mal weiter: Die ärztliche Analyse geht von einer Entzündung der Nerven infolge deren Einengung durch sogenannte degenerative Veränderungen der Wirbelsäule aus und stellt die

Diagnose eines Halswirbelsäulen- oder kurz HWS-Syndroms – so bezeichnet die Medizin Nackenschmerzen und schmerzhafte Symptome im Bereich der Schultern, Arme und Halswirbelsäule, unabhängig von ihren Ursachen.

Sie setzen daraufhin Ihre Hoffnungen auf die verschriebenen entzündungshemmenden Medikamente mit Unterstützung durch krankengymnastische Übungen. Doch während die Physiotherapie in der Regel erst einmal eine wohltuende Wirkung entfaltet und Sie den Einfluss aufs Bewegungssystem, auf die Muskeln, Sehnen und das Bindegewebe spüren, lässt die medikamentöse Behandlung nicht selten zu wünschen übrig. Sie gibt eher Anlass zu höheren Dosen beziehungsweise stärkeren Mitteln (die sogenannten Hämmer), wobei oft und gerne zu meist kortisonhaltigen Spritzen gegriffen wird.

In dieser kritischen Phase entscheidet sich der Verlauf Ihres Schmerzproblems. Sofern die körperlichen und nervlichen Belastungen auf ausreichende Resilienz treffen, Sie also hinreichend Widerstandskraft besitzen, kann das Ganze eine glückliche oder zumindest befriedigende Wendung nehmen – vorerst wenigstens. Andernfalls jedoch wird man Ihnen zusätzliche und stärkere Medikamente sowie weitere Krankengymnastik verschreiben und Spritzen verabreichen. Mittlerweile sind in der Regel viele Wochen oder sogar Monate vergangen, in denen unzureichend wirksame Behandlungsversuche unternommen wurden. Das hinterlässt Spuren – bei jedem Menschen. Gleichzeitig lässt die anhaltend erfolglose Therapie in Ihnen womöglich den Wunsch nach einer schlagkräftigeren Behandlung wach werden und Sie denken immer öfter über die Operation nach, von der die Ärzte gesprochen haben. Doch so viel schon mal vorweg: Selbst wer sich zu diesem Schritt entscheidet, wird mit hoher Wahrscheinlichkeit später leidvoll feststellen, dass auch das nicht die ersehnte Rettung war. Denn wirklich erfolgreich sind Wirbelsäulenoperationen nach längeren Schmerzepisoden in den seltensten Fällen.

Wie steht es um Ihre Disposition?

Es gibt viele derartige Schmerzverläufe, aber auch zahlreiche ganz andere. Man muss nüchtern feststellen, dass identische Anlässe oder Ursachen in der Regel zu individuell sehr unterschiedlichen Reaktionen führen können – von heftigsten Problemen bis hin zu weitgehender Symptomfreiheit. Ähnliches kann man beispielsweise auch bei Infektionskrankheiten immer wieder beobachten. Aber woran liegt das? Warum reagieren wir alle so unterschiedlich auf das alltägliche Reizgeschehen, dem wir nun mal ausgeliefert sind?

Ein klärendes Schlüsselwort ist hier die körperliche und geistige Disposition oder, wie Goethe sie nannte: »geprägte Form, die lebend sich entwickelt« (das deutsche Wort »Veranlagung« gibt den Sachverhalt nicht genauso gut wieder). Gemeint ist in unserem Kontext die Empfänglichkeit eines jeden Menschen für ein ganzes Paket aus Faktoren wie Stressoren, Schädigungen, Krankheiten oder eben Schmerzen. Gerade Stress ist hierbei ein ewiges und großes Thema, das private, familiäre, berufliche, aber auch die ganz individuellen, manchmal kaum nachzuvollziehenden Dramen umfasst. Und wir alle reagieren ganz unterschiedlich darauf – auf einer sehr persönlichen körperlichen, aber auch auf einer seelischen Ebene.

Menschen, die bereits seit vielen Jahren unter starken Schmerzen wie beispielsweise einer Migräne leiden, haben oftmals einen veränderten Bezug zu Schmerzreizen, auch an anderen Körperstellen und zu unangenehmen Reizen überhaupt. Sie beantworten diese Stressoren aus ihrer langjährigen Bedrohungserfahrung heraus, als die sie ihre Migräne wahrgenommen haben. Ihr Nervensystem reagiert daher nicht selten mit einer ausgeprägten emotionalen Komponente. Das bewusste Schmerzerleben ist in diesem Fall das Ergebnis des körperlichen Schmerzreizes – beispielsweise einer Fußverletzung – und der zugrunde liegenden emotionalen Prägung infolge langjähriger Schmerzhistorie. Aber das ist noch nicht die ganze Wahrheit, denn abhängig vom familiären Umfeld und dem jeweiligen Erbgut können diese Erfahrungen uns stark machen oder wir scheitern an ihnen.

Das Leben und unser Umfeld verlangen von jedem von uns permanent Reaktionen auf die verschiedensten Innenreize (beispielsweise Gefühle) und Außenreize (etwa eine Fußverletzung). Jeder versucht, darauf mit seinen Fähigkeiten zu antworten, muss aber auch seine Belastungen einkalkulieren. Die Summe all dieser Einschränkungen ist veranschaulicht in dem berühmten Bild von dem Päckchen, das jeder mit sich herumträgt.

Die Disposition ist damit Resultat vererbter Anlagen und erworbener Einflussgrößen. Unsere Eltern verewigen sich darin ebenso wie die Art, wie wir willentlich mit Verletzungen jedweder Art umgehen – ob wir sie zum Beispiel einfach »wegstecken« oder eher klagen. Geballte Lebensenergien können sich im Ergebnis gegenseitig positiv ausbalancieren oder auch über einen Multiplikatoreffekt negativ verstärken.

Die in unserem Buch des Lebens eingetragenen positiven und negativen Faktoren haben Auswirkungen auf den ganzen Körper und spiegeln sich auch in unserem Nervensystem wider. Und natürlich reflektiert auch unser Schmerzerleben die Auswirkungen nervlicher Erregungszustände. Schmerz ist eben kein objektiv messbarer Sinneseindruck, sondern unterliegt hochindividuellen Schwankungen hinsichtlich Intensität und Qualität.

Schmerz kann ganz unterschiedlich wahrgenommen werden. Er wird mal als dumpf oder spitz, mal als quälend oder angsterregend beschrieben – und das in den unterschiedlichsten Schattierungen. Gleichzeitig variiert die Empfindlichkeit und Empfänglichkeit unserer Sinne nicht nur gegenüber Schmerzreizen ganz erheblich, sondern auch gegenüber Geräuschen, Lichteinfall oder Gerüchen. Und dass das so bleibt, dafür sorgt eben unsere Disposition.

Jetzt lassen Sie aber bitte nicht den Kopf hängen, weil Sie sich in das Korsett dieser blöden Disposition eingepfercht fühlen. Die Disposition kann uns nämlich durchaus auch in Bewegung setzen und in der Spur halten. Die Kunst ist, bewusst und clever mit den eigenen Stärken und Schwächen umzugehen. Nicht nur im beruflichen oder privaten Alltag, sondern auch bei der Bewältigung medizinischer Herausforderungen. Dann können Sie in die Offensive gehen, weil Sie wissen, was Ihnen normalerweise guttut. Ein gewisses Maß an Bewusstheit über die eigenen Stärken, aber auch Schwächen zahlt sich im Leben eben immer aus.

Nun aber zurück zu Ihren zunehmenden Schmerzen und einer Situation starker emotionaler Anspannung im Angesicht einer möglicherweise bevorstehenden Operation mit ungewissem Ausgang. Sie müssen diese Entscheidung in einem denkbar ungünstigen Moment treffen – zermürbt von einer Reihe unbefriedigender Therapieversuche mittels Spritzen und Medikamenten, nervös und dünnhäutig durch anhaltende Beschwerden und voller Angst vor der Zukunft. Angst vor Schmerzen ohne Ende mit all ihren Auswirkungen auf das Privat- und Berufsleben.

Über eins sollten Sie sich unter den geschilderten Umständen im Klaren sein: Jetzt darf nichts mehr schiefgehen! Weitere Rückschläge wären äußerst schwer zu verdauen und hätten fatale Auswirkungen auf das gesamte Schmerzgeschehen.

Schon seit geraumer Zeit mussten Sie vermutlich feststellen, dass Ihr belasteter Gefühlshaushalt negative Auswirkungen auf Ihr Schmerzniveau hat. Tatsächlich ist wissenschaftlich der Zusammenhang zwischen Emotionen und Schmerzerleben gesichert.[4] Das bedeutet im Klartext: Je schlechter es Ihnen in körperlicher oder seelischer Hinsicht geht, desto unangenehmer fühlt sich Ihr Schmerz an. Damit ist nichts ausgesagt über das objektive Niveau der Beschwerden, was aber letztlich auch nicht entscheidend ist. Entscheidend ist vielmehr, was Sie jetzt fühlen – und das sind starke Schmerzen.

Wie es überhaupt so weit kommen konnte

Lassen wir doch in diesem Moment noch einmal den Behandlungsverlauf Revue passieren und fragen wir uns, wie Sie überhaupt in Ihre missliche Lage geraten sind: Sie befinden sich in einer angespannten Lebensphase mit gelegentlichen Rückenbeschwerden und sind eines Morgens mit Problemen an der Halswirbelsäule aufgewacht. Eigentlich keine besonders dramatische Situation, möchte man meinen, so etwas passiert alle Tage. Dementsprechend schätzten auch Sie das Ganze als weniger schwerwiegend ein und behandelten sich selbst nicht ganz konsequent. Wahrscheinlich hätten es die meisten Menschen ähnlich gemacht, man rennt nicht immer gleich zum Arzt und darüber hinaus ist man ja auch ganz gut mit seinem Alltag beschäftigt.

Natürlich ist man im Nachhinein immer schlauer und kann aus dieser Position auf mehr Achtsamkeit für die eigenen Beschwerden hinweisen. Mir ist allerdings durchaus bewusst, dass ein stetes In-sich-Hineinhorchen das Problem auch nicht unbedingt löst. Wir sind zwar von alters her darauf angewiesen, dass wir trotz Beschwerden körperliche und geistige Arbeit verrichten können. Aber lassen Sie es mich ganz offen so formulieren: Ich kann Ihnen an dieser Stelle einfach keine oberlehrerhafte Blaupause liefern. Wenn Sie einen wirklich guten Kontakt zu Ihrem Körper haben, wird er Sie schon informieren. Doch diesen guten Kontakt müssen Sie sich erst einmal erarbeiten. Und dazu müssen Sie Verschiedenes ausprobieren und die körpereigene Reaktion darauf kritisch wahrnehmen. Im Laufe der Zeit kommen Sie sich auf diese Weise selbst ziemlich nahe.

In diesem Sinne wäre spätestens, als das verordnete Medikament keine nachhaltige Wirkung zeigte, der Zeitpunkt für eine rechtzeitige, abwägende Bestandsaufnahme gekommen. Üblicherweise setzt der behandelnde Arzt zu Beginn der Schmerzen entzündungshemmende Medikamente ein. Nicht zuletzt angeregt durch die Bildgebung in Form von Röntgenaufnahmen, Computer- oder Kernspintomogrammen schließt er später von den diagnostizierten Verschleißerscheinungen auf ein entzündliches Geschehen. Scheinbar folgerichtig kommen dann oft die berühmten »Ibus« (Ibuprofen) zum Einsatz.

Unglücklicherweise – oder besser gesagt in Wahrheit – sind die meisten Beschwerden am Bewegungssystem aber nicht Folge von Entzündungen, sondern Probleme im Bereich der Muskeln und Faszien. Ich werde darauf noch eingehend zu sprechen kommen. So viel kann ich aber jetzt schon verraten: Die Wahl eines ungeeigneten Medikamentes ist der Anfang vieler Behandlungsprobleme.

Dieses Problem wäre eine lässliche Sünde, wenn aufseiten der behandelnden Ärzte der Fehler schnell erkannt und behoben würde. In der Regel erhöht man jedoch erst einmal die Dosis, verschreibt zusätzliche Medikamente zum Magenschutz – und wartet weiter ab. Die Zeit verrinnt und das Übel nimmt nicht nur weiterhin seinen Lauf, sondern weitet sich sogar noch aus. Das heißt, der Schmerzbereich wird umfangreicher und bezieht die Peripherie, also Arme und Beine, mit ein – wie in unserem Beispiel. Der Patient leidet immer mehr und wird von Furcht einflößenden Vorstellungen gepeinigt. Das Leiden scheint unaufhaltsam und nicht nur in schlaflosen Momenten erhebt sich mächtig die Frage, ob das noch gut ausgehen kann. Das fühlt sich an wie eine Falle. Ich nenne es: die Schmerzfalle.

Was will uns diese im medizinischen Alltag häufig anzutreffende Geschichte sagen? Es ist wichtig, beim Einsatz wirkungsvoller Medikamente keine Zeit zu verlieren. Sollte sich jedoch dieses oder jenes Arzneimittel als wenig wirkungsvoll erweisen, ist das ein Alarmzeichen, das nicht nur Ihr behandelnder Arzt, sondern auch Sie als Patient registrieren und ernst nehmen sollten. Gemeinsam muss unverzüglich über alternative, effizientere Behandlungsformen nachgedacht werden. Denn es ist sehr wichtig, die Wirkung der Therapie kurzfristig kritisch zu überprüfen.

Vielleicht fragen Sie sich gerade, warum ich so aufs Tempo drücke. Der Grund ist wieder unser Nervensystem. Es neigt dazu, sich zu verändern und anzupassen. Anpassungsfähigkeit ist ein zentrales Merkmal nicht nur erfolgreicher Überlebenskünstler, sondern so ziemlich aller Lebewesen und Organismen. Daher ziehen auch unsere Systeme ihre Schlussfolgerungen aus anhaltend ungünstigen Situationen. Zunächst versuchen die Nerven, den Schmerz zu verdrängen, was den meisten Menschen entgegenkommen dürfte. Wir neigen schließlich selbst häufig zur Verdrängung unliebsamer Tatbestände.

Unsere Nervensysteme sind hier aber nicht auf mentale Tricks angewiesen. Sie besitzen spezifische, auf der körperlichen Ebene ansetzende wirkungsvolle Mechanismen zur Schmerzhemmung, die bei entsprechenden Beschwerden regelmäßig zum Einsatz kommen.

Was passiert, wenn die Schmerzen bleiben

Weil anhaltend schmerzhafte Reize unser Nervensystem überfordern, reagiert es irgendwann mit einem Strategiewechsel: Die Schmerzen werden chronisch. Der Organismus gibt sein oberstes Ziel, die eigenen Schmerzen zu blockieren, also auf und sucht nach anderen Wegen, um mit den störenden Schmerzreizen fertigzuwerden.

Wir hatten bereits davon gesprochen, dass sich die Beschwerden im Laufe des Geschehens in die Peripherie, also in die Extremitäten, ausdehnen können. Der Körper greift darüber hinaus aber noch zu weiteren Maßnahmen, indem er die Schmerzen großzügig über eine größere Fläche verteilt und damit gleichzeitig das Schmerzempfinden verändert. Alles mit dem eigentlich lobenswerten Ziel, die Schmerzen zu lindern.

Sie sehen: Ihr Körper bemüht sich nach Leibeskräften und so gut er kann. Und Sie könnten ihn dabei eigentlich unterstützen – schnell und wirkungsvoll.

Die Bedeutsamkeit dieser Erkenntnis ergibt sich aus dem Chronifizierungsprozess, in dessen Verlauf sich die Ansprechbarkeit der Nerven mehr und mehr verändert, was sie wiederum immer weniger beeinflussbar werden lässt. Ihre Nerven schotten sich sozusagen zunehmend von äußeren Einflüssen ab, wodurch sie sich quasi selbst blockieren und in eine Art Regulationsstarre verfallen. Oder anders ausgedrückt: Sie spielen einfach nicht mehr mit, sondern machen ihr eigenes Ding.

Menschlich verständlich, möchte man meinen, aber werden Sie dadurch auch schneller gesund? Leider nein, ganz im Gegenteil, denn das Ganze bedeutet nichts Gutes für die weiteren therapeutischen Bemühungen. Dabei stellen komplett unwirksame oder wenig wirksame Behandlungen ein erhebliches Risiko dar, das unbedingt vermieden werden muss. Denn angesichts anhaltend erfolgloser Behandlungen wendet sich der überreizte Organismus gegen diese untauglichen Versuche und es droht die sogenannte Therapieresistenz. Sie ist das traurige Ende des Chronifizierungsprozesses. Im Klartext bedeutet das: Der Körper wird resistent gegenüber jedweder therapeutischen Maßnahme, weil er sich dem Therapieerfolg verweigert, auch wenn Sie den mehr als alles andere herbeisehnen. Dabei können Sie selbst überhaupt nichts dafür. Also bitte, machen Sie sich keine Vorwürfe. Trotzdem ist es sehr schwer, aus diesem Teufelskreis wieder auszubrechen.

Wann beginnt die Chronifizierung?

Es wäre nun an der Zeit, eine wichtige Frage zu stellen: Wann geht es denn los mit dieser üblen Chronifizierung, wie viel Zeit haben wir überhaupt angesichts des Damoklesschwertes über unseren Schmerzhäuptern? Die Antwort hierauf ist nicht einfach, wie so oft bei komplexen Problemen, die von einer Reihe eigenmächtiger, also autonom agierender Akteure des Körpers hervorgerufen werden. Sie erinnern sich an das Faktorenpaket, das ich Ihnen bei Einführung des

Begriffs der Disposition erörtert haben (siehe ab Seite 17). Je nach Ausstattung mit vererbten und erworbenen Merkmalen verfügt jeder Mensch über mehr oder weniger Widerstandskraft. Die emotionale Belastbarkeit spielt dabei eine entscheidende Rolle. Wenn Sie also bereits in der Vergangenheit über längere Zeiträume, also viele Monate oder einige Jahre, Schmerzen oder sehr unangenehmen anderen Reizen, wie zum Beispiel starken emotionalen Belastungen, ausgesetzt waren, dann reichen ein anderes Mal möglicherweise schon vier bis sechs Wochen aus, um den Chronifizierungsprozess einzuleiten. In anderen Fällen dauert es länger, aber nach drei bis spätestens sechs Monaten hat sich auch dann das Verhaltensmuster von Chronifizierung und Therapieresistenz weitgehend etabliert. Der Schmerz hat seinen Stammplatz – und Sie wundern sich, dass sich Ihre Selbstheilungskräfte nicht so durchsetzen wie früher, als vergleichbare Beschwerden nach ein paar Tagen einfach wieder abgeklungen sind.

Tatsächlich haben viele derartige Verläufe Vorgeschichten, die uns oftmals nicht mehr präsent sind. Wahrscheinlich traten die Probleme in der Vergangenheit in etwas abgewandelter Form auf und fühlten sich anders an. Sie haben sie damals vermutlich gar nicht ernst genommen – aus sicherlich verständlichen Gründen, vielleicht aber auch aus Leichtsinn. Natürlich ist die Differenzierung zwischen harmlosen oder eher bedenklichen Krankheitssymptomen nicht immer ganz einfach. Aber in aller Regel müssen Sie irgendwann die Entscheidung treffen, wann der Zeitpunkt gekommen ist, an dem Sie die Geduld mit Ihrem Körper verlieren und ärztlichen Beistand anfordern. Es wäre ein guter Plan, diesen Zeitpunkt eher zu früh als zu spät zu wählen. Oder lassen Sie es mich so sagen: Es ist höchste Zeit für einen Arztbesuch, wenn die Beschwerden eher zu- als abnehmen, wenn sie sich über einen größeren Bereich ausdehnen und wenn sie Ihnen ohne Unterbrechung, also permanent, auf die Nerven gehen und die Integrität Ihres Nervenkostüms gefährden.

Die Diagnose – Odyssee oder Lösung?

*Warum der erste Schritt zur
Schmerzbewältigung ist, den wahren Ursprung
der Beschwerden zu erkennen*

Wie hätten Sie nun aber den geschilderten ungünstigen Behandlungsverlauf verhindern können? Welche therapeutischen Ansätze wären besser, nachhaltiger wirksam gewesen?

Die Antwort liegt im eigentlichen Ursprung vieler Beschwerden: bei den Muskeln und ihrem Bindegewebe, den Faszien, und den Nerven. Im Gegensatz zu den eher statischen Strukturen des Bewegungsapparates, den Knochen und Gelenken, unterliegen sie einem ständigen Wandel und komplexen Anpassungsvorgängen. Entscheidend ist: Diese Anpassungsvorgänge vollziehen sich unwillkürlich, also autonom, jenseits unserer Möglichkeiten für bewusstes Erkennen oder Handeln. Sie verlaufen nicht beobachtbar, fernab der apparativen diagnostischen Fähigkeiten. Kein Arzt der Welt hat die technischen Möglichkeiten, diese körpereigenen Prozesse chemisch oder bildgebend darzustellen. Daher schlägt jetzt die Stunde der ärztlichen Erfahrung und Intuition, die sich jeder behandelnde Arzt auch in Zeiten einer hochtechnisierten Medizin erhalten muss.

Diejenigen Kolleginnen und Kollegen aber, deren Fähigkeiten sich ausschließlich auf ein gut gefülltes Gerätelager stützen, verlieren ihren Kompass. Diese Situation kann gefährlich sein, weil unbedachte Entscheidungen drohen.

Wir sprachen bereits über autonome Anpassungsvorgänge. Sie passieren unbewusst, quasi einfach nebenbei, und man könnte lange darüber nachdenken, warum sie überhaupt passieren. Eine recht schwierige Frage, daher konzentriere ich mich lieber darauf, wann und unter welchen Umständen dies passiert.

Der menschliche Körper erscheint anfällig für bestimmte Störungen, die die Funktionen der Muskeln, Nerven und Wirbelgelenke beeinträchtigen. Diese Beeinträchtigungen oder Blockierungen – es ist wirklich kaum möglich, einen aussagefähigeren Begriff dafür zu finden – vollziehen sich insbesondere im Einflussbereich der Wirbelsäule und des zentralen Nervensystems. Unter ungünstigen Umständen, auf die ich noch zu sprechen kommen werde, kommt es zu einer zunehmenden Überreizung und Überempfindlichkeit der Gewebe. Die Reizschwelle der Nerven sinkt, und in Abhängigkeit von unserer Erregbarkeit erleben wir Schmerzen. Eine Faustregel lautet: Je niedriger die Reizschwelle, umso größer die Empfindlichkeit und die Beschwerden. Je stärker, je höher die Schwelle angehoben werden kann, umso belastbarer und unempfindlicher werden wir gegenüber (Schmerz-)Reizen. So ist es auch mit den Nerven. Die meisten von uns haben dieses Phänomen schon einmal erlebt, wenn sie dünnhäutig und »genervt« waren.

Schwellenveränderungen strapazieren also unsere Nerven mit dem Ergebnis, dass sie zunehmend empfindlicher werden. Auch auf diese spektakuläre und spannende körpereigene Dramaturgie und wie Sie sie zu Ihrem Vorteil beeinflussen können, werde ich noch ausführlich eingehen. Schon jetzt sei aber darauf verwiesen, dass der Schlüssel zu einer erfolgreichen Therapie unbedingt im Entstehungsbereich der Probleme gesucht werden muss. Es gibt klare Behandlungsoptionen für Funktionsstörungen der Muskel- und Nervensysteme. Daher kann das Abschießen medikamentöser Dartpfeile aus der Distanz nicht das ultimative Therapieziel sein. Stattdessen müssen Ärzte und Patienten dahin gehen, wo es wehtut, und dort, vor Ort also, den Kampf aufnehmen.

Auf unsichere Diagnose folgt unsichere Therapie

Was ist überhaupt eine Diagnose? »Ist doch klar«, werden Sie sagen, »mein Lendenwirbel-Syndrom beispielsweise ist eine solche Diagnose oder auch die Kreuzschmerzen, von denen mein Arzt in diesem Zusammenhang manchmal spricht.« Und auch wenn das zum Teil stimmt, ist es doch nicht die ganze Wahrheit.

Der Begriff »Diagnose« kommt aus dem Griechischen und bedeutet »Erkenntnis« oder »Beurteilung«. Als Patient wollen Sie also davon ausgehen, dass Sie durch die ärztliche Diagnose einen Erkenntnisgewinn haben. Wir Ärzte wiederum brauchen die diagnostische Erkenntnis insbesondere im Hinblick auf die Therapie. Vor die Therapie haben die Götter also die Diagnose gesetzt, wie schon wieder die alten Griechen wussten.

Wie aber sieht es in der modernen Realität aus? Im Praxisalltag konfrontieren Sie als Patient Ihren Arzt mit Beschwerden, deren Ursachen er in den meisten Fällen nicht zu kennen scheint. Daher stellt er Diagnosen, die den Eindruck vermeiden sollen, er wisse nicht, was zu tun ist. Das funktioniert offenbar.

Die Statistik vermittelt ein ganz anderes Bild: Laut einem Artikel im »Deutschen Ärzteblatt« von 1994 (Heft 43) klagen 90 Prozent der von Allgemeinärzten behandelten Patienten über Gesundheitsstörungen, die nur als Symptome oder Syndrome klassifiziert sind. 10 bis 20 Prozent der Störungen sind dagegen durch harte, wissenschaftlich begründete und überprüfte Diagnosen beschreibbar.

»Kreuzschmerzen« lautet jetzt also im oben genannten Beispiel die Diagnose – oder wie der Lateiner sagt »Lumbago«, was im Grunde das Gleiche bedeutet. Seien wir doch einfach mal frech und fragen uns, welchen Erkenntnisgewinn diese Bezeichnung bringt. Könnten Sie, könnte ich mich mithilfe dieser unspezifischen Diagnose eindeutig für eine Erfolg versprechende Therapie entscheiden?

Vielleicht ist es Ihnen schon aufgefallen, dass Kreuzschmerz-Patienten durchaus unterschiedliche Therapien erhalten. Vielleicht waren Sie ja selbst auch mal neugierig genug und haben nachgefragt, was sich hinter Ihrer Lumbago-Diagnose denn eigentlich so verbirgt. Eine Entzündung, ein Bandscheibenvorfall oder der berühmt-berüchtigte Verschleiß?

Sie können gar nicht bohrend genug nachfragen, insbesondere wenn Ihrem ärztlichen Gegenüber die Antwort offensichtlich nicht leichtfällt. Denn was die bildgebende Diagnostik als Diagnose ausspuckt, ist vielfach von allem etwas und deshalb von fraglicher Bedeutung für Ihr Problem. Womöglich zeigen Ihre Röntgenbilder und Kernspintomografien lediglich weitgehend altersgerechte Befunde. Nur leider wird das oft nicht mit der nötigen Klarheit kommuniziert. Zwar wurden dabei beeindruckende Bilder von Details gemacht, doch ist man damit der Problemlösung ein Jota nähergekommen?

Das bedeutet: Wenn aus Ihrer Diagnose nicht eine klare, spezifische und vor allem faktenbasierte Handlungsanweisung hervorgeht, wird diese Fragwürdigkeit auch negativen Einfluss auf die Therapie haben. Die Auswirkungen sind erheblich und nicht zuletzt deshalb finden derart viele unterschiedliche Therapien Anwendung. Ein Kreuzschmerz oder eine Lumbago sind nämlich keine richtigen Diagnosen im ursprünglichen Wortsinn. Es handelt sich hier lediglich um die Beschreibung des Schmerzortes, es wird also allenfalls eine grobe, ungenaue Problemlokalisation angeboten, aber nichts über die Ursache des Schmerzes ausgesagt. Genauso beschreibt ein Hals- oder Lendenwirbelsäulensyndrom in der Medizin nichts anderes als eine Kombination verschiedener, idealerweise gemeinsam auftretender Krankheitszeichen. Ein Lendenwirbelsäulen-Syndrom würde sich demnach aus verschiedenen Symptomen in besagtem Bereich zusammensetzen, beispielsweise aus einem Schmerz des unteren Rückens und aus Bewegungseinschränkungen und ausstrahlenden Schmerzen in Gesäß und Oberschenkel. Diese Erscheinungen münden dann in das Phänomen oder besser den Zustand Kreuzschmerzen. Leider gibt es nicht wenige solcher nichtssagenden Diagnosen, die man besser Pseudodiagnosen nennen sollte.

Doch was könnte denn der Grund sein für den Gebrauch derart unscharfer Begrifflichkeiten? Warum drücken manche Ärzte sich gelegentlich so unklar aus? Wahrscheinlich geschieht es einfach aus dem verzweifelten Bemühen heraus, ihre Unkenntnis zu bemänteln. Sie werden es kaum glauben, aber auch wir Ärzte kennen in den überwiegenden Fällen nicht die Ursache der Lumbago, die übrigens noch einen weiteren Namen hat: Hexenschuss! Spätestens angesichts dieses peinlich vorwissenschaftlichen Begriffes kann von Erkenntnisgewinn keine Rede mehr sein. Stattdessen macht man noch Anleihen bei übernatürlichen Mächten.

Spezifisch oder unspezifisch?

Die Gralshüter einer ordentlichen Schulmedizin haben diesen Schönheitsfleck der Rückenschmerz-Nomenklatur natürlich erkannt und sauberere begriffliche Differenzierungen angemahnt. Man kam auf den Einfall, das Dilemma zu lösen, indem man zwischen spezifischen und nicht-spezifischen Kreuzschmerzen unterscheidet:

- Spezifische Kreuzschmerzen können Folge von Tumorerkrankungen, Unfällen, Bandscheibenvorfällen, Wirbelbrüchen et cetera sein.
- Nicht-spezifisch sind demzufolge alle Kreuzschmerzen, für die keine klare Ursache gefunden werden kann. Und das sind weitaus die meisten.

Das Eingeständnis, dass für circa 90 Prozent aller chronischen Rückenschmerzen keine hinreichend erklärenden Befunde erhoben werden können, war natürlich eine Art von Bankrotterklärung, die auf Dauer nicht haltbar war. Da jeder Schmerz eine Ursache haben muss, konnte diese Vorstellung vom unspezifischen Kreuzschmerz nicht wirklich befriedigen und wurde später wieder relativiert.

Unspezifische Beschwerden werden in diesem Buch im weiteren Verlauf dennoch eine größere Rolle spielen. Sie sind schließlich der Hintergrund für das heutige Diagnosedilemma und eine Achillesferse der Medizin, aber dazu später mehr.

Nebenbei bemerkt: Der Begriff »Kreuzschmerz« spielt übrigens auch eine Rolle im kassenärztlichen Vergütungssystem. Die traditionelle Akupunktur wird bei Rückenschmerzen ausschließlich unter der Diagnose Kreuzschmerzen bezahlt. Ein weites Feld, unter das man viel subsumieren kann.

Die Statistiken weisen aus, dass jeder zweite Patient einer orthopädischen Praxis unter Rückenschmerzen leidet.[5] Und wenn man bedenkt, dass bis zu 85 Prozent der deutschen Bevölkerung mindestens einmal in ihrem Leben unter Kreuzschmerzen leidet,[6] stellt sich die Frage, um was für eine Art von Krankheit es sich dabei eigentlich handelt. Tatsächlich haben auch jüngere Menschen, sogar junge Spitzensportler derartige Probleme. Eine Studie an schmerzlosen Kandidaten im Alter von 18 bis 22 Jahren für die US Air Force zeigte bei weit über zwei Drittel der Untersuchten »pathologische« Befunde im MRT, die keinerlei klinische Bedeutung hatten.[7]

Vielleicht müssen wir unsere Vorstellungen von derartigen Beschwerdebildern ganz grundsätzlich auf den Prüfstand stellen. Die traditionelle chinesische Medizin (TCM) beispielsweise hat zum Verständnis chronischer Schmerzsyndrome einen äußerst ernst zu nehmenden Beitrag geleistet, auf den ich an anderer Stelle noch näher eingehen werde. Genauso soll auch dieses Buch etwas Hilfe zur besseren Schmerzbewältigung leisten. Schließlich leiden erstaunlich viele, eigentlich viel zu viele Menschen unter Schmerzen im Rückenbereich und an allen möglichen anderen Stellen des Bewegungsapparates.

Funktionsstörungen: nicht in Stein gemeißelt!

Aber was löst denn dann die Kreuzschmerzen aus, wenn es meistens eben nicht Bandscheibenvorfälle, Entzündungen oder Verschleißerscheinungen sind? Lassen Sie es mich so sagen: Wir leiden in aller Regel unter Funktionsstörungen unserer Muskeln und Faszien.

Funktionelle Störungen gibt es in nahezu allen Medizinbereichen, also auch in der Neurologie, der Kardiologie, der Augen- oder Hals-Nasen-Ohren-Heilkunde, der Gynäkologie und der Zahnheilkunde – aber ganz besonders häufig gibt es sie in der Orthopädie und vor allem bei Schmerzkrankheiten.

Kurz zur Begriffsklärung: »Funktionell« steht »strukturell« gegenüber, jedoch ist es nicht gleichzusetzen mit »psychisch« oder Ähnlichem, wenngleich funktionelle Störungen nicht selten mit psychischen Beschwerden vergesellschaftet sind. Außerdem haben funktionelle Gesundheitsstörungen nichts zu tun mit Simulation, also bewusstem Vortäuschen von Krankheit, mit Hypochondrie oder mit Hysterie.[8] Funktionelle körperliche Probleme sind also kein Fall für den Psychiater. Sie sind sehr ernst zu nehmen, da sie uns schmerzbedingt das Leben zur Hölle machen können.

Doch erst einmal die gute Nachricht: Funktionelle Organstörungen sind, wie der Titel dieses Kapitels schon sagt, nicht in Stein gemeißelt. Sie wechseln sich sogar ab in Abhängigkeit von der Situation. So habe ich schon öfter Patienten gesehen, deren Rückenschmerzen von Magenproblemen abgelöst wurden – und umgekehrt –, womit Sie an dieser Stelle auch schon den Hinweis darauf haben, dass Rückenprobleme durchaus funktioneller Natur sein können. Ich werde das noch ausführlich erörtern.

Das Wesen von Funktionsstörungen ist nicht ganz einfach zu beschreiben, obwohl sie integraler Bestandteil unseres Alltags sind.

Funktionsstörungen sind eigentlich so häufig wie banal. Sie ereignen sich in mechanischer Hinsicht am Bewegungsapparat immer dann, wenn mindestens zwei Strukturen miteinander in Verbindung treten. Sie können es sich vorstellen wie bei einer Türe und ihren Scharnieren. Wenn sie quietscht, dann läuft es eben nicht wie geschmiert, es fehlt womöglich ein Gleitmedium, die Funktion »Tür auf, Tür zu« ist daher gestört. Vergleichbares passiert mit dem Hüftkopf in der Hüftpfanne oder bei blockierten Wirbelgelenken.

Gestörte Funktionen zeichnen sich demnach aus durch Probleme beim Zusammenwirken, bei der Interaktion verschiedener Komponenten. Eine erfolglose Spitzenmannschaft im Fußball hat eventuell in vergleichbarer Weise ein Problem im Miteinander ihrer Stars. Es ist anzunehmen, dass jeder für sich strukturell gesund und superfit ist, aber sie harmonieren eben manchmal nicht als Team.

Genau das kann auch bei funktionsgestörten Muskeleinheiten der Fall sein. Deren Strukturen sind in der Regel intakt, zumindest anfänglich. Sehr lang anhaltende Funktionsstörungen können auf Dauer allerdings auch zu Veränderungen und letztendlich irreversiblen Schäden von Strukturen wie beispielsweise dem Hüftgelenkknorpel führen. Das würde also bedeuten, dass irgendwann funktionelle Störungen in strukturelle (Zer-)Störungen übergehen können. Unser zunächst nur funktionsgestörtes Hüftgelenk, dem die knorpelschonende »Schmiere« fehlt, würde sich dementsprechend zu einem Arthrose-Gelenk infolge von Knorpelschwund entwickeln. Die Diagnose lautet dann: Koxarthrose, Hüftgelenkarthrose. Entsprechend könnte sich das Wirbelgelenk im Rahmen eines weiteren Verschleißprozesses zu einer Wirbelgelenkarthrose namens Spondylarthrose entwickeln.

Funktionsstörungen – auch Dysfunktionen genannt – sind aber nicht nur Vorstufen von zerstören Gewebestrukturen, sie zeichnen sich darüber hinaus auch durch besondere Charakteristika aus. Die von ihnen ausgelösten Beschwerden variieren in Abhängigkeit von äußeren und inneren Umständen, also vom Klima oder von körperlichen beziehungsweise seelischen Belastungen. Wärme beispielsweise verändert die Muskeldurchblutung und den Stoffwechsel, was in der Regel vermehrte Dehnbarkeit und Elastizität zur Folge hat. Kälte verursacht entgegengesetzte Effekte. Daher fühlen sich ältere Menschen im kalten Klima besonders unwohl und empfinden Schmerzen in ihren Gelenken. Genauso verschlimmern sich derartige Beschwerden meistens eher durch Ruhe – ein sehr typischer Befund, der proaktiv durch den Arzt oder Therapeuten erfragt werden muss.

Vergleichbar unangenehme Auswirkungen haben unsere mittlerweile bekannten Stressoren und ihre emotionalen Begleitumstände. »Angst essen Seele auf« beschrieb es ein berühmter Filmtitel von Rainer Werner Fassbinder aus dem Jahr 1974 sehr treffend. Angst lässt uns den Kopf zwischen die Schultern einziehen, wir verkrampfen und sind das Gegenteil von locker und cool.

Faktoren wie Kälte und Angst haben also starken Einfluss auf unser Körpergefühl, über die Muskeln, Faszien und Nerven. Dieser Einfluss ist allerdings in der Regel nur vorübergehend und durch geeignete Gegenmaßnahmen vergleichsweise gut behandelbar.

Viel öfter sind die Hintergründe von Funktionsstörungen nicht auf den ersten Blick abrufbar und bleiben unerkannt, wenn man sich ihnen nicht mit speziellen Kenntnissen und Interessen widmet. Ihre Variabilität macht derartige Beschwerdebilder schwer abgrenzbar beziehungsweise nicht immer eindeutig bestimmbar. Stark schwankende Symptome zeigen aber auch an, dass solche Erkrankungen eben nicht in Stein gemeißelt sind, sondern sich durchaus beeinflussen lassen. Das ist die gute Nachricht und eine ganz wichtige Feststellung, denn es geht darum, die richtige Therapieform zu finden.

Viele Schmerzen haben die typische Charakteristik derartiger Funktionsstörungen und lassen sich damit eben auch durch eine geeignete Therapie rückgängig machen – vorausgesetzt, der Arzt hat die richtige Diagnose gestellt. Verschleiß wie bei Arthrosen hingegen ist irreversibel und zeigt zumeist eine deutlich unterschiedliche Symptomatik. Hier dominiert Schmerzsteigerung durch körperliche Belastung und Besserung durch Ruhe. Auch ist der Einfluss von Klima und Gefühlen dabei deutlich geringer, das Beschwerdebild konstanter.

Die Diagnose einer Funktionsstörung hat ganz konkrete, ungemein wichtige Konsequenzen – wenn man weiß, worum es geht. Auch bei »unserer« Funktionsstörung Kreuzschmerz haben wir es nicht mit einer Krankheit wie einer Mandelentzündung, Scharlach oder einer Blinddarmentzündung zu tun. Dementsprechend können wir auch nicht erwarten, dass entzündungshemmende Medikamente hier ebenso gut helfen wie Antibiotika bei besagten Infektionskrankheiten. Und wir können schon gar nicht erwarten, dass uns Röntgenbilder den Weg zur Therapie weisen.

Bildgebung und Verschleiß

Es ist sicherlich schon etwas klarer geworden, warum mehr als nur Röntgenaufnahmen notwendig sind, um ein komplexes Geschehen wie Schmerzen erklären und verstehen zu können. Dennoch glauben viele Betroffene und ihre Therapeuten immer wieder von Neuem, dass radiologische Verfahren hinreichende Informationen für die Einschätzung von Schmerzen liefern. Und damit dieser Glaube auch schlüssig bleibt, wird einfach das Ergebnis der Röntgenuntersuchung zur Ursache des Schmerzproblems erklärt. Was aber findet sich am häufigsten bei den bildgebenden Verfahren: Verschleiß und Abnutzung, auch »degenerative Veränderungen« genannt. So wurde der Verschleiß zur Mutter aller Schlachten, zur Blaupause für die Standarddiagnose, die den angeblichen Alterungsprozess als Ursache von Schmerzen und anderer Störungen identifiziert hat.

Sie sehen, es gibt definitiv Krankheitsbezeichnungen, die mehr Probleme schaffen als lösen. »Degenerative Veränderungen« unterscheiden beispielsweise nicht zwischen Gefäßproblemen, die zu gravierenden Erkrankungen wie Herzinfarkt oder Schlaganfall führen können, und Bandscheibenveränderungen, die kaum einen Einfluss auf Lebensqualität und Lebenserwartung haben. Der Alterungsprozess unterzieht unser Gewebe einem individuell sehr unterschiedlichen Anpassungsprozess, dessen Hintergründe noch längst nicht verstanden sind. Dementsprechend sollten wir uns davor hüten, ihn unkritisch auf die Schnelle zu pathologisieren.

Wir müssen uns auch davor hüten, unsere Psyche als Ausgangspunkt chronischer Beschwerden misszuverstehen. Damit würde man den Leidtragenden auch noch die Folgen einer Psychologisierung aufbürden. Genau das aber passiert leider allzu oft, und daher ist diesem wichtigen Thema ein eigenes Kapitel gewidmet.

Natürlich gibt es ungewöhnlich starke Abnutzungserscheinungen mit erheblichen, unangenehmen Konsequenzen für die Betroffenen. Jeder weiß, dass große Gelenke, also, Hüft-, Knie-, Schulter- oder auch Sprunggelenke Arthrosen entwickeln können, die womöglich sogar einen endoprothetischen Gelenkersatz, also ein künstliches Gelenk, erforderlich machen. Auch an den kleinen Finger- und manchen Zehengelenken können erhebliche arthritische Veränderungen auftreten, die zu ganz erheblichen Beeinträchtigungen führen. Oftmals sind hier genetische Programme oder eine rheumatische Veranlagung ursächlich.

Die allermeisten Verschleißbefunde – insbesondere jene an der Wirbelsäule – sind jedoch häufig nur »Zufallsbefunde«. Sie erklären selten die Schmerzursache, beeinflussen dafür aber umso öfter die Selbsteinschätzung der Patienten negativ. Wenn wenig bedeutsame Befunde zum Hauptthema werden, geraten viele Patienten therapeutisch in eine Sackgasse – oder schlimmer noch: Sie geraten auf die falsche Bahn.

Lassen Sie sich also nicht von der »Röntgenkrankheit« anstecken. Sonst bewahrheitet sich, wovor der Neurologe Magnus Heier warnt: »Wer an die Bilder glaubt, wird krank.«[9] Diese Bilder sollen wohl auch deshalb erschrecken, damit man als Arzt hinterher die Patienten mit zu Gebote stehenden zauberhaften Therapiemethoden trösten kann.

Die gravierendsten Verschleißerscheinungen sind im Übrigen derzeit kaum mit bildgebenden Verfahren direkt darstellbar. Ich meine damit das Altern im Bereich des über lange Zeit sträflich vernachlässigten Bindegewebes. Dieses spielt sich an den kleinen Gefäßen, Nerven und Gehirnzellen ab, die gleichzeitig Bestandteile des Bindegewebes sind und sich somit weitgehend der Routinediagnostik entziehen. Fortgesetzte Ernährungsfehler und mangelnde Bewegung hinterlassen hier ihre dramatischen Spuren in Form von Stoffwechsel- und Hirnleistungsstörungen. Wie alt wir in Wirklichkeit sind, entscheiden demnach weniger die sichtbaren Veränderungen an der Wirbelsäule als vielmehr Defizite unserer Körperfunktionen im Bereich der Nerven , Hormon oder Immunsysteme.

Zeit für Leichtigkeit

Die Medizin des Bewegungsapparates präferiert Strukturdiagnosen (zum Beispiel Bandscheibenvorfall) gegenüber funktionsorientierten Vorstellungen (etwa muskuläre Störung). Diese Auseinandersetzungen werden nicht nur im Hinblick auf Wirbelsäulenschmerzen geführt. Auch an den peripheren Gelenken konkurrieren muskuläre Schmerzinterpretationen mit der ganzen Bildpracht von Gelenkaufnahmen, die ihren Wahrheitsanspruch schon allein von der betörend detailgenauen Darstellung unserer Körperstrukturen ableiten. Es ist daher durchaus gerechtfertigt, von einem Diagnosedilemma zu sprechen, das häufig durch die bildgebenden Verfahren ausgelöst wird. Wie konnte dieses Ungleichgewicht entstehen?

Wir Menschen haben wahrscheinlich die angeborene Tendenz, die Welt mit materiellen und technischen Begrifflichkeiten zu beschreiben. Vielleicht, weil wir Strukturen sehen, fühlen, riechen, schmecken und dokumentieren können. Wir nutzen dazu viele technische Hilfsmittel, sind in der Lage, von allen Seiten Anschauung zu erlangen, exakte Abbilder anzufertigen und jeden Aspekt zu vermessen und zu analysieren.

Alles, was sich nicht so einfach auf unserer Sehrinde im Gehirn abbildet, mit der Kamera ablichten oder sonst irgendwie objektiv, nachweislich in Erfahrung bringen lässt, hat es schwer, in unserer Welt Anerkennung zu finden. Physikalischen und chemischen Kräften, die sich ebenfalls unseren Sinnen entziehen, werden auf technischem Wege Beine gemacht.

Heutzutage dringen immer mehr elektronische Daten in unsere Welt vor und fordern unsere Anpassungsfähigkeit ein. Natürlich können wir auch diese Daten sozusagen analog umwandeln, indem wir sie am Computer ausdrucken. Aber das ist für die meisten von uns nicht das Gleiche, weil wir uns dabei in einer anderen Welt befinden, der virtuellen Welt.

Funktionszustände stellen in diesem Sinne auch eine etwas andere, virtuelle Welt dar, die keine objektiven Messungen in gewohnter Weise zulässt. In dieser Welt zählen weniger die technischen Zusammenhänge, hier ist nicht die Hardware das Entscheidende, sondern die Beziehung der Dinge zueinander. Denken Sie an den Teamspirit der deutschen Fußballnationalmannschaft in Brasilen 2014, mit dessen Hilfe manche technische fußballerische Schwäche ausgeglichen werden konnte. Bei der nächsten Fußball-WM war dann das Gegenteil zu sehen, und bei der Europameisterschaft 2021 leider auch wieder.

Schon im Alten Testament schufen sich die Israeliten im Exodus aus Ägypten ein goldenes Kalb und beteten es an. Vor dem Hintergrund dieser ungleich größeren Anschaulichkeit, so kam es ihnen wohl vor, war ihr lebensbestimmender Glaube wahrhaftiger, sie fühlten sich ihrem Gott einfach näher.

Die Strafe folgte damals auf dem Fuße – und auch wir müssen als Strafe eine fortgesetzte Schmerzchronifizierung befürchten, wenn wir weiter so hartnäckig an überholten Vorstellungen festhalten und den Röntgenapparat als unser goldenes Kalb betrachten. Möglicherweise sind wir in puncto Digitalisierung nicht zuletzt auch deswegen etwas rückständig, weil wir eigentlich lieber wichtige Informationen schwarz auf weiß vor uns sehen und sie zum Anfassen unter den Arm nehmen, um sie auch tatsächlich in Sicherheit zu wissen.

Eigentlich pfeifen es aber doch schon die Spatzen von den Dächern: die Soft Skills sind die neue Story, es geht heutzutage eher um intelligentes, emotionales, soziales Leadership und nicht um die größten Muskeln oder das schnellste Auto. Und nicht zuletzt geht es auch um Einstellungen und Kommunikationsfähigkeit. Die Wissenschaft hält sich mittlerweile für durchaus berechtigt, Persönlichkeitsmerkmalen, Denkmustern und Kommunikationsfähigkeit eine wesentliche Rolle bei der Entstehung chronischer Schmerzen zuzuweisen. Diese Kriterien gilt es auch im Praxisalltag zu berücksichtigen – und dabei endlich auch mal den Blick vom Röntgenbild abzuwenden.

Wenn man so will, verabschieden wir uns damit von einem Stück Erdenschwere, werden ein wenig luftiger und kümmern uns mehr um unseren energetischen Zustand. Auch dieser lässt sich leider nicht messen oder irgendwie objektivieren. Dennoch ist er aber vielfach entscheidend für unseren funktionsgestörten Rücken.

Es gibt ja diesen Leitsatz aus dem Produktdesign und der Architektur: Form follows function. Es liegt viel Weisheit in der Anschauung, dass die Funktion von komplexen Prozessen der Gestalt der Dinge übergeordnet ist. Ein krummer, schmerzgeplagter Rücken veranschaulicht diesen Zusammenhang insofern, als die durch Sensibilisierung veränderten Muskelsysteme dem armen Schmerzpatienten eine pathologische Rückenform verleihen, den Hexenschuss. So kommen Mittelalter und Moderne wieder zusammen.

Von Pseudodiagnosen und unsinnigen Worthülsen

Man mag sich fragen, warum die medizinischen Expertengremien bislang nur am unteren Rücken unspezifische Schmerzen erkannt haben. Pseudodiagnosen wie Hals- oder Brustwirbelsäulen-Syndrom, Dorsalgie (Rückenschmerz) oder Arthralgie (Gelenkschmerz) konkretisieren keine Schmerzursachen und sind als leere Worthülsen nicht zielführend.

Lassen Sie mich das Gesagte anhand kurzer Beispiele verdeutlichen. Vielleicht ist Ihnen der Ausdruck »Epicondylitis« schon einmal begegnet, gemeint sind schmerzhafte Zustände am Ellbogen. Der Epicondylus ist Bestandteil des Ellbogengelenks, dort kommt es vielfach zu typischen Beschwerden, die auch Tennis- oder Golferellbogen genannt werden. Tatsächlich treten solche Schmerzen bei derartigen Sportarten auf, allerdings viel öfter auch bei Menschen, die keinen Sport treiben. Will sagen: Der Sport ist nicht Ursache des Problems, sondern nur einer unter vielen Anlässen. Schuld am Schmerz muss etwas anderes sein.

Ein anderes Beispiel: Es gibt einen nicht selten schmerzhaften Bereich an der hinteren Außenseite des Hüftgelenkes, an der wichtige Gesäßmuskeln ansetzen und von wo aus die Beschwerden weiter in das Gesäß und das Bein ausstrahlen. Im Bereich dieser muskulären Ansatzstellen findet sich auch ein Schleimbeutel, genannt Bursa, der zu Entzündungen neigt. Daher lautet die Diagnose oft unzutreffender Weise auf Bursitis, obwohl diese allenfalls einen Teilaspekt des Problems darstellt.

Eine ähnliche Situation findet sich regelmäßig an der Schulter. Auch hier ist die Bursitis nur ein Symptom in einem Symptomkomplex. Folgerichtig spricht man dann vom Schulter-Arm-Syndrom. Dieses wird ebenfalls häufig als eine Diagnose »verkauft«, ist aber nur eine inhaltslose Wortschöpfung, mit der man therapeutisch nicht viel anfangen kann.

Die Beliebtheit der Verschleißdiagnosen resultiert sicherlich nicht zuletzt auch aus dem verständlichen menschlichen Bedürfnis der Therapeuten, ihren Patienten eine schnelle, kompakte und leicht verständliche Erklärung ihres Problems zu liefern, die diese wiederum problemlos in ihrem Umfeld kommunizieren können. Dafür bieten sich natürlich auch die radiologischen Befunde an. Schwarz auf weiß wird dort mit den besten Vorsätzen ein eingängiges Muster zum Schmerzverständnis generiert, das Patienten zur Passivität einlädt. Es lässt sie vergessen, dass nicht allfällige Verschleißsymptome auf Röntgenbildern unser Funktionieren begründen, sondern Vorsatz, Willen und Tatkraft.

Sollten Sie selbst schon die Erfahrung gemacht haben, dass man Ihnen möglichst unverständliche Erklärungen lieferte, so können Sie gewiss sein, dass der Erklärer es selbst nicht so genau wusste oder sich einfach nicht sicher war. Wer Bescheid weiß, kann das auch zum Ausdruck bringen. Quälen Sie Ihren Arzt also das nächste Mal mit Ihren Fragen, bis Sie wissen, ob er Ihnen eine Problemlösung anbieten kann oder nicht. Sollte Letzteres der Fall sein, haben Sie immerhin etwas Wichtiges in Erfahrung gebracht.

Schon in den 1940er-Jahren mahnte Viktor von Weizsäcker, Neurologe und einer der Begründer der psychosomatischen Medizin und der modernen medizinischen Anthropologie, dass die Medizintechnik dem Menschen zu dienen habe. Und Prof. Dr. med. Ulrich Schwantes von der Medizinischen Hochschule Brandenburg kritisiert die Datengewinnung und die bloße Aneinanderreihung von Befunden ohne Hinwendung zum Patienten.[10]

Das Thema Verschleiß könnte auf einer Skala abgebildet werden, auf der wir uns von null bei der Geburt bis zum Ende auf die 100 zubewegen. Zunächst werden wir im Laufe des Lebens zwar immer näher an die 100 heranrücken, aber uns dennoch nicht unbedingt krank fühlen. Wenn wir jedoch erkranken, wäre es interessant, wie sich das auf der Skala widerspiegelt. Möglicherweise ist der Verschleiß erst so bei 35, also noch gar nicht weit gediehen – und dennoch haben wir Schmerzen. Oder hat das Verschleißniveau in diesem Fall ein Ausmaß erreicht, wo wir es als Krankheit, sprich Arthrose, bezeichnen können? So oder so wird sich das Abnutzungsniveau nicht proportional zu den Beschwerden entwickeln.

Am Ende dieses Prozesses steht die Arthrose, die sich in einigen Fällen einstellt. Sie ist sozusagen die amtliche Feststellung, die offizielle Diagnose einer Verschleißkrankheit. Wann allerdings diese Diagnose gestellt werden darf, ist eindeutig geklärt: Nur bei hochgradigen Veränderungen. Es bleibt eine erhebliche Grauzone, innerhalb derer es verschiedene Meinungen zu der Frage gibt, ab wann man von einer Arthrose sprechen kann. Dazu passen die großen Unterschiede im klinischen Schmerzverlauf solcher Verschleißerscheinungen. Das Ausmaß dieser sogenannten degenerativen Veränderungen korreliert nämlich keineswegs eng mit den Beschwerden. Es ist also nicht ausgemacht, dass Sie viel Schmerzen bei viel Verschleiß haben und wenig Schmerzen bei wenig Verschleiß. Das wiederum zeigt, dass bei der Schmerzauslösung noch andere Faktoren eine Rolle spielen müssen. Der Verschleiß ist weitgehend schicksalhaft, kaum abwendbar. Die Schmerzen sind es allerdings schon, und das ist die gute Nachricht. Daher reiten wir jetzt gerade so lange auf diesem Thema herum.

Vermeintliche Sicherheit

Wenn also keine schwere Arthrose vorliegt und keine sonstigen strukturellen Veränderungen wie ein Unfall oder ein Tumor die

Schmerzen erklären, können wir in der Regel davon ausgehen, dass sie im Muskel- und Fasziensystem entstehen. Die vielen umständlichen Scheindiagnosen, die auf den bildgebenden Verfahren gründen, verkomplizieren dann das Ganze unnötig und lenken von dem ab, was getan werden muss.

Was ich damit sagen will: Eine angemessene Diagnose gründet sich auf alle Aspekte Ihres Körpers, nicht nur auf Ihren Röntgenbefund. Was aber passiert, wenn die Behandler radiologische Analysen von Körperstrukturen überbewerten? Sie neigen in der Regel dazu, ebendiese dargestellten Strukturen therapeutisch zu fokussieren, und konzentrieren sich im Gegenzug sicherlich nicht auf das, was nicht zu sehen ist. Dabei könnte das weitaus interessanter sein. Es würde aber andere Untersuchungsmethoden erfordern, um zu positiven Ergebnissen zu kommen. Doch über welche Untersuchungsmethoden sprechen wir hier eigentlich?

Lassen Sie es mich doch mal anders fragen: Was könnte interessanter sein als die radiologische Darstellung des Rückens? Sicherlich der Zustand der Muskeln und Faszien, das sogenannte myofasziale System. Bildgebende Verfahren sind hier leider meist keine Hilfe, es sei denn, es liegt eine Muskelverletzung vor. Ein einfach verspannter, schmerzhafter Muskel hat jedoch trotz unauffälligem Kernspintomogramm (MRT) ein Problem. Er ist funktionsgestört.

Wo könnte möglicherweise des Rätsels Lösung noch versteckt sein? In den Nervensystemen und ihren Funktionszuständen vielleicht? Sollten Sie jetzt neugierig geworden sein auf die angesprochenen Untersuchungsmethoden, so muss ich Sie leider noch etwas vertrösten. Aber bleiben Sie dran, ich werde diesen Punkt nicht vergessen.

Zunächst einmal sollte man bei der Sichtung der Befunde neutral bleiben und sich wie im Straßenverkehr verhalten: nicht ablenken lassen. Ansonsten kann die Bildgebung nicht nur die ganze Diagnostik verfälschen, sondern darüber hinaus auch unwiderruflich den weiteren Behandlungsprozess kontaminieren. Und dabei ginge nicht nur der umfassende Blick auf das Krankheitsgeschehen verloren. Die falschen Diagnosen etablieren und vermehren sich auch noch hemmungslos für alle Zukunft. Es verhält sich wohl leider so, dass Ärzte anhand der Diagnosen gerne die Gelegenheit zu einer Therapie ergreifen, weshalb man so schnell nicht um das Ende der Diagnosen fürchten muss.

Vielleicht stoppt aber ja doch jemand diese verhängnisvolle Entwicklung. Jedenfalls gibt es schon einige berufene Mahner. Das ärztliche Therapieideal müsse sein, nur dann zu behandeln, wenn es wirklich notwendig ist, sagt zum Beispiel Prof. Dr. med. Klaus Linde vom Institut für Allgemeinmedizin der TU München. Nicht zu behandeln sei aber schwer, man müsse sich von alten Rollenmustern lösen.[11] Zu viel Handeln wird seiner Ansicht nach demnach seltener als Risiko empfunden als nichts zu machen.

Aus eigener Erfahrung kann ich das bestätigen. Tatsächlich denken auch einige meiner Patienten so. Sicher: Viele von ihnen sind begeistert, dass ich sie nach einem eingehenden Gespräch von dannen ziehen lasse, ohne sie zu einer Therapie zu verpflichten, mal abgesehen von verschiedenen Ratschlägen zu Eigeninitiativen. Einige jedoch sind mit der klaren Erwartung gekommen, von mir umgehend eine medikamenten- oder technikgestützte Behandlung zu erhalten, die ihr Leiden lindert. Wenn ich dem nicht sofort nachkomme und zunächst einmal zögere, bedarf es durchaus einiger Überzeugungsarbeit, um das zu begründen.

Prof. Dr. med. Thomas Kühlein, Leiter des Allgemeinmedizinischen Instituts der Universitätsklinik Erlangen, hat in einem viel beachteten Artikel »Von der Kunst des Weglassens« gesprochen. Er plädiert für das »Aushalten diagnostischer Unsicherheiten«, was er als eine der schwersten Aufgaben für Ärzte bezeichnet.[12] Wir sind einfach nicht darauf vorbereitet, mit Ungewissheit umzugehen, betont auch der Risikoforscher Gerd Gigerenzer in seinen Schriften immer wieder. Oder um es mit Benjamin Franklin zu sagen: Nichts ist sicher außer dem Tod und den Steuern.

Folgen unzutreffender Diagnosen

Ich möchte und muss es hier noch einmal wiederholen: Diagnosen verselbstständigen sich gerne durch ihre fortwährende Dokumentation auf Rezepten, Überweisungen und Arztbriefen und werden zum Problem, wenn davon immer wieder unwirksame Therapiekonzepte abgeleitet werden. Die ständige Erwähnung der angeblich durch Abnutzung ausgelösten Symptome behindert zudem die Entwicklung kreativer therapeutischer Ansätze. Was jedoch sind die Konsequenzen dieses eingeengten Denkens? Die Medizin wird zu einen mechanischen Reparaturbetrieb, der dem Verschleiß Abhilfe schaffen soll. Und wo wird in der Medizin typischerweise repariert? Natürlich in der Chirurgie, also im Operationssaal. Daher steigen folgerichtig die Operationszahlen auf immer neue Höchststände.

Den unerwünschten Wirkungen fragwürdiger Diagnosen sind kaum Grenzen gesetzt. So verleihen Abnutzungsdiagnosen auch den Befürwortern eines ausgiebigen Medikamentengebrauchs schrankenlose Spielrechte. Da wir im Angesicht des allgegenwärtigen Verschleißes überall Entzündungen wittern müssen, sollte eigentlich nichts gegen den großzügigen Einsatz entzündungshemmender Medikamente sprechen.

Leider jedoch erfolgt der Einsatz von schmerz- und entzündungshemmenden Mitteln häufig unter falschen Voraussetzungen. Mehr noch: Entzündungshemmer sind schon bei akuten Schmerzen nicht immer hilfreich und bei chronischen sind sie es noch seltener. Dennoch wird diese Option aus lauter Verzweiflung viel zu oft überreizt. Ich komme an späterer Stelle noch einmal auf dieses Thema zurück (siehe ab Seite 51).

Nicht zuletzt können Verfechter des körperlichen Verschleißes freiwilligen Leibesübungen verständlicherweise nicht viel abgewinnen. Das ist leider ziemlich ungünstig, wollen doch unsere Muskel- und Fasziensysteme bis ins hohe Alter bewegt werden.

Bevor ich aber womöglich der Technikfeindlichkeit bezichtigt werde, möchte ich an dieser Stelle noch eine Lanze für die bildgebenden Verfahren brechen. Sie sind ein hochtechnologischer Segen, auch wenn sie am Bewegungssystem manchmal recht viel Interpretationsspielraum bieten. Gerade Radiologen weisen aber oft berechtigterweise darauf hin, dass diese Verfahren gezielt und sinnvoll eingesetzt werden müssen, um zu stichhaltigen Ergebnissen und Bewertungen kommen zu können.

Wie spottete schon der Wiener Satiriker Karl Kraus: Die Diagnose ist eine der häufigsten Krankheiten.

Ganzheitlichkeit als Ziel

*Weshalb herkömmliche Methoden eben
nicht immer ausreichen*

Wie vermeiden wir die dargestellten Probleme, wie entgehen wir technischen Übergriffen auf unsere komplexe Ganzheitlichkeit? Wir können sie nur durch die Würdigung all ihrer Einzelteile angemessen erfassen. Auch der Schmerz muss wie der ganze Mensch mit all seinen Facetten Eingang in ein diagnostisches und therapeutisches Schema finden.

Historisch gesehen bewegt sich ja das ärztliche Interesse infolge der Entwicklung faszinierender bildgebender Verfahren (Computertomografie, Kernspintomografie et cetera) in gewisser Hinsicht weg von seinem unverstellt vermittelten Untersuchungsgegenstand. Die Medizin erfasst den Menschen zunehmend lediglich indirekt durch die Brille ihrer gerätetechnischen Möglichkeiten. Dies nährt die gefährliche Illusion von einer umfassenden apparativen Einsichtsfähigkeit in die menschliche Verfasstheit.

Was also sind geeignete Zutaten zum unmittelbaren, authentischen Erfassen körperlicher und nicht-körperlicher Unzulänglichkeiten? Es sind jene drei Dinge, die Medizin zu allen Zeiten ausmachen: fragen, zuhören und anfassen.

Anamnese: Fragen und Zuhören

Weitgehend bekannt dürfte die ärztliche Verbalmethode zur Gewinnung von Patientendaten sein, die Anamnese. Durch gezielte Fragen versucht man, hilfreiche Informationen über das Krankheitsgeschehen und den Schmerz zu erhalten, über die Vorgeschichte und den Verlauf mit all seinen Ausprägungen und Beziehungen. Zuhören ist immer dann besonders wichtig, wenn es um das »Eingemachte« geht, um das, was dem Menschen nicht so leicht über die Lippen kommt oder was er vielleicht vergessen hat. Gerade solche Details können der Schlüssel sein, um das Problem in seiner ganzen Tiefe zu erfassen. Zuweilen muss man hier daher entschlossen nachbohren, ohne Angst vor möglichen Widerständen, die natürlich verständnisvoll thematisiert werden sollten.

Allerdings kann schon bei der Anamnese der Fokus in die falsche Richtung verrutschen, dann nämlich, wenn das Interesse des Untersuchers allzu sehr von schönen Bildern abgelenkt ist. So habe ich bei etlichen schmerztherapeutischen Konferenzen erlebt, wie sich Kolleginnen und Kollegen von spektakulären bildlichen Darstellungen fesseln und dem diagnostischen Blick keine Chance ließen, die tatsächlich relevanten Patientendaten zu würdigen. Der anamnestische Fokus orientiert sich nicht selten automatisch in die vom Untersucher präferierte Richtung. Dessen sollte man sich bewusst sein und daher umso mehr darauf achten, dem »Untersuchungsgegenstand« selbst, sprich dem Patienten, in jeder Hinsicht gerecht zu werden.

Es gilt also in alle Richtungen zu fragen und mit einem Touch kriminalistischen Gespürs auf Indizien zu achten, die den Verursacher des Schmerzproblems überführen könnten. Sollten Sie also den Eindruck gewinnen, dass man sich mehr für Ihre Röntgenbilder als für das »Gesamtpaket« interessiert, dann merken Sie auf. Reden Sie darüber, bringen Sie sich ein, machen Sie keine Gefangenen und schonen Sie niemanden. Es geht einfach um zu viel, nämlich um Sie!

Ärzte sollten ihr anamnestisches Handwerk gut beherrschen. Denn eine gekonnte Anamnese liefert meist eindeutige Angaben zu der Frage, ob die bildgebend dargestellten Strukturen für die Schmerzen verantwortlich sind. Gleichzeitig kann dabei aber auch geklärt werden, ob die Patientenangaben eher auf myofasziale oder nervliche Funktionsstörungen verweisen. Ein derart gut strukturiertes Frage-und-Antwort-Spiel ermöglicht schon frühzeitig die richtige Weichenstellung für den weiteren Behandlungsverlauf.

Jedoch: Die Kunst der detaillierten Anamnese lernt man hierzulande kaum noch in ihrer ganzen fächerübergreifenden Breite. In der homöopathischen Theorie und der traditionellen chinesischen Medizin könnte die westliche Medizin Anleihen machen, die ihr guttäten. Beide traditionellen Lehrgebäude mussten ja ohne Gerätepark zu verwertbaren Ergebnissen kommen. Sie können versichert sein, dass die Kombination einer ausführlichen Anamnese in Kombination mit unseren apparativen Errungenschaften die besten Ergebnisse liefert.

Anfassen

Das oben Gesagte gilt entsprechend auch für den körperlichen Untersuchungsvorgang. Anfassen meint, im Fall von Störungen des Bewegungssystems manuell zu untersuchen. »Untersuchen mit den Händen« ist das Zauberwort. Warum ich das so betone? Sie glauben gar nicht, wie häufig ich in meiner Praxis schmerzgeplagte Menschen erlebe, die seit Langem eine Lösung für ihr Problem suchen und noch nie richtig händisch untersucht wurden. Vielleicht haben Sie diese Erfahrung ja auch schon gemacht.

Warum immer weniger Hand angelegt wird, ahnen Sie vermutlich bereits: Technische Untersuchungsmethoden haben den selbstverständlichen, guten alten Gewohnheiten den Rang abgelaufen. Im schmerztherapeutischen Prozess sinnt man häufig der Frage nach, welche Geräte noch in Anwendung gebracht werden könnten. Angesichts brillanter Technikangebote wird erfahrungsbasierten Plausibilitätsüberlegungen nicht mehr genug zugetraut. Aber immerhin funktioniert reflexhaft der Griff zu Physiotherapie-Rezepten. Dort lässt man dann anfassen und manuell arbeiten.

Wie also sollte ein Untersuchungsgang strukturiert werden? Es müssen nicht nur Gelenkbefunde, sondern auch myofasziale Gesichtspunkte hinreichend gewürdigt werden. Der behandelnde Arzt sollte Spannungszustände von Muskeln und Faszien wahrnehmen und ihren Einfluss auf die Wirbelsäule und die Gelenke festhalten. Nicht nur Veränderungen der Gelenk- und Wirbelsäulenarchitektur beeinflussen das Bewegungsverhalten Ihres »Gestells«. Weit mehr sind dazu Ihre Weichteile in der Lage. Sie entscheiden am ehesten über Bewegungsfähigkeit, Mobilität und Belastbarkeit. Hier finden sich gute Gründe für das gefühlte Einrosten und Altwerden Ihres Körpers. Anhaltende schmerzhafte Bewegungseinschränkungen lassen sich selten nachhaltig durch Röntgenuntersuchungen oder Spritzen einem guten Ende zuführen. Vielmehr entscheiden Ernährungszustand, Durchblutung und nervale Versorgung der Faszien und Muskeln über Ihre Vitalität und Leistungsfähigkeit und damit auch über die Frage, ob Sie Schmerzen erleiden müssen oder nicht. Also lassen Sie Ihr Bewegungssystem checken, ohne sich durch das gruselige Märchen vom Verschleiß allzu sehr beunruhigen zu lassen.

Sie bewegen sich mit System, und dabei sind ganz verschiedene Parameter systemrelevant, um einen derzeit modernen Ausdruck zu verwenden. Es ist eher der Softwarecharakter des Körpers, dem besondere Aufmerksamkeit zuteilwerden sollte. Die Hardware hält viel aus.

Daher kommt es bei der Untersuchung darauf an, zwischen Gelenk- und Muskelproblemen zu unterscheiden. Diese erste grundsätzliche Differenzierung hat entscheidende Bedeutung für den weiteren Untersuchungsgang und damit auch für die einzuschlagende Therapie.

Was Spritzen können und Tabletten wollen

Spritzen sind in vielen Praxen Lieblinge und Objekte der Begierde. Manche holen sich die Spritze ab wie die morgendlichen Brötchen.

Große Hoffnungen knüpfen sich an diese nahezu magische Handlung, bei der scharfer Stahl die Haut ritzt und sich in die Tiefe vorarbeitet. Dort, so hoffen wir, stößt er mit vernichtender Wucht auf das große Schmerzübel und gibt ihm den Rest. Schon kindliche Unschuld fühlt sich von der Spritze angezogen. Von dort ist es bis zu ihrem allumfassenden Heilsversprechen an Erwachsene nicht weit. Folgerichtig ranken sich viele Mythen und Legenden um diese Technik, deren Potenzial wir an dieser Stelle einmal nüchtern betrachten wollen.

Schmerzspritzen entfalten ihre Wirkmacht meist vor Ort. Dafür ist es notwendig und eben auch eine große Kunst, die in ihnen enthaltene Substanz, das Heilmittel, so nah wie möglich am Schmerzort zu platzieren. Das also ist der Masterplan: den richtigen Wirkstoff in der richtigen Dosis mit dem richtigen Ursprungsort des Schmerzes zusammenzubringen. So weit, so einleuchtend. Doch wann gelingt das?

Ist ein Gelenk als Urheber der Schmerzen identifiziert, wird es zum potenziellen Ziel einer Spritze. Eine Injektion mit dem berühmt-berüchtigten Wirkstoff Kortison, einem pflanzlichen Mittel oder neuerdings auch mit Hyaluronsäure kann manchmal Wunder wirken. Die gleiche günstige Ausgangslage treffen wir an bei den Sehnenansatzbeschwerden der Sportler. Als Beispiel will ich hier nochmals den fast schon klassischen Tennisellbogen bemühen. Das Heilmittel trifft auf die an der Knochenhaut ansetzende Sehne und entfaltet direkt vor Ort seine segensreiche Wirkung. Ein guter Plan, dürfen wir sagen – sofern der Schmerz wirklich von dort ausgeht.

So weit zu den Spritzen. Und was können wir von Schmerztabletten erwarten? Zunächst einmal schlucken wir die runter, auf dass sie in der Magen-Darm-Abteilung zu unserem Wohle die Arbeit aufnehmen. Von dort gelangt das Heilmittel ins Blut und kann am Schmerzort seine Wirkung entfalten. Dies gelingt zum einen durch örtliche entzündungshemmende, zum anderen durch systemische, zentralnervöse Effekte. Infolge des letzteren Mechanismus reduzieren Medikamente mit Wirkung im Gehirn die Schmerzempfindung dort mehr oder weniger stark. Dieser Effekt ist allerdings nicht selektiv. Er tritt in mehreren Bereichen unseres Gehirns auf, daher kommt es auch zu anderen Empfindungen wie Müdigkeit, Übelkeit oder Veränderungen des Essverhaltens. Bei Tabletten – oder auch Zäpfchen – bringen wir also sozusagen die Bazooka in Anwendung oder die »Hämmer«, wie man in Arztpraxen gerne sagt. Da weiß jeder, was gemeint ist: eine mächtige Waffe gegen den Schmerz, aber auch einige damit zusammenhängende unerwünschte medikamentös ausgelöste Symptome.

Eine Vielzahl von Nebenwirkungen kann die Verabreichung von pharmazeutischen Wirkstoffen über den Darm nachhaltig einschränken. Sinnvoll ist diese Strategie daher in der Schmerzbekämpfung vor allem bei einem vorübergehenden Einsatz. Eine Dauertherapie ist in der Regel bei Nicht-Tumorschmerzen nur in Ausnahmefällen angezeigt.[13]

Mit Tabletten wollen wir uns also einfach mal schnell vom Schmerz oder auch von anderen unangenehmen Erscheinungen befreien. Das gelingt ab und an sogar ohne Arztbesuch und kann so oder so mitunter durchaus sinnvoll sein. Allerdings wissen wir ganz genau, dass auch dieser »Genuss« nicht ohne Reue ist.

Zusammenfassend können wir also festhalten, dass bei Schmerzen aufgrund von entzündlichen Verschleißerscheinungen örtlich wirksame Spritzen, Salben oder Tabletten eine therapeutische Option sind. Was aber, wenn die Schmerzen eine ganz andere Ursache haben?

Schmerzen trotz Medikamenten – wie kann das sein?

Diese Frage stellen sich sicherlich viele der Abermillionen Schmerzkranken. Denn die in diesem Buch geschilderten diagnostischen und therapeutischen Unzulänglichkeiten haben natürlich Folgen. Ausweislich der Website der Deutschen Schmerzgesellschaft e. V. am

21. Juni 2021 haben 10 bis 20 Prozent der Deutschen chronische Schmerzen, die geschätzte Gesamtzahl mit chronischen Schmerzen beträgt demnach allein hierzulande 8 bis 16 Millionen. Der Berufsverband der Ärzte und Psychologischen Psychotherapeuten in der Schmerz- und Palliativmedizin in Deutschland (BVSD) spricht von mehr als 23 Millionen Menschen mit lang anhaltenden, chronischen Schmerzen.[14] Häufigste Ursache chronischer Schmerzen sind dabei Erkrankungen des Bewegungsapparates, und angeführt wird diese Liste mit großem Abstand vom Rückenschmerz.

Selbst die besten und stärksten Medikamente schaffen hier offensichtlich keine Abhilfe. Dennoch werden sie immer wieder verschrieben und eingenommen, auch wenn kaum Wirkung nachweisbar ist oder die Nebenwirkungen erheblich sind.

Wir haben uns so sehr an die scheinbare Allgewalt der Medizin gewöhnt, dass wir an die Wirkung der Medikamente für fast alle Krankheiten glauben wollen, so wie auf jeden Topf ein Deckel passt. Tatsächlich scheint unsere alltägliche Praxis diese Anschauung zu unterstützen, nehmen wir doch zumeist erfolgreich ein Ibuprofen oder Paracetamol gegen Kopfschmerzen, Menstruationsbeschwerden oder »Rücken« ein. Wem so nicht geholfen wird, ist selbst schuld, oder?

Doch ob Sie es glauben oder nicht: Klassische Schmerzmittel wirken im Großen und Ganzen nur in bestimmten Situationen, nämlich bei Schmerzen, die noch nicht lange andauern, also bei akuten Schmerzen. Bei chronischen Beschwerden hingegen gelten ganz andere Gesetze. Tatsächlich gibt es keine Studien, die eine anhaltende Wirkung der Medikamente bei chronischen Schmerzen des Bewegungsapparates beweisen. Das ergaben Untersuchungen bei Patienten mit Osteoarthritis, also mit Verschleißerscheinungen der Gelenke. Selbst die stärksten Schmerzmittel, die Opiate, das Morphin, scheinen jenseits des Placeboeffekts auf Dauer keine gesicherte Wirkung auf das chronische Schmerzgeschehen zu haben,[15] von beruhigenden, Schlaf oder Stimmung fördernden Effekten einmal abgesehen. Daher fordert die aufgeklärte Medizin zu Recht, in derartigen Situationen die Gabe von Opiaten kritisch zu hinterfragen.

Vielleicht wollen Sie mir das jetzt nicht so einfach abkaufen, das kann ich verstehen. Sie kennen vermutlich genauso wie ich viele Menschen, die immer ihre Mittel nehmen und erklären, dass sie damit über die Runden kommen. Die auf Nachfrage sagen werden, dass sie gelernt haben, mit den Nebenwirkungen zu leben. Die jedoch auch viele lästige Begleiterscheinungen wie beispielsweise Magenbeschwerden ertragen, gegen die sie dann auch wieder Medikamente einnehmen. Diese Menschen haben sich mit dem Leiden arrangiert und machen einfach immer so weiter, ohne es zu hinterfragen. Hinterfragen würde bedeuten, einmal auszuprobieren, was ohne das Medikament passiert. »So eine Zumutung«, antworten viele Betroffene, »ich mache diese Medikamentensache doch nicht aus Spaß.« – »Sicherlich nicht«, sage ich dann, »aber lassen Sie uns eine erste Reduzierung des Mittels bis hin zum vollständigen Absetzen doch mal zusammen ausprobieren. Ich begleite Sie dabei.«

Ich habe dabei schon in viele ungläubige Patientenaugen geschaut, manche von ihnen blickten auch eher etwas gereizt.

Natürlich unterstütze ich meine Patienten bei diesem schwierigen Schritt mit meinen Therapien, Gesprächen, pflanzlichen, aber auch typisch schulmedizinischen Medikamenten. Anfangs ist es wirklich viel verlangt, auf die gewohnte Pille wenigstens zeitweise zu verzichten und nicht in Angst oder sogar Panik zu verfallen. Dabei auftretende unangenehme Empfindungen müssen auf ihren Bezug zum Schmerz hinterfragt und deren Entstehung geklärt werden.

Diesen Ratschlag gebe ich hier natürlich nicht allen Schmerzpatienten und natürlich gibt es auch Schmerzformen, die nur medikamentös behandelbar sind, wie beispielsweise schwerwiegende rheumatische Erkrankungen oder bestimmte Arten von Kopfschmerzen.

Aber tatsächlich nehmen viele Menschen Schmerzmedikamente ein, die ihnen unter dem Strich mehr schaden als nützen. Und was selten beachtet wird: Allein der Wegfall der Nebenwirkungen hat schon eine außerordentlich belebende Wirkung auf jeden Menschen.

Weil Schmerzmittel bei chronischen Schmerzen nicht gut helfen, kann man oft auf sie verzichten. Weglassen allein ist allerdings meistens keine gute Option. Sie müssen etwas anderes an ihre Stelle setzen. Und damit kommen wir zur eigentlichen Kernbotschaft dieses Buches.

Vorher sollten wir aber noch darüber sprechen, warum Medikamente vielfach nicht richtig helfen. Das ist eine sehr spannende Frage, die ich im nächsten Kapitel beantworte.

Wo die Schmerzen wirklich sitzen: Über Muskeln, Faszien und Nerven

*Wieso so viele Schmerzen einen
ganz anderen Ursprung haben als gedacht*

Es gibt Gesetze, die Beachtung verlangen. Dazu gehört die Tatsache, dass Medikamente geschaffen wurden, um auf bestimmte körperliche Strukturen einzuwirken, beispielsweise auf die Schmerzfühler, die sogenannten Rezeptoren. Dieses Schlüssel-Schloss-Prinzip versucht man in der Medizin bei vielen Leiden nachzubilden, so beispielsweise auch bei Krebserkrankungen.

Wenn ein Medikament einen schmerzauslösenden Rezeptor besetzen kann oder die Produktion entzündungshemmender Stoffe blockiert, haben wir einen entsprechenden Effekt. Daher wirken entzündungshemmende Medikamente wie das Ibuprofen in der Regel bei Verletzungen oder den üblichen degenerativen Erkrankungen, dem Verschleiß. Sie wirken aber erstaunlicherweise nicht immer, was wir auch bei Rückenschmerzen und Bandscheibenvorfällen immer wieder erleben. Als Erklärung drängt sich auf: Wenn entzündungshemmende Medikamente bei Schmerzen nicht helfen, sind diese eben offensichtlich nicht durch Entzündungsmechanismen hervorgerufen. Daher funktioniert auch das Schlüssel-Schloss-Prinzip nicht.

Wenn Entzündungsmechanismen im Bereich der Gelenke oder der Sehnenansätze jedoch nicht die Schmerzauslöser sind, welche sind es dann? An dieser Stelle kommt das Gebot der Ganzheitlichkeit ins Spiel: Irgendwo im Kosmos unserer Schmerzrätsel muss sich eine Kraft verbergen, die uns leiden lässt.

Welche Kandidaten drängen sich jenseits der Verschleißgründe auf, welche Schmerzursachen lässt sich der leidende Alltagsmensch durch den Kopf gehen? Aufgezählt wird in der Regel die krumme Haltung, die Überanstrengung beim Umzug oder bei der Büroarbeit, zu viel oder zu wenig Bewegung, abrupte Wetterumschwünge oder das gleichbleibend schlechte Wetter, diverse Sitzmöbel, das Bett, einfach ganz allgemein das Alter oder – quasi in letzter Instanz – der Stress.

Wenn Sie mich fragen, welche dieser genannten Möglichkeiten zutreffen und welche nicht, dann gibt es nur eine Antwort: alle natürlich – mehr oder weniger jedenfalls. Nur leider hilft diese Antwort nicht wirklich weiter. Lassen Sie uns also lieber fragen, was all die genannten Schmerzursachen miteinander gemein haben. So kommen wir der Sache nämlich schon bedeutend näher.

Als Gemeinsamkeit bieten sich an: Muskulatur, Faszien und Nerven. Unsere Muskeln und die sie umhüllenden Faszien sind Täter und Opfer bei Körperhaltung, körperlicher Aktivität oder Inaktivität – und sie sind natürlich auch am Alterungsprozess beteiligt. Damit will ich sagen, dass myofasziale Systeme unter Überlastung oder Unterforderung leiden können (Opferrolle), aber gleichzeitig auch aus verschiedenen Gründen Urheber von Schmerzen sein können (Täterrolle). Und die Nerven? Die sind mit Muskeln und Faszien intensiv vernetzt und reagieren auf unsere Bedürfnisse, Wünsche und Stimmungen. Also lassen Sie uns deshalb zunächst über Muskeln sprechen.

Muskeln sind sensibel

Die Muskeln sind unser größtes Organ. Umso erstaunlicher ist, dass sie über lange Zeit von der Wissenschaft links liegen gelassen wurden. Und nicht nur von ihr, sondern auch von einem Großteil der Ärzteschaft, die sich über die Tragweite myofaszialer Probleme bis heute nicht im Klaren zu sein scheint. Muskeln galten lange als mechanische Arbeitstiere, als wenig smarte Kraftpakete, als simple Dienstleister, die ihre Pflichten zu erfüllen hatten. Dabei ist genau das Gegenteil der Fall. Muskeln sind keine einflusslosen, passiven Werkzeuge, die lediglich unserem Willen gehorchen. Sie führen ein intensives Eigenleben.

Wenn es unseren Muskeln gut geht, nehmen wir sie in der Regel nicht zur Kenntnis. Ihre Individualität spüren wir eigentlich nur, wenn sie uns wehtun und dagegen »protestieren«, wie wir sie schon wieder behandeln. Sie beschweren sich beispielsweise über zu viel oder ganz besonders zu wenig Bewegung oder auch einseitige Belastungen. Muskeln wollen Lebendigkeit, sie wollen sich regen, verkürzen und dehnen – im Wechsel, das ganze Paket. Damit ihnen das gut gelingt, wollen sie nicht nur gut ernährt, sondern auch energetisch gepflegt sein.

Der Satz mit der Ernährung dürfte Ihnen einleuchten – aber Energiepflege? Das ist ganz einfach, nämlich so wie bei Ihrem Haustier. Das will auch nicht nur gutes Futter haben, sondern sich bei Ihnen wohlfühlen.

Vielleicht finden Sie jetzt, dass ich übertreibe. »Was kriegt ein Muskel denn schon mit?«, werden Sie womöglich sagen.

»Alles«, antworte ich Ihnen. Was wir sehen, hören, fühlen und denken, hat alles Bedeutung für das Muskel-Faszien-System und seinen Spannungszustand. Und genau dieser Spannungszustand ist ausschlaggebend für das Wohlgefühl Ihrer Muskeln und vor allem auch für Ihres. Er bestimmt, ob Sie sich elastisch oder verkürzt, geschmeidig oder eingerostet, kräftig oder schlaff und nicht zuletzt jung oder alt fühlen. Mit einem Wort, es geht um die Frage, ob Sie aktiv und voller Energie sind.

Ihnen ist Ihr Aktivitätsniveau egal? Das ist keine gute Idee, denn muskulär inaktiv zu sein, birgt ein beachtliches Risiko. Bewegung ist unter anderem zum Erhalt der Knochenfestigkeit und für ein gesundes Gefäßsystem außerordentlich wichtig. Bewegungsmangel kann eine große Rolle spielen bei Übergewicht mit all seinen Gefahren und Begleiterscheinungen. Genauso erhöht er die Wahrscheinlichkeit für Erkrankungen und schwere Verläufe derselben. Und wussten Sie, dass Muskeln eine entscheidende Rolle spielen in Bezug auf Sturzprophylaxe, Immun- und Hormonsystem, ja sogar im Hinblick auf Ihren Gefühlshaushalt? Unsere Muskulatur ist extrem gut vernetzt mit allen Körpersystemen, und wir wissen alle, dass Vernetzung eine herausragende Voraussetzung für Erfolg ist.

Achtsamkeit für Ihre Muskeln kann also auch Ihnen Erfolge bescheren. Ein Beispiel könnte bereits Ihr Auftreten sein, Ihr Erscheinungsbild. Wirken Sie gestrafft, gerade und dynamisch oder zusammengesunken, krumm und avital? Das ist keine Frage selbstverliebter Kosmetik. Körperhaltung und Gesichtsausdruck beeinflussen Ihre Stimmung bis hin zur Urteilsfähigkeit. Umgekehrt spiegeln sich körperliche und geistige Haltung auf dem Wege der Psychomotorik in Ihrem Gesicht wider. Wenn Sie da gut unterwegs sind, brauchen Sie sich nie mehr anzustrengen, um anderen durch ein gekünsteltes Lächeln etwas vorzumachen.

Muskulatur hat viele Fühler, sie ist der größte Sensor im Organismus. Nicht die Motorik, sondern die Wahrnehmung von Reizen und Sinneseindrücken macht den Hauptanteil der Muskelfunktionen aus. Mithilfe dieser Informationen beeinflusst die Muskulatur alle wichtigen Organsysteme. Muskelarbeit stimuliert vegetative und hormonelle Prozesse, was viele der bemerkenswerten Effekte auf Immunsystem und Psyche erklärt.

Die dänische Muskelpionierin Bente Klarlund Pedersen von der Universität Kopenhagen bezeichnet die Gesamtheit der willentlich aktivierbaren Skelettmuskeln als »endokrines Organ«, das ähnlich wie hormonproduzierende Drüsen Botenstoffe, sogenannte Myokine, hervorbringt.[16] Diese Botenstoffe kommunizieren mit Organen wie der Leber oder dem Gehirn. Sie sehen, keine Last ist umsonst bewältigt. Packen wir's an.

Muskeln, ein wahres Schmerzuniversum

Die Muskulatur ist ein Universum von Rezeptoren, die Gefühle generieren und modulieren. Da sollte es nicht verwundern, dass in dieser Welt auch Schmerzen ihren Platz haben. Muskelbeschwerden plagen die Menschheit sicherlich schon seit allen Zeiten. Wir bezeichnen sie meistens als Verspannungen, welche gelegentlich nur lokal und vorübergehend, in vielen Fällen aber großflächig und anhaltend auftreten. Muskelprobleme spielen in vielen medizinischen Fachrichtungen eine Rolle, nicht nur in der Orthopädie. Sie spielen beispielsweise eine vielfach unterschätzte Rolle in der Zahnheilkunde mit ihren häufigen Kiefergelenkbeschwerden oder den vielen seltsamen Zahn- und Gesichtsschmerzen. Aber auch Hausärzte oder Internisten erfreuen sich eines steten Zustroms von Patienten mit muskuloskelettalen Beschwerden am Rücken oder im Brust- und Bauchbereich. Neurologen verzweifeln an der Vielzahl von muskulär induzierten Kopfschmerzen, den sogenannten Spannungskopfschmerzen. Hals-Nasen-Ohren-Ärzte und Gastroenterologen versuchen Ohrenschmerzen, Schluckbeschwerden und Kloßgefühle zu enträtseln, und sogar Sehstörungen können Folge von gestressten Muskeln und Nackenverspannungen sein.

Auch bei vielen inneren Organerkrankungen sind die Muskeln schmerzhaft verändert. Magenprobleme, Gallensteine, Bauchspeicheldrüsentumore oder Lungenerkrankungen weisen häufig ausgeprägte muskuläre Funktionsstörungen in den entsprechenden Rückenbereichen auf.

Da mutet es fast schon kurios an, dass wir die muskulären Funktionsstörungen überhaupt nicht oder kaum bemerken. Doch vielfach maskieren sich diese Störungen, sind asymptomatisch, wie man sagt, und werden erst registriert beziehungsweise bewusst, wenn der behandelnde Arzt Druck auf sie ausübt oder in sie hineinsticht oder spritzt. Dafür aber muss man sie erst einmal aufspüren, eine ganz eigene Kunst, auf die ich noch ausführlich zu sprechen komme.

Vorab nur so viel: Diese schmerzarmen oder schmerzfreien Muskelareale, auch Triggerpunkte genannt, übertragen den Schmerz häufig in andere Körperbereiche, wo sie dann schließlich gemein wehtun. Allerdings besteht die Neigung, sie als Folge von Verschleißproblemen fröhliche Wiedergeburt feiern zu lassen. Sie können sich denken, dass diese ärztliche Fähigkeit zum Gestaltwandel des Schmerzes dessen Behandlung nicht gerade vereinfacht. Prominente Beispiele sind abermals die Kreuz- und Nackenschmerzen.

Hier deutet sich bereits eine weitere seltsame Eigenschaft des Muskels an. Er kann nämlich nicht nur Schmerzen erleiden, sondern sie auch verursachen. Er schlüpft damit aus der Opfer- in die Täterrolle. So erklärt es sich, dass man als Therapeut nie ganz genau weiß, ob man mit einem Muskel Mitleid haben soll oder ihn attackieren muss. Dieser Zielkonflikt hat durchaus praktische Konsequenzen bei einer Akupunktur oder einer physiotherapeutischen Behandlung. Ein den Salven von Schmerzreizen ausgesetzter und entsprechend genervter Gesäßmuskel wird ein aggressives therapeutisches Vorgehen nicht freundlich goutieren und hernach eher mehr schmerzen. Demgegenüber verbreitet ein Rückenmuskel nach intensiver Stoßwellentherapie seines Triggerpunktes, bei der außerhalb des Körpers erzeugte Druckwellen ins Körperinnere übertragen werden, wo sie funktionsgestörtes Gewebe anregen und damit den Heilungsprozess unterstützen, erleichtertes Wohlgefühl und signalisiert Entspannung.

Sie sehen, der Muskel ist ein »Big Player« in der Schmerztherapie, man hat es nicht leicht mit ihm und ist gut beraten, sich mehr um ihn als um seine Röntgenbilder zu kümmern.

Muskelschmerzen sind speziell

Man könnte wirklich meinen, Muskelschmerzen seien etwas Besonderes. Sie weisen nämlich anders als Schmerzen der Haut, Bänder- oder Sehnenstrukturen bestimmte Charakteristika auf.

Das oberflächliche Körpergewebe kann jede Veränderung exakt lokalisieren und qualifizieren, was zum Zwecke der Gefahrenabwehr auch immer wieder außerordentlich hilfreich ist. Läuft uns ein vermeintlich gefährliches kleines Tier über die Haut, so gelingt auch ohne Augenkontakt in kürzester Zeit ein treffsicherer Handstreich gegen die feindliche Position. Und sollte das Untier tatsächlich noch mittels Beißwerkzeug oder Stachel zum Angriff übergehen, wird ein scharfer, lokal umgrenzter Schmerz den genauen Stand der kriegerischen Auseinandersetzung beschreiben.

Ganz anders verhält es sich dagegen beim Muskelschmerz. Hier wird der Schmerz als dumpf und unscharf empfunden und irgendwo in der Tiefe verortet, was verständlicherweise keine genaue Lokalisation zulässt. Daneben hat der Muskelschmerz auch noch einen ausgesprochen quälenden Charakter. Gerade bei längeren Zug- oder Autofahrten kann das enorm lästig sein und einen schier zur Verzweiflung treiben.

Der Muskelschmerz gehört zwar nicht zu den stärksten Schmerzformen, er ist aber sehr wechselhaft, inkonstant und damit häufig fast unerträglich unangenehm. Solch eine Situation kann belastender sein als ein gleichmäßiger Dauerschmerz. Insbesondere in Ruhesituationen fällt das auf, was natürlich nicht gerade schlaffördernd wirkt und in charakteristischer Weise den Patienten auch tagsüber reizt und unruhig werden lässt.

Die starke Vernetzung des myofaszialen Systems mit vegetativen Zentren wird auch durch die Beobachtung veranschaulicht, dass es bei Einstich oder Injektion in nervlich stark vernetzte Muskelareale zu starken Schweißausbrüchen bis hin zu Blutdruckabfällen, Kollapszuständen und Wärmegefühlen kommen kann. Weiterhin führen Muskelbeschwerden beim Patienten nicht selten auch zu spektakulären emotionalen Äußerungen wie Weinkrämpfen. Diese Situationen sind ein untrügliches Zeichen für eine starke Mitbeteiligung des autonomen, vegetativen Nervensystems, von dem noch viel die Rede sein wird. Das ist nämlich der zweite »Big Player« bei unseren Betrachtungen.

Derartige Muskelleiden reagieren gut auf Wärme und Muskelaktivitäten. Sie sind allerdings in der Arztpraxis schwer, oftmals überhaupt nicht zu demonstrieren oder zu provozieren, was irgendwie ziemlich unbefriedigend für alle Beteiligten ist. Ein Arzt oder Therapeut sollte das als ein wichtiges diagnostisches Zeichen verstehen und nicht die Angaben seiner Patienten anzweifeln.

Diese Form des meist spontan, scheinbar grundlos auftretenden Muskelschmerzes ist natürlich abzugrenzen von offensichtlichen Muskelverletzungen, die dementsprechend bei Belastung schmerzen und somit der Ruhe bedürfen. Unfall- oder überlastungsbedingte Muskelbeschwerden sind in der Regel kein unlösbares therapeutisches Problem – ganz im Gegensatz zum spontanen Muskelschmerz. Dessen Entstehung harrt vielfach noch der wissenschaftlichen Klärung. Die Forschung spricht hier von der großen Komplexität der neuronalen Informationsverarbeitung aus den Muskeln im Hinblick auf die umfangreiche Vernetzung mit vegetativen und emotionalen Hirnzentren. Solche Erklärungen trösten naturgemäß wenig und verweisen uns vielmehr auf die Notwendigkeit, praxistaugliche Verfahren zu nutzen, um dem Muskelschmerz ein Stück weit auf die Schliche zu kommen.

Wir halten fest: Muskeln haben eine hochvernetzte Organisations-struktur. Allerdings können sie sich dieser nur im Zusammenhang mit ihren Faszien erfreuen. Muskeln und Faszien werden entspre-chend als Einheit verstanden und dementsprechend gerne auch als myofasziales System bezeichnet (»mys« = Muskel). Daher haben die Faszien hier ein eigenes Kapitel verdient.

Wundertüte Faszien

Faszien sind unscheinbar, dünn und durchsichtig, aber deshalb soll-te man sie nicht unterschätzen. Sie sind Teil des Bindegewebes und umgeben alle Muskeln, Organe, Knochen, Gelenke und Bänder. Da-durch vernetzen sie unseren Körper auf sehr komplexe Weise. Ihre mechanische Aufgabe ist es, die Integrität der muskulären Einheiten zu gewährleisten. Einerseits bedeutet dies Schutz der Muskulatur, an-dererseits reagieren Faszien auf gleichförmige (repetitive) Belastun-gen, indem sie ihre Beschaffenheit verändern. Sie können verkleben, verhärten und sogar verfilzen. Das kann dramatische Folgen haben: Da Blutgefäße durch das Fasziengewebe hindurchtreten, behindert dessen ungünstige Beschaffenheit im schlimmsten Fall den Stoff-wechselaustausch und die Sauerstoffversorgung der Organe.

Muskelverspannungen können ebenfalls die Funktion der Lymph-gefäße beeinträchtigen, ein Zustand, der sich in Form von Schwel-lungen äußern kann. Auch Stress und die damit häufig verbundene Übersäuerung haben eine anhaltende Spannung der Faszien zur Folge bis hin zu einer dauerhaften Verhärtung. Diese Situation kann zu einer Reizung der peripheren Nervenendigungen führen, die sich in den Faszien befinden. Es treten Schmerzen auf, womit wir wieder beim Thema sind.

Mittlerweile sollte Ihnen die Bedeutung der Muskeln und Faszien für das Schmerzproblem zu denken geben, allein schon im Hinblick auf deren schiere Ausdehnung und Vernetzung. Sie durchziehen den ganzen Körper über anatomische Grenzen hinweg. Die häufig zu beobachtende Schmerzfortleitung und Schmerzübertragung hat hier ihre Grundlage.

Zur Veranschaulichung möchte ich wieder unser Paradebeispiel Tennisellbogen bemühen. Häufig ist eine Therapie dieses schmerzhaften Gelenkbereiches allein nicht anhaltend erfolgreich und muss daher um die Behandlung der Faszien der angrenzenden Schulter-Nacken-Bereiche und sogar der Brustwirbelsäule ergänzt werden. Nicht selten dehnt sich ein myofasziales Problem aus dem Bereich des Übergangs Hals-/Brustwirbelsäule in den Arm aus und führt hier zu Muskel- und Gelenkbeschwerden.

Faszien sind offenbar wirklich erstaunliche Strukturen. Sie enthalten viele Nervenendigungen, unter anderem auch vegetative Fasern (speziell in hoher Dichte sympathische Fasern, davon später mehr) und sogar Akupunkturpunkte. Letztere liegen sogar recht häufig auf Faszien und sind hier mit der Nadel nicht nur gut erreichbar, sondern auch leicht zu stimulieren. Durch behutsames Drehen, Heben und Senken der Akupunkturnadeln kann die Wirkung des Akupunkturpunktes erheblich verstärkt werden.

Interessanterweise können Bindegewebsnarben durch Unfälle oder Operationen die Gleitfähigkeit zwischen den Faszien erheblich stören. Im großen Stil kommen diese Störungen beispielsweise als Verwachsungen im Bauchraum zum Tragen, was zu lebenslangen Schmerzen und wiederholten Operationen führen kann. Darüber hinaus haben Narben das Potenzial, sogenannte Störherde oder Störfelder auszubilden, unterschwellige Prozesse im Körper, die uns schwächen können. Sie spielen insbesondere bei chronischen Erkrankungen oftmals eine entscheidende Rolle, blockieren unsere Selbstheilungskräfte und begünstigen anhaltende Schmerzen.

Auch Faszien haben Fähigkeiten eines Sinnesorgans, sie sind sozusagen unser sechster Sinn durch eine Fülle von Sinneszellen, die mechanische und chemische Reize in Nervenerregung umwandeln. Diese sogenannten Rezeptoren sind zur Wahrnehmung von Schmerzen befähigt. Sie registrieren Körperbewegungen und Körperlage im Raum. Darüber hinaus scheinen die freien Nervenendigungen im Fasziengewebe von Bedeutung für unseren Gefühlshaushalt zu sein. Dieses als »Interozeption« bezeichnete System hat demnach Bedeutung für die so häufigen Reizdarmsyndrome, Depressionen und Angststörungen. Auch die ebenfalls außerordentlich häufig zu beobachtenden und oftmals unklaren Empfindungsstörungen wie Taubheitsgefühle, Störungen des Berührungs- und Druckempfindens, des Hitze- oder Kälteempfindens finden hier möglicherweise eine Erklärung.

Das früher weitgehend unbeachtete Bindegewebe mit seinen Faszien spielt somit eine immer wichtigere Rolle bei der Betrachtung psychoneuroimmunologischer Zusammenhänge. Faszien bilden die Grundlage für Vitalität und körperliche Leistungsfähigkeit. Sie sind auf diese Weise Voraussetzung für Beweglichkeit und Schmerzfreiheit bis ins hohe Alter. Das Motto lautet also jetzt: Wir sind so alt wie unsere Faszien.

Mittlerweile kümmert sich eine ganze Industrie um die Faszien. Faszienrollen und Yogaübungen haben Hochkonjunktur. Diese Entwicklung ist sicherlich noch lange nicht an ihr Ende gelangt und dürfte noch manche Überraschung für uns bereithalten.

Zeit für neues Denken

Warum die Schulmedizin ihren Ansatz ändern muss,
um Schmerzen wirklich zu heilen

Wir alle haben unsere Erfahrungen mit Muskeln und Faszien gemacht und die richtigen Schlüsse daraus gezogen. Wir werden immer kritischer gegenüber übermäßigen Röntgenuntersuchungen, Medikamenten und Operationen. Joggen, Radfahren und häusliche Trainingsgeräte werden immer beliebter. Warum? Weil wir spüren, dass Bewegung nicht nur gut-, sondern auch nottut. Und dieses Gespür wurde noch geschärft infolge der pandemiebedingten Einschränkungen unserer Bewegungsmöglichkeiten.

Wenn wir uns bewegen, dann vollzieht sich das mithilfe unserer Muskeln und Faszien. Gleichzeitig fühlen wir uns leichter, beweglicher, voller Energie. Soll das nur Ausdruck sein eines luxuriösen Lebensstils von Gelangweilten, Unterbeschäftigten oder Überreichen? Nein, Bewegung ist etwas existenziell Wichtiges, weil es sich auf alle Ebenen unseres Daseins auswirkt. Deshalb wundert es auch nicht, dass die Nachfrage nach Physiotherapie und Osteopathie boomt. Unzählige Fitness- und Personal Trainer bieten ihre Dienste an, posten in den sozialen Medien und demonstrieren die neuesten Faszientechniken. Gleichzeitig spüren wir ein heftiges Verlangen nach einem reduzierten Körpergewicht, versorgen uns mit Ernährungstipps aller Art, einschließlich einem nicht mehr zu überblickenden Angebot von Diäten. Der Grund: Wir lieben Süßigkeiten und ernähren uns auch ansonsten nicht immer so, wie es optimalerweise der Fall sein sollte. Wir spüren, unser Körper braucht Zuwendung, auch wenn gute Vorsätze leichter zu realisieren sind als die letztendlich wirklich konsequente Gesundheitsförderung.

Diese Veränderungen vollziehen sich nicht nur an der Basis. Auch die Forschung publiziert seit vielen Jahren aufschlussreiche Daten und Erkenntnisse, die die geschilderten großen Trends massiv unterstützen. Mittlerweile sollte das eigentlich auch der medizinischen Orthodoxie zu denken geben. Und was passiert? Das Gleiche wie immer, es wird weiter geröntgt, gespritzt, geschluckt und operiert.

Es braucht endlich neue Diagnosen

Man könnte somit aus guten Gründen zu dem Schluss gelangen, dass die Medizin das eine oder andere überdenken sollte. Aber wie finden neue Erkenntnisse Eingang in die etablierte Medizinroutine? Antwort: nicht zuletzt über die ihr zugrunde liegenden Diagnosen.

Auch Medizin ist eine Organisationsform, die auf standardisierten Eckdaten aufbaut. Als solche sind Diagnosesysteme aufzufassen, die Grundlage für die Abrechnung medizinischer Leistungen sind. Und tatsächlich findet sich hier eine Krankheitsbezeichnung, die zwar sehr allgemein gehalten ist, aber als Grundlage für die weitere Diagnostik durchaus brauchbar und sinnvoll ist.

Im ICD 10, der internationalen statistischen Klassifikation der Krankheiten und damit der amtlichen Klassifikation zur Verschlüsselung von Diagnosen in der ambulanten und stationären Versorgung in Deutschland, ist unter dem Code M79.1 das myofasziale Schmerzsyndrom aufgeführt (einsehbar auf der Internetseite des Bundesinstituts für Arzneimittel und Medizinprodukte).[17]

Diese Diagnose ist aus noch näher zu erläuternden Gründen im Hinblick auf seine Definition nicht unumstritten. Sie ist jedoch nahezu die einzige Diagnose, die grundsätzlich das Problem erfasst und damit das Schmerzleiden auf die richtige Schiene setzt.

Der erste und vielleicht wichtigste Schritt ist damit getan, weil so der Schmerz dem richtigen Problemkreis zugeordnet und damit wenigstens die Diagnose endlich der Sache gerecht wird. Alle weiteren diagnostischen und therapeutischen Maßnahmen fußen auf der Diagnose. So hat es schon der alte Hippokrates festgelegt, der, wie schon eingangs erwähnt, ganz stark davon ausging, dass die Götter vor die Therapie die Diagnose gesetzt haben.

Nebenbei bemerkt, er meinte sicherlich die richtige Diagnose. In jedem Fall ging diese Einsicht als geflügeltes Wort um die Welt und damit in die Medizingeschichte ein. Sie bestimmt bis zum heutigen Tag den medizinisch-bürokratischen Alltag. Alle medizinischen Leistungen sind ausschließlich legitimiert innerhalb ihrer verwaltungstechnischen Grenzen, die ganz wesentlich auch durch die Diagnosen gezogen werden. So argumentieren beispielsweise Krankenkassen gegenüber dem Gesetzgeber mit Diagnosen, die je nach medizinischem Schweregrad entsprechend teurere Behandlungsformate nach sich ziehen.

Krankenhäuser rechnen nach sogenannten DRGs ab, das sind Fallpauschalen. Ohne DRG kein Geld vom Staat beziehungsweise kein Geld von der Kasse. Die Diagnose, verschlüsselt im bereits erwähnten ICD 10, geht in die DRG ein und hat entscheidenden Einfluss auf die Vergütung. Diagnosen sind also in komplexer Weise in unser Medizinsystem eingebunden. Sie bestimmen aber nicht nur Finanzströme, sondern, was für unser Thema viel wichtiger ist: Sie entscheiden über Erfolg und Misserfolg aller Behandlungsbemühungen (wie Sie ab Seite 44 bereits im Kapitel »Folgen unzutreffender Diagnosen« erfahren haben).

Wenn Diagnosen so wichtig sind, dann muss natürlich auch die Muskulatur entsprechend im Diagnosesystem repräsentiert und verankert sein. Und hier ist es eben so, dass nahezu ausschließlich die Diagnose M79.1, »Myofasziales Schmerzsyndrom«, unseren hier behandelten Muskelschmerz adäquat erfasst. Deshalb traktiere ich Sie an dieser Stelle mit diesem formalistischen, etwas unmedizinischen Thema, das gleichwohl von großer Wichtigkeit für das Verständnis der gegenwärtigen Situation unserer Schmerzmedizin ist.

Vielleicht interessiert es Sie, dass ich seit Jahren in meiner Praxis das Gefühl hatte, als Einziger bei meinen Arztbriefen an die Kollegen diese M79.1 zu verwenden. Ich habe mich dabei immer gefragt, ob die das eigentlich überhaupt in meinem Sinne verstehen beziehungsweise akzeptieren. Vor einigen Jahren durfte ich dann erfreut feststellen, dass die Ambulanz einer großen städtischen Klinik in München auch regelmäßig diese Diagnose dokumentiert – in Briefen an mich und die Hausärzte. Noch mehr gefreut habe ich mich erst vor Kurzem, als ich diese Diagnose in einem ausgesprochen kenntnisreichen Brief der Schmerzambulanz einer der Münchner Universitätskliniken mit Exzellenzstatus wiederfand. Der Fortschritt ist bekanntermaßen eine Schnecke, aber ich glaube fest an seine Unaufhaltsamkeit. Übrigens hat sich die Patientin, der dieser Brief galt, später in meine Behandlung begeben, da die Klinik ihr nicht helfen konnte. Weil wir also den richtigen Umgang mit dem Muskelschmerz pflegen wollen und ihn deshalb auch angemessen benennen müssen, ist es an der Zeit, neue Diagnosen zu stellen und eben auch Zeit für dieses Kapitel.

Der Muskelschmerz stellt alle Therapeuten, aber auch Patienten vor große Herausforderungen angesichts seiner gewaltigen Komplexität – im praktischen Alltag und auch wissenschaftlich-theoretisch. Das liegt am bereits erwähnten Phänomen der Doppelfunktion, die der Muskulatur zukommt. Sie erinnern sich: Muskeln sind einerseits symptomatisch erleidend, andererseits aber auch kausal schmerzverursachend. Schmerzende Muskeln können also sowohl infolge einer übergeordneten Erkrankung wie beispielsweise Rheuma oder einer Kniegelenkarthrose in Erscheinung treten. Muskelschmerz kann aber auch von den Muskelfunktionseinheiten selbst ausgehen. Unter dem Begriff »Triggerpunkt« hat diese Vorstellung weitgehende Verbreitung nicht nur in der wissenschaftlichen Literatur gefunden, weshalb ich im Therapieteil des Buches noch ausführlich auf die Triggerpunkte eingehen werde.

Muskelschmerzen sind jedem Sportler unter der eigenartigen Bezeichnung »Muskelkater« bekannt. Hierbei handelt es sich jedoch um eine kurzfristige, selbst limitierende Unpässlichkeit der aus nachvollziehbaren Gründen überanstrengten Muskulatur. In diesem Buch soll uns dagegen der bösartige, andauernde und in der Regel spontan auftretende Muskelschmerz beschäftigen, der trainierten wie untrainierten, jungen und alten Menschen das Leben zur Hölle machen kann.

Bei vielen, sehr vielen, wahrscheinlich bei den meisten akuten und vor allem chronischen Schmerzen des Bewegungssystems ist die korrekte Diagnose in Wirklichkeit nicht Verschleiß, Arthritis, Neuritis, Neuralgie, Nervenentzündung oder depressive Verstimmung, sondern eben myofasziales Schmerzsyndrom, abgekürzt MFSS. Und was auch ziemlich wichtig ist: Selbst bei einer tatsächlich bestehenden Arthritis, Neuralgie oder Depression findet man gleichzeitig auch sehr häufig dieses myofasziale Schmerzsyndrom.

Das klingt jetzt erst einmal ziemlich einfach, ist es aber leider nicht. Wenn Sie mich fragen, wo das Problem liegt, muss ich Ihnen eine vielleicht seltsam klingende Antwort geben. Das MFSS ist zwar eine hübsche Diagnose, aber diese Diagnose hat ein schwerwiegendes diagnostisches Problem.

Warum sich das Neue nicht so einfach durchsetzt

Wenn wir korrekt, ehrlich und wissenschaftlich sauber bleiben wollen, müssen wir auf das zuvor angedeutete Akzeptanzproblem eingehen, das diese Diagnose im vorherrschenden medizinischen Diskurs leider noch hat. Und offen gesagt, diese fehlende Anerkennung der Schulmedizin ist zum Teil nachvollziehbar.

Erfolge und Leistungsfähigkeit unserer modernen Medizin ruhen ganz besonders auf ihren diagnostischen Fähigkeiten. Wir haben beispielsweise über diese unglaublichen tomografischen Apparate gesprochen, die die Zerlegung des gesamten Körpers in unendlich viele

Schnittebenen erlauben. Oder werfen wir, ein anderes Beispiel, einen Blick auf die chemischen Untersuchungsmöglichkeiten des Blutes und anderer Körpersäfte.

Die Sache ist nur: Beim MFSS helfen uns all diese medizinisch-technischen Errungenschaften leider nicht weiter. Dennoch finden diese Techniken bei unendlich vielen Patienten Anwendung, einfach weil viele Ärzte händeringend nach einer Diagnose suchen und womöglich auch, weil diese schönen Methoden von den Kassen in unbegrenzter Menge kostenlos zur Verfügung gestellt werden.

Tatsache ist: Die funktionsgestörte Muskeleinheit kann nach gegenwärtigem Stand der Technik weder analytisch-chemisch noch bildgebend ausgeforscht werden. Es mögen zwar erste diagnostische Ansätze bei der Triggerpunkt-Ortung mithilfe von Ultraschalltechnik existieren. Letztlich aber kann sich das MFSS nicht mit wissenschaftlich anerkannten positiven, exklusiven oder spezifischen Befunden schmücken. Wir sind daher bis auf Weiteres auf uralte ärztliche Fähigkeiten verwiesen, die allerdings rapide an Wert zu verlieren scheinen: Erfahrung und händische Untersuchungskunst. Sie erinnern sich: fragen, zuhören, anfassen!

Bei der üblichen Diagnostik gründet sich der direkte Krankheitsnachweis auf beweisende positive Befunde. Das können beispielsweise Erreger wie Viren, Tumore oder Entzündungen sein. Das Gegenstück dazu ist der Negativbefund, bei dem erst mal nichts Krankhaftes gefunden wird beziehungsweise nur Normalbefunde. Genau das passiert beim MFSS. Dabei laufen allerdings sowohl Arzt als auch Patient Gefahr, von zufällig entdeckten Phänomenen abgelenkt zu werden und auf die falsche Fährte zu geraten. Derartige Neben- oder Zufallsbefunde werden häufig in ihrer Bedeutung für das eigentliche Schmerzgeschehen überschätzt und damit »kannibalisieren« sie sozusagen den eigentlichen Hauptbefund, das MFSS.

Bei nahezu allen bildgebenden Untersuchungen werden Verschleißbefunde auffällig und kommen präzise zur Darstellung. Auf dieser Häufung irrelevanter Erscheinungen beruht die Beliebtheit dieser Verschleißdiagnosen.

Die Diagnostik des typischen MFSS dagegen kann zum gegenwärtigen Zeitpunkt keine allgemein anerkannten, wegweisenden Befunde ergeben. Zum Unverständnis der medizinischen Techniksüchtigen ist daher jetzt ärztliche Kunst bei Anamnese und Untersuchung gefragt. Und ja, hier tritt auch die ärztliche Intuition wieder in ihr Recht, die aber nur auf dem Boden von Erfahrung und Wissen zur Geltung kommen darf.

Es ist mir zum Abschluss dieses Kapitels allerdings noch ein Bedürfnis klarzustellen, dass – bei allem Verständnis für wissenschaftliche Betrachtungsweisen – das Fehlen spezifischer Befunde beim MFSS keineswegs dazu berechtigt, dieses unendlich häufig empirisch nachgewiesene klinische Erscheinungsbild in seiner Krankheitsbedeutung unter Verweis auf die theoretisch fehlende Evidenz einfach wegzudiskutieren oder schlicht zu ignorieren. Die Konsequenzen sind demgegenüber absolut inakzeptabel und begründen immer weiter ansteigende Zahlen chronisch schmerzkranker Menschen.

Unverstanden und enttäuscht in der Sprechstunde

Wenn Sie als Schmerzpatient zum Arzt gehen, wollen Sie an allererster Stelle etwas loswerden, richtig, Ihren Schmerz. Aber Sie wollen mehr als das. Sie erwarten ein aufgeschlossenes Gegenüber, dem Sie etwas erzählen können. Dieses Gegenüber soll nicht nur Verständnis für Ihre Lage zeigen, sondern diese auch nachvollziehen und vor allem erklären können.

Also beginnen Sie zu erzählen, dass Ihre Rückenschmerzen nicht konstant, sondern eher unberechenbar sind, manchmal auch ganz überraschend einschießen, Sie dadurch ziemlich verunsichert sind und an Schlaf oft nicht zu denken ist, was das Ganze zu einem noch größeren Problem macht. Sie versuchen zu schildern, was sich im Körper wie anfühlt. Dabei fällt es Ihnen schwer zu sagen, wann die Beschwerden ihren Anfang nahmen. Eher erinnern Sie sich, wann es richtig schlimm wurde. Irgendwie erscheinen Ihnen diese Schmerzen etwas unheimlich, weil sie sozusagen aus dem Nichts entstanden. Schmerzmedikamente und Massagen halfen anfangs etwas, zuletzt allerdings kaum noch. Eigenartig kommt es Ihnen vor, dass es auch Phasen weitgehender Schmerzfreiheit gibt, in denen es Ihnen gar nicht so schlecht geht. Dann wiederum meldet sich das Übel in aller Schärfe und Grausamkeit zurück. Ihre engere Umgebung, Familie und Arbeitskollegen, wundern sich darüber. Sie registrieren Ihre weitgehend normale Beweglichkeit und Ihr unauffälliges Verhalten, was Ihnen zu der Befürchtung Anlass gibt, bezüglich der Schwere Ihres Krankheitsbildes möglicherweise nicht ganz ernst genommen zu werden. Tatsächlich verbessern Bewegung und Sport Ihre Beschwerden, während langes Sitzen im Auto oder auf dem Bürostuhl eine Qual ist. Sie haben also allen Grund, Unterstützung nicht nur beim Hausarzt, sondern jetzt auch bei Fachärzten zu suchen. Sie wollen endlich die Gründe erfahren, warum Sie im Büro immer öfter die Erwartungen nicht erfüllen und warum Ihnen die Hausarbeit zunehmend schwerfällt.

Erwartungsvoll berichten Sie in der Sprechstunde von Ihren Beschwerden und Therapieversuchen. Sie zeigen Röntgenbilder, die schon vor geraumer Zeit gemacht wurden, und sind voller Hoffnung, dass jetzt endlich das Problem erkannt und benannt wird.

Und was sagt der Arzt? Er bemängelt Muskelverspannungen, das überhöhte Körpergewicht, die gering unterschiedlichen Beinlängen, Ihre Haltung und natürlich die Abnutzungserscheinungen der Wirbelsäule. Und dann empfiehlt er Ihnen im Wesentlichen das, was Sie eigentlich bereits erfolglos versucht hatten.

Es dämmert Ihnen, dass Sie nicht wirklich Antworten auf Ihre Fragen erhalten. Sie sind enttäuscht und haben das Gefühl, mit Ihrem Anliegen nicht durchgedrungen zu sein. Dabei ist dieser schmerzende Körper doch zum Greifen nahe. Sie haben nicht nur eine vorübergehende Unpässlichkeit, eine Befindlichkeitsstörung wie so viele andere auch. Nein, Sie haben eine Krankheit, die behandelt werden muss. Bislang haben Sie die Erfahrung gemacht, dass Ihr Körper auf eine sinnvolle, verständliche Weise mit Ihnen kommuniziert.

Und Schmerzen sollen doch eine Warnfunktion haben. Diese Schmerzen allerdings scheinen keinen Sinn zu machen. Der Verlust eigener vertrauter Erklärungsmuster wird Ihnen schmerzlich bewusst, ebenso wie der Verlust von Selbstverständlichkeiten Ihres früheren Daseins. Man erwartet von Ihnen, von nun an eben ein anderes Leben zu leben – dabei hat Sie keiner gefragt, ob Sie das wollen. Sie sind verletzt und damit auch Ihre Identität und Ihr Selbstverständnis.

Sie wollen Ihr früheres Leben wiederhaben. Dafür jedoch brauchen Sie erst einmal einen Namen für Ihre Krankheit. Namen sind Programm. Dinge ohne Namen existieren nicht wirklich. Wie gerne würden Sie auch mit anderen darüber reden und sich erklären, einfach wieder zu Hause sein in Ihrer Welt. Das ist, neben der Schmerzfreiheit, Ihr zentrales Anliegen. Sie wollen verstanden und nicht misstrauisch beäugt werden. Oder verschweigt man Ihnen etwas, will man Ihnen die wahre Diagnose nicht verraten? Wie viele Ärzte müssen Sie denn noch aufsuchen, bis Klarheit herrscht? Wird es die womöglich nie geben? Eine sehr unangenehme Vorstellung! Sie würden doch so viel dafür geben, zu wissen, was mit Ihnen los ist.

Puh, da sind Sie jetzt eine ganze Menge losgeworden. Versuchen wir doch mal zu erklären, warum die Dinge sich so entwickeln. Schauen wir uns einfach mal die Mechanismen an, die in der Sprechstunde wirken und warum Ärzte auf diese Art von Schmerzen so reagieren, wie sie es tun. Später wird sich aus all dem dann auch ergeben, was mit Ihnen los ist und wie Ihnen geholfen werden kann.

Wie es in der Praxis zugeht beim Thema Kreuzschmerz

Die öffentliche Meinung hat kein Problem mit der Komplexität des Menschen. Im Gegensatz dazu gibt es in der Arztpraxis oft nur wenige Erklärungsmuster für Schmerzen. Bleiben wir doch einfach beim Beispiel Rückenschmerzen: Am gängigsten ist hier die Vorstellung, dass irgendwo ein Nerv eingeklemmt ist. Und wenn es ins Bein zieht, ist das der Ischias.

Der Ischias ist das moderne Gegenstück zum bereits angesprochenen Hexenschuss – eine nebulöse, immobilisierende Erscheinung, die Menschen unvermittelt, ganz plötzlich überfällt, Ursache unbekannt. Der Hexenschuss zählt daher zu den sogenannten unspezifischen Kreuzschmerzen. Charakteristisch sind großflächige, erhebliche Schmerzen im gesamten unteren Rücken, die ohne jedwede Vorwarnung einschießen und oft nur noch eine gekrümmte Haltung zulassen und die Bewegungsmöglichkeiten stark einschränken. Der Kranke muss sich nicht selten mit beiden Armen auf den Oberschenkeln abstützen, um sich überhaupt in eine aufrechte Haltung zu manövrieren. Der Rücken trägt ihn einfach nicht mehr. Folgerichtig macht die Verordnung eines stabilisierenden Stützmieders viel Sinn. Diese externe Unterstützung gewährleistet Stabilität, was sich auch recht schnell im persönlichen Befinden niederschlägt. Der Rücken fühlt sich gut aufgehoben. Nach spätestens einer Woche ist der Spuk im Regelfall wieder vorbei, das Hexenwerk ist vorüber. Es hat durchaus etwas Dämonisches, wie dieser Schmerz einfach so kommt und wieder geht. Meistens jedenfalls geht er, und alles ist wie vorher.

Beim sogenannten Ischias schaut das schon anders aus. Hier geht man von einer konkreten, lokalen Einengung, von einer Kompression des gleichnamigen Nervs aus, der rechts und links in Höhe des Kreuzbeins aus der Lendenwirbelsäule austritt, von dort unter dem großen Gesäßmuskel durch das sogenannte große Sitzbeinloch, eine Öffnung im Beckenknochen, hindurch und an der Rückseite des Oberschenkels entlang bis zum Kniegelenk läuft, wo er sich in Wadenbein- und Schienbeinnerv teilt. Dementsprechend strahlt der Schmerz beim Ischias vom unteren Rücken über das Gesäß und die Hüfte bis in die Beine, manchmal sogar bis in die Zehen und macht jede Bewegung zur qualvollen Herausforderung.

Nerveneinengungen gibt es an vielen Stellen des Körpers, so natürlich auch am Rücken. Hauptursache im Fall des Ischias ist der Bandscheibenvorfall, der ebenfalls zu den üblichen prominenten Verdächtigen zählt. Bandscheiben sind knorpelige Verbindungen zwischen den Wirbeln. Sie bestehen aus einem harten Faserring, der sie in Position hält, und einem elastischen Gallertkern, der Stöße, die auf die Wirbelsäule wirken, dämpfen soll.

Wird eine Bandscheibe überlastet oder nimmt ihre Elastizität ab, kann der Faserring reißen und der Gallertkern wird nach außen gedrückt – im schlechtesten Fall auf einen Nerv wie den Ischias. Das verursacht Schmerzen bei bestimmten Positionen, beispielsweise beim Anheben des betroffenen gestreckten Beines im Liegen. Ischias und Bandscheibenvorfall begründen damit spezifische Kreuzschmerzen.

Neuerdings ist ein weiteres Krankheitsbild in das öffentliche Bewusstsein getreten: der enge Spinalkanal. Auch er kann zu spezifischen Kreuzschmerzen führen. Auch hier wird etwas komprimiert, nämlich Nerven im Rückenmarkskanal. Im weitesten Sinne hat dieser Schmerz ebenso wie der »Ischias« Verschleißerscheinungen als Ursache. Typischerweise behindert dieses Leiden längere Gehstrecken und erzwingt regelmäßige Pausen.

Es existieren noch zahlreiche weitere spezifische Rückenschmerzen wie beispielsweise Wirbelbrüche infolge von Osteoporose oder Wirbeltumore. Dennoch: Unter allen Gründen für Rückenschmerzen sind spezifische Ursachen deutlich in der Minderzahl. Viel häufiger sind unspezifische Kreuzschmerzen.

Natürlich können Rückenschmerzen auch durch »spezifische« Krankheiten entstehen wie bei einer Nervenkompression. Dabei wird der Nerv beispielsweise durch einen Bandscheibenvorfall oder durch einen Tumor eingeengt. Diese Situation tritt aber glücklicherweise deutlich weniger häufig auf.

Wir können daher wie folgt zusammenfassen: Rückenschmerzen sind überwiegend Folge unspezifischer Ursachen, die man nicht durch technische Untersuchungen objektivieren beziehungsweise sichtbar machen kann. Die Diagnose wird hier indirekt gestellt, sie ergibt sich aus ebendieser Unfähigkeit, eine eindeutige Beziehung zwischen Schmerz und einer möglichen Schmerzursache herzustellen. Man kann stattdessen natürlich über alle möglichen Hintergründe der Beschwerden spekulieren und beispielsweise schlechte Haltung oder das Bett verantwortlich machen. Die Medizin greift wegen dieser Schwierigkeit einfach vielfach auf die Abnutzung zurück. Immerhin lässt sie sich bildgebend darstellen.

Leider werden Ärzte nur in Untersuchungsverfahren ausgebildet, die spezifische Ursachen aufspüren können. Das liegt einfach daran, dass es keine anderen, wissenschaftlich etablierten Techniken gibt. Was sind die Konsequenzen? Die Folge ist, dass in der Praxis im Wesentlichen nur nach Nervenkompression und Co. gesucht wird.

Und was passiert, wenn keine spezifischen Ursachen für die Kreuzschmerzen gefunden werden? Dann brauchen Sie einen wirklich guten Arzt, der Ihr Problem richtig einschätzt und Sie versteht – aufgrund seiner allgemeinärztlichen Kompetenz, seines Einfühlungsvermögens und seiner Menschenkenntnis. Medizinische Geräte helfen ihm dabei nur insoweit, als sie verkünden, dass nichts kaputt ist, soweit das zu ermitteln ist. Im Klartext: Es konnte nichts gefunden werden – außer dem Verschleiß natürlich, und den findet man fast immer.

Angesichts der Komplexität des Phänomens Schmerz ist es eigentlich wenig verwunderlich, dass die Frage nach der Schmerzursache nicht einfach zu beantworten ist. Umso interessanter ist es, sich zu vergegenwärtigen, wie denn dann die Antworten darauf zustande kommen und wie sie ausfallen.

Arzt in der Zwickmühle

Wenn Sie einen Arzt aufsuchen und eine Diagnose von ihm hören wollen, beginnt der Prozess der Diagnosefindung. An dessen Ende werden die vorliegenden Daten und Befunde ausgewertet und alle Welt wartet auf den Urteilsspruch. Ihr Arzt sitzt dann da und muss etwas verkünden. Auf den Punkt gebracht eröffnen sich drei grundsätzliche Diagnosemöglichkeiten: die richtige, die vermeintliche und keine Diagnose.

Dazu passend ergeben sich für den Arzt nach Sichtung der Befunde drei Szenarien:

1. Er findet eine spezifische Diagnose für den Kreuzschmerz, etwa eine Nervenkompression durch einen Bandscheibenvorfall. Das ist zwar schlecht für Sie als Patient, aber gut für Ihren Arzt: Sein Befund stimmt mit Ihrem Befinden überein. Er hat des Rätsels Lösung gefunden. Sie werden ihm dankbar sein.

2. Der Arzt hält irrtümlicherweise ein Untersuchungsergebnis für die Lösung (zum Beispiel eine vermeintliche Nervenkompression) oder aber er irrt sich nicht wirklich, sondern präsentiert es als Lösung, um das Folgende, nämlich die dritte Situation, zu vermeiden. Damit ist er persönlich aus dem Schneider, Sie hingegen halten jetzt den Irrtum für die Lösung.

3. Es gibt aufgrund der Untersuchungen keine eindeutige Diagnose. Das ist ganz schlecht für alle Beteiligten. Es kann nicht sein, dass die Befunde nichts ergeben. Da Sie Schmerzen haben, können Sie nicht nichts haben. Ihr Arzt hat ebenfalls ein Problem. Er hat nichts vorzuweisen, das untergräbt natürlich seine Autorität. Nichtwissen ist in dieser Situation kaum zu akzeptieren.

Sie ahnen, wie die Lösung aus dem Dilemma des dritten Szenarios lautet: eine Verlegenheitsdiagnose – und die ist schnell gefunden. Das Zauberwort lautet »Verschleiß«. Der Verschleiß ist immer und überall und als Ersatzdiagnose jederzeit willkommen. Auch die gängigen Pseudodiagnosen wie Lumbago sind ja allgemein im Gebrauch und offenbar weithin akzeptiert. Die kleine Flunkerei regt niemanden auf. So kommt der Verschleiß in die Welt.

Sie wissen ja, Autoren zitieren immer gerne berühmte, kluge Leute, und Goethes »Faust« ist immer für ein Zitat gut. Hier würde passen: »Denn eben, wo Begriffe fehlen, da stellt ein Wort zur rechten Zeit sich ein.« Auf lange Sicht hingegen haben Sie ein Problem. Sie sind nicht wirklich zufrieden mit dieser »Diagnose«. Sie werden mit einem Degenerationsprozess konfrontiert, der Sie schon jetzt das Schlimmste für das kommende Alter erahnen lässt. Sie befürchten, von einer besonders heimtückischen Art von Krankheit befallen zu sein, die womöglich zu immer häufigeren und stärkeren Schmerzen führt. Sie neigen jetzt womöglich zu depressiven Verhaltensweisen und schränken ihre Aktivitäten ein. Sie wollen diesem Verschleißkörper nicht auch noch anstrengende Belastungen zumuten und können freiwilligen Leibesübungen nicht mehr viel abgewinnen. Am Ende bereuen Sie, sich überhaupt auf diesen ganzen Diagnoseprozess eingelassen zu haben. Und vielleicht spielen Sie sogar irgendwann mit dem Gedanken, all diese Abnutzungserscheinungen einfach wegoperieren zu lassen. So kommen die vielen Operationen in die Welt.

Warum es kommt, wie es kommen muss

Wir haben festgestellt, dass ärztliche Untersucher bei Rückenschmerzen nach Strukturen suchen, die zu einer Einengung der Nerven führen können. Zu diesem Zweck bemüht man radiologische Verfahren, die den Rücken mit Wirbelsäule, Rückenmark und den davon abgehenden Nerven darstellen. Zusätzlich kann mithilfe neurologischer Techniken die Leistungsfähigkeit der Nerven gemessen werden. Zuletzt führt man Blutuntersuchungen durch in der Hoffnung, wenigstens hierdurch Hinweise auf die Ursache des Rückenproblems zu finden.

Wenn keine Untersuchung eine klare Diagnose zulässt, hat der Arzt keinen Befund, der zum Befinden des Patienten passt. Was ist der Ausweg aus dieser »Mission impossible«?

Sie ahnen schon: Glücklicherweise gibt es die Röntgenbefunde, in denen so viele schöne Verschleißerscheinungen beschrieben sind und die in der Zusammenfassung, im Resümee, in den Rang einer echten Diagnose erhoben werden. Es ist ein Leichtes, daraus zu zitieren, und schon sind wir im Besitz erfinderischer Nebelkerzen mit klingenden lateinischen Worthülsen wie Spondylarthrose oder Spondylochondrose. Dabei handelt es sich nur um die Beschreibung des Verschleißes oder besser der Anpassungserscheinungen von Wirbeln und Bandscheiben. Was halt im Laufe des Lebens so passiert – und zwar unaufhaltsam. Das klingt sehr trostlos.

Warum quälen Ärzte ihre Patienten eigentlich überhaupt damit? Dazu möchte ich einen sachkundigen Kollegen zitieren: »Diagnosen machen die Schmerzen zum Reich des Arztes und dessen Berechtigung, dies alleine zu bewirtschaften.«[18]

Die Frage ist nur, ob der Arzt sein Reich wirklich im Griff hat. Denn der Zahn der Zeit ist zwar eine Selbstverständlichkeit, aber noch lange keine Diagnose. Seine Zweckentfremdung mag vorübergehend aus der ärztlichen Patsche helfen, er hilft Ihnen und Ihren Schmerzen aber keineswegs weiter.

Das hat die medizinische Obrigkeit natürlich auch begriffen und versucht einen Spagat. Da die vielfach erwähnten Verschleißerscheinungen meistens keinen Schluss auf die zugrunde liegende Schmerzursache zulassen, beschloss man – wie schon beschrieben – beim Thema Kreuzschmerz, derartige Veränderungen als »unspezifisch« zu bezeichnen. Rückenschmerzen, die nach umfangreichen Untersuchungen lediglich Verschleiß oder angesichts jugendlichen Alters überhaupt nichts vorzuweisen haben, sind definitionsgemäß unspezifisch, will sagen, unerklärlich.

Tatsächlich ist nicht nur der Kreuzschmerz unspezifisch, ganz andere Bereiche unseres Körpers sind es ebenfalls. Auch an der Schulter oder der Hüfte finden sich vergleichbare Situationen. Und wieder eröffnen die bildgebenden Verfahren in der Mehrzahl der Fälle keineswegs die Möglichkeit zu einer spezifischen Therapie, da es eben auch hier keine eindeutigen spezifischen, strukturellen Befunde gibt. An beiden Gelenkregionen dominieren vielmehr myofasziale Beschwerdebilder, die sich nicht objektivieren lassen.

Es steht zu befürchten, dass sich diese Gesetzmäßigkeit über den ganzen Körper hinwegzieht. Es kann ja gar nicht anders sein, solange myofasziale Beschwerdebilder als unspezifisch bezeichnet werden. Auch eine vermeintlich so spezifisch klingende Diagnose wie »Impingement«-Syndrom der Schulter (gemeint ist eine schmerzhafte Einklemmung von Sehnen oder Muskeln) ist unspezifisch[19] und damit keine Diagnose für die Ewigkeit. Sollte uns Ärzte das nicht dazu aufrufen, unsere Einstellung zum myofaszialen Schmerzsyndrom zu überdenken?

Das Problem bei der Sache ist, dass unspezifische Diagnosen den ganzen großen Strauß therapeutischer Möglichkeiten eröffnen. Das Fazit ist: Diagnose unbekannt, daher sind jetzt der therapeutischen Beliebigkeit keine Grenzen mehr gesetzt.

Allerdings wissen alle Beteiligten nicht so ganz genau, was zu tun ist, denn es gibt ja immer noch keine richtige Diagnose. Daher fällt die Wahl auf das passende Gegenstück zur unspezifischen Diagnose: die unspezifische Therapie.

Sie sind also immer noch beim Arzt, und der hat nur Verschleiß in den Händen, aber keine Diagnose. Sie sitzen vor ihm und schauen sehr erwartungsvoll. Der arme Kerl ist mittlerweile arg unter Zugzwang. Jetzt muss doch einfach was kommen, nach so vielen Untersuchungen, Blutabnahmen und anderen »Piksereien«.

Mittlerweile wissen Sie, was passiert. Ihr Gegenüber muss seinen beziehungsweise Ihren Verschleiß möglichst »teuer verkaufen«. Er kann Sie mit Ihrem Alter und dem Verschleiß nicht alleine lassen, er kann Sie nicht einfach abspeisen. Nein, er braucht eine ins Positive gewendete Perspektive und ein Arbeitsfeld, auf dem man sich therapeutisch tummeln kann. Somit gerät jetzt unter Verweis auf Ihr Alter, Ihr Gewicht, Ihre Haltung oder Ihre sitzende Tätigkeit Ihr muskuloskelettales System in den Fokus des ärztlichen Interesses. Es soll dynamisiert, verjüngt, vitalisiert werden, Ihrem Stoffwechsel wird Beschleunigung und die Verbesserung der Durchblutung anempfohlen.

Hierzu gibt es naturgemäß außerordentlich viele Möglichkeiten. Eine der häufigsten sind physiotherapeutische oder osteopathische Behandlungen, vielleicht auch einfach Massagen, die sicherlich auch Ihnen bereits verschrieben wurden.

Diese Rezeptur verdeutlicht das Dilemma der klassischen Schmerztherapie. Sobald keine handfeste Diagnose wie eine Nervenkompression gefunden wird, geht ihr die Puste aus und sie delegiert an die Manualtherapie. Ihre Kernkompetenz ist eben nach wie vor die »Hardwarestörung«. Da muss etwas sinnlich erfahrbar oder wenigstens messbar defekt sein.

Funktionelle Störungen im Muskel-, Faszien- und Nervenbereich ähneln hingegen eher Softwareproblemen, virtuellen Welten, die man angesichts ihrer unverstandenen Komplexität gerne an andere delegiert. In der Fachsprache der Wirtschaft wird ein solcher Vorgang als Outsourcing bezeichnet. Der Grund dafür ist die Erkenntnis, dass andere in diesem Bereich kostengünstiger wirtschaften können oder über umfangreichere Kenntnisse verfügen, wodurch sie voraussichtlich erfolgreicher agieren können.

So ähnlich ist das auch in der universitären Medizin. Sie beschäftigt sich nicht ernsthaft mit manuellen Techniken. Am Beispiel der Chirotherapie ist auch eine bemerkenswert verständnislose, herablassende Haltung gewisser Fachkreise zu beobachten. Man will nicht wirklich etwas mit der Handarbeit zu tun haben, ist aber guter Hoffnung, dass dort die Kohlen schon aus dem Feuer geholt werden. Überspitzt ausgedrückt: Den Gralshütern der reinen medizinischen Lehre ist völlig klar, dass das Problem etwas mit Muskeln, Faszien und Nerven zu tun hat. Aber da man keinen technischen, wissenschaftlich ausgewiesenen Zugang dazu hat, überlässt man die Kärrnerarbeit vorwiegend nichtakademischen Berufsgruppen.

Es hat schon etwas Seltsames: Seit jeher »erfassen« wir medizinische Probleme im direkten Kontakt, unter Verwendung der Kontaktfläche Hand. Doch heutzutage scheint Körperkontakt etwas Unfeines an sich zu haben, da genießt wohl manch einer die Sterilität des Röntgenbildes.

Vielleicht ist Ihnen ja auch schon etwas Ähnliches durch den Kopf gegangen. Wie so viele vor Ihnen wenden Sie sich womöglich auch ab von einer ausschließlich technisch gesteuerten Medizin, die mit einer unmittelbaren, unverstellten Nähe zu ihren Patienten nichts mehr anfangen kann und daher Diagnostik und Therapien mit Körperkontakt anderen überlässt. Möglicherweise wollen Sie infolgedessen etwas anderes ausprobieren und halten nach sogenannten alternativen Therapiekonzepten Ausschau.

Wonach suchen Sie da, was erwarten Sie, was erhoffen Sie sich? Ich sag es Ihnen: Sie suchen Genuss ohne Reue, anders ausgedrückt, Therapie ohne Nebenwirkungen. Sie wünschen sich Zuwendungen, die nicht schmerzen und die Ihre Lebenssituation verbessern, statt zu verschlechtern. Sie sehnen sich nach Behandlungsansätzen, die Ihre Beschwerden nicht nur vorübergehend, sondern dauerhaft lindern. Sie wollen einfach nicht mehr über Schmerzen nachdenken müssen.

Alternativmedizinische Angebote werben mit derartigen Erfolgen, und manchmal gelingen sie ihnen auch tatsächlich. Letztlich brauchen Sie als Patient und ich als Arzt für planbare Behandlungsergebnisse aber klare nachvollziehbare Diagnosen und Therapiekonzepte – jenseits von Zufällen oder Wunderheilungen.

Therapie ohne Nebenwirkungen gibt es auch außerhalb der Alternativmedizin. Nachhaltige Schmerztherapie ist ohne Kortison, ohne medikamentöse »Hämmer« und ohne Operationen möglich. Sie sind gerade dabei, das in Erfahrung zu bringen.

Erfolgreiche Medizin braucht Anschauung

Man muss eine Vorstellung von den Dingen haben, heißt es. Ganz gewiss muss man sehr genaue medizinische Vorstellungen haben, wenn man Schmerzen, insbesondere chronische Schmerzen, behandeln will. Die richtige Anschauung ist gefragt. »Anschauung«, ein wichtiger Begriff aus der Philosophie, benötigt Wahrnehmung über Erfahrung, und zwar insbesondere praktische Erfahrung. In der Medizin gewinnen wir Ärzte diese aus dem Kontakt mit Ihnen, unseren Patienten.

Reichhaltige, tiefe Anschauung wird begründet durch das Gespräch, durch Fragen und Zuhören, und sie wird nachhaltig untermauert durch die händische, persönliche Untersuchung auch und gerade ohne technische Hilfsmittel. Anfassen, spüren, bewegen vermitteln unersetzliche Eindrücke, die nur auf diese Weise gewonnen werden können. Der Gewinn daraus ist Erkenntnis, und genau diese ist die Voraussetzung für den Therapieerfolg.

Da die hohe ärztliche Kunst des »Erfassens« etwas aus der Mode gekommen ist[20], sucht die Schmerztherapie wie bereits mehrfach gezeigt Erkenntnis in radiologischen Untersuchungen. Man hat manchmal geradezu den Eindruck, sie flüchtet in die bildgebenden Verfahren, weil sie auf anderen Wegen zu wenig in Erfahrung bringen kann. Das Problem ist nur: Das bringt oft nichts. Bildgebende Verfahren sind häufig diagnostisch nicht hilfreich.

Schon seit vielen Jahren weisen Studien an Knie-[21], Hüft-[22] und Schultergelenk[23] sowie der Wirbelsäule[24] auf den fehlenden Zusammenhang zwischen Patientenbeschwerden und MRT- beziehungsweise Ultraschallbefunden hin. Diese Untersuchungen zeigen, dass die Befunde der bildgebenden Verfahren oft als zufällig und wenig nützlich zu bewerten sind, weil sie das Schmerzproblem nicht erklären können. Fakt ist: Rückenschmerzen kann man nicht in der Bildgebung sehen.[25] Schade eigentlich, mag sich manch einer denken, es wäre doch so schön einfach.

Es ist mit dem Menschen aber eben keine einfache Sache, das schwante uns schon immer. Wenn wir aber etwas moderner werden und mit der Zeit gehen, wird es uns nicht mehr so schwierig vorkommen. Es ändern sich die Dinge und wir müssen da mithalten.

Versetzen Sie sich doch bitte mal in die 1930er-Jahre, als die ersten Computertomogramme einen Bandscheibenvorfall darstellen konnten. Damals dachte man womöglich, dass mit der Computertomografie dieses ärgerliche diagnostische Problem mit dem Rücken für alle Zeiten erledigt wäre. Davon kann leider keine Rede sein. Im Gegenteil, derzeit muss man eher davon ausgehen, dass die Gründe für Rückenschmerzen immer zahlreicher und ungewisser werden. Daher sah sich die Wissenschaft gezwungen, die Angelegenheit mal aus einer anderen Warte zu betrachten.

Sie fand heraus, dass für unseren Rücken nicht nur der Zustand von Bandscheiben und Wirbelgelenken von Wichtigkeit ist, sondern auch unser Sozial- und Gefühlsleben. Damit wurde die Vorstellung vom Rückenschmerz auf eine völlig neue Grundlage gestellt. Sie wurde erweitert um psychosoziale Einflussfaktoren. Seitdem sind nicht nur anatomische, radiologisch darstellbare Rückendetails wichtig, sondern auch Gefühle, Vorstellungen und Anschauungen.

Damit sind wir wieder beim Anfang dieses Kapitels. Anschauungen, so kann man sagen, sind ebenfalls dem Zeitgeist unterworfen, und mit ihm sind das auch Diagnostik und Therapie. Der Mensch von heute ist modern, und ganz bestimmt nicht so angestaubt wie manche unserer Vorstellungen von ihm. Er scheint ein etwas anderer zu sein als früher – mit anderen Erwartungen und Notwendigkeiten für seine Probleme und ganz besonders für seine Rückenprobleme.

Stellen wir uns also darauf ein, drängen wir altbekannte, aber dafür angejahrte, ausgediente Vorstellungen in den Hintergrund. Was ist die Konsequenz daraus?

Wir müssen schon im Zugang auf das Schmerzproblem wissen, wodurch eine Anschaulichkeit hergestellt werden kann, die sicheren Informationsgewinn verspricht. Wissen, wo gesucht werden muss, das ist Voraussetzung für alles Weitere.

Wo aber muss denn nun gesucht werden? Sie ahnen es bestimmt schon: natürlich, im Muskelsystem, wo die Myofaszien und die vielen kleinen Nerven großen Einfluss auf unsere Befindlichkeiten und Stimmungen haben.

Den wahren Ursachen auf der Spur

Wie die Nerven unsere Wahrnehmung beeinflussen und was sie mit dem Schmerz zu tun haben

Ich bin verspannt, alles ist so verspannt. Wer hat dieses Gefühl nicht schon am eigenen Leibe erlebt? Es klingt weniger nach einem lokalen Problem als vielmehr nach einem ganzkörperlichen, umfassenden Unbehagen. Es bezieht alles ein, Körper und Geist, behindert Ausdehnung, erzwingt Verkürzung und Starre. Nichts fließt mehr, wir fühlen uns unelastisch und behindert, alles schnurrt zusammen, konzentriert auf typische Körperbereiche wie Nacken, Schultern oder einfach das sogenannte Kreuz.

Vielleicht etwas dramatisiert, werden Sie denken, aber dieses Kreuz haben wir ja offensichtlich zu tragen. Außerdem möchte ich Sie zu einem emotionalen Mitschwingen anregen, damit Sie etwas von der spukhaften Dimension dieses Urgefühls erahnen. Es fliegt uns an, bemächtigt sich unser, ohne dass wir einen Einfluss darauf hätten. Diesem Gefühl verdankt ein ganzer Berufszweig seine Existenzgrundlage: Masseure, Physiotherapeuten und Osteopathen kämpfen tagtäglich an dieser Front – mit wechselndem Erfolg.

Trotzdem, was ist denn so aufregend an Muskelverspannungen?, werden Sie womöglich fragen. Harte, schmerzhafte Muskeln kennt doch jeder und hat auch jeder. Bildschirmtätigkeit, schlechte Haltung, Überanstrengung, zu wenig Sport wegen Pandemie oder Faulheit. Aber ist das wirklich so?

Schmerzen am Bewegungssystem werden tatsächlich in der Regel mit Muskelverspannungen in Zusammenhang gebracht. Sei es nach zu intensiver Beanspruchung in Form eines Muskelkaters, infolge einer ungünstigen Körperhaltung oder womöglich als Ergebnis eines stressgeplagten Gefühlshaushaltes. Auf jeden Fall vermittelt uns der Muskel eine frühe, ganz entscheidende Empfindung von unserer Körperoberfläche. Wir spüren uns plötzlich, also unseren Leib, wie der Philosoph sagen würde, empfinden eine Kluft, eine Differenz zwischen unserem Körper- und dem ureigenen Ich-Gefühl.

Normalerweise nehmen wir bei vollständiger Gesundheit in unserem geschäftigen Alltag keinerlei Notiz von unserem Körper. Erst wenn uns etwas wehtut, registrieren wir mit einem gewissen Erschrecken einen weiteren Souverän, der uns das Leben zur Hölle machen könnte. Dann fragen wir uns: »Wie sehr ist dieser Körper Teil von mir und meinem Selbst und was hat er jetzt vor mit mir? Am besten wäre es wohl, ich ›schneide‹ einfach mal weg, was stört.« Sie sehen, auch so könnte diese eigenartige Operationswut erklärt werden.

Charakteristisch für Muskelverspannungen und Muskelschmerzen ist eine gewisse Unschärfe im Empfinden – mit dem Ergebnis, dass vielfach der Ursprung von Muskelbeschwerden fehllokalisiert wird.

Spontan aufgetretene myofasziale Beschwerden und Fehlfunktionen sind häufig sehr inkonstant, wechselhaft, schwer lokalisierbar. Sie zeichnen sich nicht durch spitze oder scharfe, sondern eher dumpfe, diffuse Missempfindungen aus. Ein Umstand, der etwas äußerst Unangenehmes an sich hat. Er ist häufig schwerer zu ertragen als ein klar umrissener Schmerz, der sicher zu verorten ist. Seine Sprunghaftigkeit und dieser schwer fassbare Beschwerdecharakter berührt uns ungewöhnlich emotional und bewirkt oft eine recht ungehaltene, ja geradezu aggressive Stimmungslage. Wir scheinen gegen einen unfairen Feind zu kämpfen, der sich scheinheilig verstecken kann, sich fast unsichtbar macht – nur um dann bei Gelegenheit und oftmals ganz unerwartet wieder massiv schmerzhaft in Erscheinung zu treten. Dieser Schmerz ist darüber hinaus auch schlecht zu kommunizieren. Man kann ihn kaum demonstrieren, die schmerzhafte muskuläre Dysfunktion ist meistens weder mit den Sinnen noch mithilfe der Technik zu objektivieren und glaubhaft zu machen.

Muskelfasern sind nicht nur verwoben mit Faszien, Sehnen, dem Knochengerüst und den Organen. Die einzelnen Muskelfasern sind auch miteinander gekoppelt. Muskelsysteme sind darüber hinaus mit verschiedenen Nervensystemen vernetzt. Was bedeutet, dass jede Muskeleinheit den Zustand der beteiligten Nerven zu spüren bekommt, aber auch auf diese zurückwirkt. Es lässt sich erahnen, wie komplex ein solcher Verbund sein dürfte.

Vielleicht sollte es daher eigentlich nicht verwundern, dass wir hier keine exakte Wahrnehmung haben. Dazu passt natürlich, dass die Muskeln, Ihre Beschwerdebilder und die damit verbundenen therapeutischen Ratschläge ein sehr variables Bild abgeben. Kein Rücken gleicht dem anderen und damit ist es auch kaum möglich, anhand eines typischen Schmerzmusters eine Standardtherapie zu etablieren.

Fragen Sie mal Ihre Nachbarn oder den Friseur, Bekannte oder Ihren Arzt: Jeder wird Ihnen etwas anderes erzählen. Sie werden nichts als Spekulationen hören, so unterschiedlich wie das Leben und die persönlichen Ansichten der befragten Mitmenschen. Muskelbeschwerden sind so mannigfaltig wie die damit in Zusammenhang gebrachten Erklärungsversuche.

Muskelverspannung – eine unendliche Geschichte

Muskelverspannungen werden wissenschaftlich als lang anhaltende, unwillkürliche Verkürzungen der Muskulatur beschrieben. Sie sind nicht zwangsläufig schmerzhaft, sondern auch als schmerzlose Variante zu haben. Oft spüren wir sie sogar gar nicht oder kaum. Sie werden uns allerdings erneut schmerzhaft bewusst bei gewissen

Bewegungen oder Haltungsmustern. Das Ärgerliche dabei ist: Wir können den Schmerz meist nicht gezielt auslösen und ihn damit aller Welt zeigen, den Verräter.

Manchmal reden wir auch von Muskelverkrampfungen statt -verkürzungen, meinen aber dasselbe. Was nicht ganz richtig ist, denn ein Krampf ist immer eine plötzliche und hochschmerzhafte Sache, die glücklicherweise in der Regel nicht lange anhält. Natürlich gibt es Muskelkrämpfe als Folge von Überanstrengungen. Vielleicht haben Sie schon einmal im Fernsehen Fußballer bestaunt, die am Boden auf dem Rücken lagen, während ein Mitspieler ihr Fußgelenk nach oben drückte. Zweck der Übung ist die Dehnung der überlasteten Wadenmuskulatur. Das Ganze passiert meist in der Verlängerung, und damit ist der Fall eigentlich schon geklärt.

Nicht geklärt ist allerdings die Natur der spontan auftretenden und ebenfalls hochschmerzhaften Muskelkrämpfe. Das passiert meist älteren Menschen und vor allem gerne auch nachts. Hier hat sich die Einnahme von Magnesium eingebürgert. Dieses scheint anfangs tatsächlich zu helfen. Immerhin etwas, aber letztlich doch wenig Gewissheit angesichts dieser seltsamen Plagegeister, die uns schon seit allen Zeiten peinigen.

Wir wollen hier auch nicht von Muskelverletzungen reden, wie man sie beim Sport in Form der bekannten Muskelfaserrisse erleidet oder einfach durch einen Sturz mit der Folge von Muskelprellungen und einem blauen Fleck als Bluterguss. Nein, wir reden hier erneut und immer wieder von diesen ominösen unspezifischen Problemen, wie sie sich am Körper so ungeheuer vielfältig und womöglich überall abspielen können. Sie kommen ganz spontan und einfach so aus dem Nichts. Verspannungen sind ein zentraler Teil dieser unspezifischen Muskelschmerzen, sie kommen und gehen, und selten weiß man wirklich, warum.

Kommt Ihnen das bekannt vor? Klang das nicht bei den Kreuzschmerzen ganz ähnlich? Ein Schmerz nach Tritt in Ihren Allerwertesten hat eine eindeutig mechanische Ursache, der morgendliche Nackenschmerz schon weniger. Wir haben uns »verlegen«, sagen wir dann. Eher ganzheitlich orientierte Therapeuten mutmaßen, dass uns etwas im Nacken sitzt. Auch die Schlafposition oder die Qualität des Kissens wird gerne verdächtigt. Wir konstruieren also allerlei hypothetische Zusammenhänge.

Was wissen wir denn überhaupt über diese unglaublichen unspezifischen und leider sehr schmerzhaften Muskelschmerzen? Es wird langsam Zeit zu hören, was die Wissenschaft dazu sagt.

Die Spur führt zu den Nerven

Wenn sich Wissenschaftler Gedanken machen, werden zunächst Hypothesen formuliert. Das bedeutet, dass festgelegt wird, was richtig sein könnte. Dann überprüft man diese Annahme auf Realitätstauglichkeit. Hält sie den nackten Tatsachen stand und liefert sie plausible Erklärungsmuster für den Untersuchungsgegenstand, wird sie zur Arbeitshypothese, mit der die Wirklichkeit empirisch, also aus der Erfahrung heraus, erklärt werden könnte.

Natürlich greift man dabei gerne auf bewährtes, bewiesenes, erprobtes Wissen zurück. Dadurch ist gewährleistet, dass man eigentlich nie total falschliegt, weil zumindest einzelne Aspekte der neuen Theorie sich schon in der Praxis durchgesetzt haben.

So wäre es beispielsweise plausibel anzunehmen, dass eine übermäßige Belastung vor allem des untrainierten Muskels zu Schäden führt. Diese könnten sich im Bereich der Blutgefäße, Muskelzellen und Faszien abspielen und wären makroskopisch gar nicht einmal besonders auffällig. Daher spricht man hier von der Mikrotrauma-Hypothese. Als deren Folge könnten Entzündungserscheinungen und Schwellungszustände die Blutversorgung beeinträchtigen und auf diesem Wege Schmerzen auslösen.

Das Ganze hat nur einen kleinen Haken: Der eben geschilderte Mechanismus spielt womöglich im Leistungssport oder bei kleineren Unfällen eine wichtige Rolle. Die große Zahl der Patienten mit Muskelschmerzen belastet ihre Muskulatur jedoch nicht zu viel, sondern eher zu wenig. Das ist sicherlich vor allem dann der Fall, wenn muskuläre Betätigung Schmerzen verursacht. Hier ginge also der Schmerz der Aktivität voraus und könnte dementsprechend nicht Folge von ihr sein.

Es wäre somit vernünftig, die Erklärung muskulärer Spannungserhöhung nicht von äußeren Ursachen abhängig zu machen. Die sogenannte Muskelspasmus-Hypothese geht daher von einer Störung der Durchblutung im verspannten Muskel aus. Die Folge sind Entzündungsprozesse und Sauerstoffarmut. Hier ist also die Idee, dass sich der Muskel selbst in eine ungünstige Lage betreffend Durchblutung und Sauerstoffversorgung manövriert, wenn eine übermäßig erhöhte Spannung in ihm vorliegt. Dieser Rückkopplungsmechanismus würde also die Muskulatur durch Schmerzauslösung davor schützen, im roten Bereich zu fahren.

Diese Vorstellung klingt zwar recht einleuchtend, wird allerdings durch experimentelle Erkenntnisse sowie angesichts praktischer Alltagserfahrungen arg in Zweifel gezogen. Tatsächlich scheinen schmerzende, verletzte Muskeln eher eine geringere Aktivität, also eine niedrigere Spannung, aufzuweisen. Sie scheinen eher geschont und ruhig gestellt zu werden. In Nachbarmuskeln kann allerdings die Spannung erhöht sein.

In der Praxis sehe ich dementsprechend häufig stark schmerzende Muskeln, die sich für den Patienten zwar verspannt anfühlen, es aber eigentlich gar nicht sind, und objektiv einen eher geringen Spannungszustand aufweisen. Umso mehr Gewicht ist auf die Untersuchung benachbarter Muskelareale zu legen. Dort ist oft der Schlüssel für das Schmerzgeschehen zu suchen und zu finden.

Die Vorstellung, in der muskulären Verkrampfung selbst den Mechanismus der Schmerzentstehung zu sehen, hat eine weitere Schwäche. Sie macht keine klare Aussage über die Kausalkette, die zum Muskelspasmus führt.

Mal Hand aufs Herz: Was glauben Sie, wer am ehesten für diese lästigen bis unerträglichen Muskelprobleme verantwortlich ist? Ihr Tennistrainer, der Sie intensiv Aufschlag üben lässt? Ihr großer Haushalt, den Sie ohne viel Hilfe bewältigen müssen? Ihr Arbeitsalltag im Büro? Oder noch schlimmer im Homeoffice am Küchentisch? Und wenn Sie sich für die Arbeit entscheiden, was genau löst dann das Problem aus? Die ungünstige Arbeitshaltung oder der Druck, der auf Ihnen lastet, weil Sie Ihr Pensum erledigen müssen?

Wir kommen der Sache näher. Ich gehe mal davon aus, dass Sie beide Faktoren für wichtig halten bei der muskulären Schmerzentstehung, also die Haltung und die Arbeitsanforderungen. Daher »verwöhnen« ja auch immer mehr Arbeitgeber die angesichts ihrer Personalnot wertvollen Mitarbeiter mit höhenverstellbaren Schreibtischen und rückengerechten Sitzmöbeln.

Der nervlichen Belastung scheint man dagegen vergleichsweise wenig Aufmerksamkeit zu schenken. Dabei wird über Belastung infolge hohen Arbeitsaufkommens oder nervenaufreibenden Betriebsklimas unvermindert beziehungsweise zunehmend geklagt. Was also scheint eine ganz wesentliche Ursache des muskulären Übels zu sein? Das Stichwort ist schon gefallen: die Nerven.

Wenn man es recht bedenkt, gehen wir doch im Allgemeinen davon aus, dass die Muskulatur auf mechanische Reize reagiert, also auf zu viele Anreize. Oder sind es womöglich zu wenige Anreize, wobei das nicht so leicht verständlich ist? Und jetzt wird hier auch noch behauptet, dass das myofasziale System Stress in Muskelspannung umsetzt. Wieso hat Nichtstun oder Zu-wenig-Tun etwas und vor allem was hat Stress mit der Muskulatur zu tun?

Nun ja, immerhin wussten schon die alten Lateiner von diesem Zusammenhang. Dem englischen Wort »stress« liegt das lateinische Verb »stringere« zugrunde, was so viel heißt wie »anspannen«. Genau dafür ist der Muskel bestens gerüstet, zum Anspannen (auch) unter Stress. Er bewegt sich und damit uns zum Zwecke der Mobilität einzelner Glieder oder des ganzen Apparates.

Wie bewegt er sich? Er verkürzt, kontrahiert sich, er spannt sich an. Danach geht der Muskel normalerweise wieder in seine Normallänge über, er entspannt sich. Bei diesen Abläufen kann es zu Störungen kommen, zu Fehl- oder Dysfunktionen.

Ein gesunder Muskel will von beidem, von An- und Entspannung, ausreichend haben, damit er gut versorgt, sprich genährt, ist. Ein angemessener, ständiger Wechsel von Aktivität und Ruhe entspricht einem gesunden Lebensrhythmus. Dieses Kontrastprogramm ist auch Voraussetzung für einen vitalen Muskelstoffwechsel und eine perfekte Muskelfunktion. Daher kann zu wenig Muskelaktivität nicht nur für das Herz-Kreislauf-System und andere Organe wie die Knochen schädlich sein, sondern auch für den Muskel selbst. Wenn er über lange Zeiträume nicht hinreichend gefordert ist, reduziert oder verliert er sogar wesentliche Fähigkeiten – ganz nach dem Motto »Use it or lose it«.

Das klingt plausibel, werden Sie sagen. Aber wie kommt der Stress denn überhaupt in die Muskeln hinein?

Was Nerven fühlen: Stress

Stress ist, so kommt es mir beim Schreiben gerade vor, eigentlich ein alter Hut und scheint daher etwas an Aktualität und Bedeutung verloren zu haben. Er ist offenbar ein fester Bestandteil unserer leistungsorientierten Arbeitswelt geworden und gehört dazu wie ein alter Bekannter. Wir nehmen ihn als notwendiges Übel hin und gehen davon aus, dass wir schon irgendwie mit ihm fertigwerden.

Alt ist der Begriff »Stress« tatsächlich. Er wurde vom Senior der Stressforscher, dem Wiener Hans Selye, erstmals 1950 in einer Monografie verwendet.

Selye definiert Stress als eine unspezifische Antwort oder Reaktion des Organismus auf an ihn gestellte Anforderungen. Ausgehend von den ursprünglichen Notwendigkeiten in grauer Vorzeit sprach er auch vom körperlichen Ausdruck einer Mobilmachung unserer Verteidigungskräfte. Unsere Systeme schlagen also Alarm, sie empfinden eine vitale Bedrohung und rufen wie die Römer: »Ad arma! Zu den Waffen!« Passend dazu werden Schmerzempfindung und Entzündungsbereitschaft gedämpft und Neurotransmitter im Hirn erhöhen Aufmerksamkeit und Aktionsbereitschaft. Wir sind kampfbereit.

Heutzutage dürften wir fast nur noch im Straßenverkehr körperlich gefährdet sein. Umso mehr sind wir aber offenbar Zielscheibe anderer Alarmsirenen im privaten und geschäftlichen Umfeld. Gleichzeitig reagieren wir wie in alten Zeiten, nur eigentlich nicht als bewusste Wesen, sondern eher als programmierte, ferngesteuerte Systeme.

Je weniger Zeit vorhanden ist, umso besser und schneller müssen Programme und ihre Steuerung ablaufen. Da der Säbelzahntiger in der Regel eher von uns als wir von ihm Wind bekam, musste uns die Natur die Organisation unserer Alarmreaktionen aus der Hand nehmen. Denn bis wir uns am Lagerfeuer zum Kampf bereit gemacht hätten, wären wir schon längst ausgestorben.

Bewusstheit kann tatsächlich sehr hinderlich sein. Die Bewusstwerdung eines Ereignisses, beispielsweise eines Autos auf Kollisionskurs oder der Angriff des Nachbarhundes, dauert mehrere Hundert Millisekunden. Sekundenbruchteile können so über Leben und Tod entscheiden.[26]

Bereits bei den ersten Anzeichen einer Gefahrensituation kommt es daher vollautomatisch, unwillkürlich, unbewusst und mit ungeheurer Geschwindigkeit zu einer grundlegenden Umstrukturierung des Organismus. Unser Blutdruck steigt und das Herz schlägt schneller. Diese Maßnahmen versorgen die Peripherie ausreichend mit sauerstoffreichem Blut und versetzen uns in die Lage, mit großer Kraft gegen irgendwelche Untiere anzugehen. Gleichzeitig wird für die Muskeln genug Zucker und Fett zur Verfügung gestellt, damit wir wie Captain Kirk auf der Brücke ein Maximum an Energie aufbieten können. Zusätzlich haben jetzt die sonst so superwichtigen inneren Organe keine Priorität mehr. Verdauungsprozesse und Sexualfunktionen laufen vorübergehend auf Sparflamme, sie wären ja in derartigen Bedrohungssituationen wenig hilfreich und äußerst ablenkend. Auch die Blutgerinnung wird optimiert, damit sich Wunden schneller schließen und uns selbst ein Blutverlust nicht bei der Gefahrenabwehr aufhalten kann.

Wenn wir uns erfolgreich gegen das Raubtier im Kampf oder durch Flucht behauptet hätten, wäre alles gut und wir könnten stolz ans Lagerfeuer zurückkehren. Da wir jedoch heutzutage meist am Computer festsitzen, allenfalls unruhig im Zimmer auf und ab gehen, aber eben ersatzweise keine anstrengenderen Leibesübungen veranstalten, hat die Energiemobilisierung weitreichende ungünstige Folgen.

Wir können vor dem Computer oder dem Fernseher im Gegensatz zur echten Gefahrensituation trotz aller Anspannung ohne Weiteres permanent salzige oder süße Leckereien zu uns nehmen und bauen so ein großes Waffenarsenal auf, das in der Regel nicht wirklich zum Einsatz kommt. Diese ungenutzten Brennstoffe werden in Cholesterin umgewandelt und in die Gefäßwände eingelagert, was dem ungehinderten Blutfluss zusetzt und zu Herz-Kreislauf-Problemen führt.

Als weitere ungünstige Konsequenzen treten Verdauungsstörungen auf, die Folge der stressbedingt gedrosselten Blutversorgung der Verdauungsorgane sind. Die erhöhte Anfälligkeit für Erkältungen erklärt sich durch die Ausschüttung des Stresshormons Cortisol, das die Abwehr- und Entzündungsbereitschaft hemmt. Und ja, es kommt auch zunehmend zu Rückenschmerzen, weil sich die Muskeln in Stresssituationen automatisch anspannen und darüber hinaus vermehrt Eiweiße verbrennen, aus denen sie aufgebaut sind. Das wiederum kann den Verschleiß der Bandscheiben und Wirbelgelenke fördern. Im Ergebnis führt somit Stress nicht nur zu psychischen, sondern auch zu massiven körperlichen Belastungen.

Ursprünglich hat die Natur mit der Stressreaktion nur einen Einsatzplan für einen kurzen Alarmzustand vorgesehen. Unser Problem heute ist allerdings, dass die eigentlich fest eingeplanten anschließenden Erholungs- und Entspannungsphasen ausfallen oder zumindest nicht wirksam für Ausgleich sorgen können. In der Folge sind viele Menschen zunehmend einem Daueralarm ausgesetzt, einem Zustand ständiger und immer neuer Erregung.

Diese stressige Situation wird jedoch eher selten in drastischer Form augenfällig. Doch auch die Folgen einer unscheinbaren, aber anhaltenden Überbelastung dürften nicht wesentlich ungünstiger sein. Chronischer Stress schwächt das Immunsystem. Die Stresshormone Kortison und Adrenalin entfalten in solchen Lebenssituationen ihr Repertoire ungünstiger Folgeerscheinungen. Dazu zählen vor allem Entzündungsreaktionen und Depressionen. Sicherlich hat auch das derzeit viel diskutierte Burn-out etwas mit derartigen Problemen zu tun. Zu allem Überfluss verabreichen Ärzte in solchen Situationen therapeutischer Ratlosigkeit auch noch Kortison in Tablettenform oder als Spritzen in den Gesäßmuskel. Die Ergebnisse sind oft reichlich ernüchternd.

Trotz all dieser gruseligen Szenarien kann man wohl nicht ohne Weiteres davon ausgehen, dass das Leben immer stressiger wird. Unzweifelhaft war das Leben in früheren Zeiten wesentlich gefährlicher, anstrengender und nicht zuletzt auch deswegen wesentlich kürzer. Stress ist eine Anpassungsreaktion unserer Systeme, die die Leistungsbereitschaft erhöht. Doch was in einer Notfallsituation sinnvoll ist, gefährdet auf die Dauer unsere körperliche und emotionale Integrität.

Allerdings ist totale Stressvermeidung auch keine Option. Wir erleben Anpassungsstörungen nicht nur durch Überforderung, sondern auch auf dem Wege von Unterforderung. Wie bei der Muskulatur geht es auch hier um ein ausgewogenes, harmonisches Verhältnis von Belastung und Entlastung. Manch einer läuft unter recht stressigen Bedingungen erst zu Höchstform auf und erlebt dabei starke körperliche und seelische Zufriedenheit. Der Mensch ist komplex genug, um nach allen Richtungen Ansprüche zu erheben und Bedürfnisse zu haben. Befriedigung und Lebensglück bedeuten für den einen Ruhe, für den anderen das genaue Gegenteil. Je nach Disposition, um wieder mal auf diesen Ausdruck zurückzukommen.

Schon Hans Selye, der Vater der Stressforschung, hat Arbeit zur »biologischen Notwendigkeit« erklärt und war der Ansicht, dass, entgegen weitverbreiteter Meinung, »Arbeit an sich« kein krank machender Stresszustand sei. Und Rainer Maria Rilke war sogar der Meinung, dass »man mit dem überlebensgroßen Engel der Einsamkeit nur ringen kann, wenn man den Saft der Arbeit in den Adern hat.«[27]

Würden Sie dieser Vorstellung Folge leisten? Tatsächlich leiden wir ja nicht nur unter Anpassungsstörungen durch Überforderung, sondern auch unter solchen infolge Unterforderung. Reizarmut, Monotonie und insbesondere unverschuldete Arbeitslosigkeit sind wahrscheinlich absolut gleichrangige Stressoren. Womöglich ist jede Art von Frustration, von Unerfülltheit, Isolation und Einsamkeit Grund genug, Stress zu empfinden. Unsere Arbeit ist arbeitsmedizinisch weitaus besser überwacht und kontrolliert als früher. Und trotzdem fühlen sich Menschen nicht mehr so aufgehoben in ihrem soziokulturellen Umfeld. Ein Mangel an Zuwendung, Kommunikation oder erfüllenden Sinnesreizen ist nach Ansicht der Wissenschaft für alle Lebewesen schwer zu ertragen.

Sie sehen, es gibt viele, sicherlich individuell sehr unterschiedlich wirksame Stressoren und ebenso vielfältige Reaktionsweisen des Organismus darauf. Es heißt, gestresste Menschen leben kürzer, sind häufiger krank, bringen weniger Nachkommen hervor und können noch dazu die potenziellen Fähigkeiten ihres Gehirns nicht sinnvoll nutzen. Das gibt zu denken und sollte uns veranlassen, die Dauer unserer Stressphasen einzuschränken.

Man sollte allerdings nicht verschweigen, dass Stress nicht grundsätzlich etwas Schlechtes ist. Die beschriebene Alarmreaktion ist möglicherweise unser Rettungsanker, kann uns zu Höchstleistungen beflügeln und ein beglücktes Gefühl bei uns hinterlassen, wenn man eine Prüfung oder einen Kampf erfolgreich bestanden hat. Unter solchen Bedingungen sind wir berechtigt, von positivem Stress zu sprechen, vom sogenannten Eustress. Dessen Gegenteil ist Disstress. Entscheidend ist, ob wir im Gleichgewicht sind. Sind wir es nicht, kann uns dieses Naturphänomen schwer zu schaffen machen und uns möglicherweise sogar krank werden lassen.

Jetzt habe ich viel über Stress gesprochen, wie er sich äußert, welche Symptome dabei auftreten und warum es überhaupt dazu kommen kann. Es war davon die Rede, dass Stress auch im Bereich der Muskulatur seine Duftmarken setzt. Dies ist ja insbesondere im Nacken- und Rückenbereich der Fall, wie sicherlich viele von Ihnen schon am eigenen Leibe erfahren haben. Der Nacken ist mit zahlreichen

Schadensmeldern, sogenannten Rezeptoren, besetzt, von denen Sie später noch mehr erfahren werden. Womöglich ist allein schon die schiere Häufigkeit dieser Nervenendigungen geeignet, Schmerzprobleme heraufzubeschwören. Der untere Rückenschmerz könnte eine Ursache in der großen Rückenfaszie haben, die stark mit vegetativen Nerven besetzt ist. Sie merken schon, jetzt ist von Sachverhalten die Rede, die wir noch nicht besprochen haben. Vegetativ, das kommt im übernächsten Kapitel. Im Folgenden geht es zunächst einmal um die Rezeptoren. Und so langsam wird deutlich, worum es bei Schmerzen meistens geht, nämlich um Nerven – auch im Muskel. Nerven, der Feind in meinem Muskel?

Wie Nerven ticken: Willkürlich und unwillkürlich

Nerven sind eigentlich in aller Munde. Damit meine ich nicht, dass wir alle Nerven im Mund haben. Nein, wir sind ständig genervt von Leuten, die herumnerven, und brauchen viel Nervennahrung, sonst erleiden wir einen Nervenzusammenbruch.

Es läuft also viel über unsere Nerven, vielleicht auch fast alles. Sie berichten über unsere Sinnesorgane von der Außenwelt, über unsere Lebensbedingungen. Über unsere Nerven reagieren wir auf diese Informationen, ernähren und schützen uns und pflanzen uns fort. Nerven sind aber auch Überbringer von Botschaften aus unserem »Inner Circle«, den engsten, geheimen Kreisen unserer emotionalen Zentren.

Wir fühlen uns für gewöhnlich gut informiert über diese Informanten. Wir spüren, ob sich etwas warm oder kalt, angenehm oder eklig anfühlt. Wir sehen und hören, riechen oder schmecken. Auf der Basis dieser Daten kommen wir zu Entschlüssen und sind dann fest davon überzeugt, eine souveräne Entscheidung getroffen zu haben.

Allerdings beglaubigt nur das sogenannte willkürliche Nervensystem Herkunft und Übermittlung seiner Reize. Wir spüren als gesunde Menschen feinste Berührungen, diskrete optische oder akustische Stimuli. Wir erfahren und bewerten sie und handeln dementsprechend. Gleichzeitig können wir unserer Körperlichkeit umfassend Ausdruck verleihen und nach Herzenslust alles tun, wonach uns gerade der Sinn steht. Unser Wunsch ist uns Befehl genug und wird vom Willkürsystem ausgeführt, weil es eben unserem Willen folgt.

Zu diesem willkürlichen Nervensystem gehört auch der Ischiasnerv, der wohl bekannteste Nerv. Er befolgt im Normalfall die Befehle seines Herrn oder seiner Herrin, hört aufs Wort und sorgt auf Anforderung für unsere Fortbewegung. Er gehorcht aber nicht nur unseren Befehlen, indem er für uns aktiv wird. Er berichtet uns auch von wichtigen Ereignissen in seinem Herrschaftsbereich am Bein, beispielsweise von einer Fußverletzung durch einen Unfall. Derartige Schadensmeldungen werden auch dem Gehirn sofort gemeldet und führen zu Schmerzen, was wir leidvoll zur Kenntnis zu nehmen haben. Wir wollen ja informiert sein.

Mit welchen Folgen haben wir zu rechnen, falls es zu Beschädigungen dieser Nerven kommt? Ein dauerhafter Strukturschaden eines Willkürnervs kann seine Fähigkeiten beeinträchtigen. Und weil diese ziemlich komplex sind, reicht das Symptomspektrum von minimalen Defiziten bis hin zu weitgehendem Funktionsverlust wie bei einer Lähmung oder kompletter Gefühllosigkeit.

Willkürnerven sind in der Regel relativ groß, ihre anatomische Lage ist bekannt und daher lassen sie sich umfangreichen neurologischen Untersuchungsverfahren unterziehen. Beispielsweise kann man die Übertragungsgeschwindigkeit messen, mit der Nerven Reize weiterleiten. Es lassen sich in der Regel auch Aussagen treffen über die Frage, ob es sich um einen alten, chronischen Nervenschaden oder um eine akute, frische Läsion handelt. Das kann differentialdiagnostisch, wie man es medizinisch nennt, oftmals ganz wichtig sein. Wir müssen ja wissen, ob eine Nervenstörung wirklich neu und aktuell ist oder ob es sich um ein altes Problem handelt, das gerade nur in veränderter Form wieder aufgetreten ist. Die therapeutischen Konsequenzen sind dementsprechend unterschiedlich.

Aus den neurologischen Untersuchungen ergeben sich Rückschlüsse auf Aktualität und Ausmaß des Schadens. Das ist eine nicht ganz unwichtige Feststellung, denn genau diese Untersuchungsfähigkeit fehlt anderen Nervensystemen. Sollte man Ihnen also einen Nervenschaden attestieren, bedarf es dazu schon harter neurophysiologischer Befunde. Sollten diese fehlen, ist möglicherweise nicht ein Nervenschaden des Rätsels Lösung, sondern eine muskuläre Funktionsstörung. Aber dazu mehr an anderer Stelle.

Die Fähigkeiten eines Willkürnerven setzen sich zusammen aus motorischen Leistungen zur Kraftentfaltung und seinem sensiblen Potenzial, mit dem Empfindungen übermittelt werden. Im dauerhaften Schadensfall kann es zu Kraftverlust oder Lähmung des Muskels beziehungsweise zu Gefühlsstörungen oder Gefühllosigkeit der Haut kommen. Derartige Störungen können sich äußern in reduzierten, aber auch in gesteigerten, veränderten oder sogar schmerzhaften Empfindungen. Allerdings sind solche sensiblen Störungen kein Alleinstellungsmerkmal willkürlicher Nerven. Sie treten in gewisser Form auch bei myofaszialen Funktionsstörungen auf.

Sie merken schon, ich bin immer wieder unterwegs, um auf das vielfältige Erscheinungsbild myofaszialer Beschwerden hinzuweisen, in dem Bestreben, Sie vor Überdiagnostik und Übertherapie zu bewahren. Dieser Fokus wird im weiteren Verlauf des Buches immer deutlicher werden, er ist eine seiner Kernaussagen.

Am Beispiel eines Bandscheibenvorfalls lassen sich Störungen im Leistungsspektrum eines Willkürnerven gut zeigen. Bandscheibenanteile sind leider in der Lage, Nerven zu schädigen, die aus dem Rückenmark austreten. Das kann überall an der Wirbelsäule passieren, vorzugsweise an der unteren Hals- und der unteren Lendenwirbelsäule. Dabei wird der sogenannte Spinalnerv eingeengt, komprimiert. Es kommt dadurch zu Einschränkungen seines Stoffwechsels, was – je nach Lage des Nervs – zu Taubheitsgefühlen einzelner Finger oder Zehen führen kann. Weiterhin ist die Ausbildung einer Muskelschwäche möglich, sodass einem beispielsweise etwas aus der Hand fällt oder der Fuß nicht mehr kraftvoll bewegt werden kann. Gleichzeitig treten aber auch Schmerzen in der umgebenden Haut, dem Bindegewebe und in Muskeln und Faszien auf. Dieser Schmerz kann dann auch am Arm oder Bein in die Peripherie strahlen. Zu Beginn einer Behandlung ist vor allem bei leichten Symptomen oft nicht klar, ob ein Nerv oder nur der Muskel betroffen ist. Beim eingeklemmten Nerv ist beides der Fall, jedenfalls für Sie als Patient, weil Sie es einfach so spüren. Daher ist es manchmal nicht ganz einfach, hier die richtige Diagnose zu stellen.

Wir wollen festhalten: Eine Nervenkompression beispielsweise durch einen Bandscheibenvorfall, einen Tumor oder eine signifikante Wirbelveränderung kann auch zu Muskelschmerzen führen, ebenso wie zu einem Gefühl von Kälte oder »Pelzigkeit« auf der Haut. Während Sensibilitätsprobleme auch bei myofaszialen Störungen auftreten, kommt es hier nur in geringem Umfang zu motorischen Schwächen und dann nicht aufgrund einer Nervenschädigung, sondern nur als Schmerzfolge. Motorische oder sensible Störungen infolge myofaszialer Störungen sind eigentlich immer reversibel, also umkehrbar, was bei Nervenschäden in vielen Fällen nicht der Fall ist. Dieser Hinweis ist wichtig im Hinblick auf die Diagnose. Eine myofasziale Problematik sollten Sie wirklich hartnäckig behandeln lassen, um das ganze Potenzial der Rückbildungsfähigkeit derartiger funktioneller Erscheinungen auszuschöpfen.

Ein weiteres Beispiel für das Verhalten eines Willkürnerven ist das sogenannte Karpaltunnelsyndrom. Hier wird an der beugeseitigen Handgelenkquerfalte ein Nerv eingeklemmt, was zu Schmerzen und Gefühlsstörungen im Hand- und Fingerbereich sowie zur Verkümmerung der Handbinnenmuskulatur führen kann, weil sie nicht mehr ihre volle Kraft entfaltet.

Der klassische Nervenschmerz

Der klassische Nervenschmerz wird häufig auch als Neuralgie bezeichnet. Derartige Nervenstörungen sind meistens Folge von Nervenkompression oder Auswirkungen von Nervenentzündungen beziehungsweise stoffwechselbedingten, metabolischen Problemen. Man nennt solche Schmerzformen neuropathische Schmerzen. Weil sich hier strukturelle, häufig irreversible Schäden an den Nerven finden, gehört dieses Schmerzthema zur Domäne der orthodoxen, konventionellen Medizin. Neuropathische Schmerzen zählen also zu den spezifischen Schmerzen, deren Ursachen wir kennen. Das sind genau diejenigen Schmerzen, die wir eingangs den unspezifischen Schmerzen gegenübergestellt haben.

Nach diesem Muster sind die meisten Schmerzen Folge von entzündlich-chemischen oder mechanisch-destruktiven Veränderungen des Körpers oder seiner Teile. Diese Situationen bereiten der Medizin diagnostisch keine größeren Schwierigkeiten und sind meistens auch behandelbar, wenn auch nicht immer heilbar. Hier treten Medikamente und Operationen in ihr Recht.

Spezifische Schmerzen nennt man so, weil ihre Herkunft weitgehend geklärt ist, und tatsächlich existiert ja auch meistens eine spezifische Therapie für sie. Im Reich spezifischer Schmerzen herrscht die Schulmedizin, hier hat sie einfach recht und sie macht dort in der Regel auch einen sehr guten Job. Allerdings, schon an dieser Stelle der warnende Hinweis, gibt es auch viele Fälle, in denen neben spezifischen beziehungsweise neuropathischen Schmerzen gleichzeitig auch andere Schmerzformen wie der nozizeptive Schmerz eine Rolle spielen, auf den wir gleich zu sprechen kommen.

Zur Wiederholung: Den nozizeptiven Schmerz spüren wir in der Muskulatur, wenn die Mechanik das Problem ist, etwa wenn wir uns überarbeitet oder einen großen Bandscheibenvorfall haben. Neuropathische Schmerzen treten häufig bei stoffwechselbedingten Erkrankungen wie Diabetes mellitus auf. Derartige Situationen sind also recht komplex, weil sie idealerweise verschiedener therapeutischer Optionen bedürfen. Vorab sei aber klargestellt, dass glücklicherweise neuropathische Schmerzen eindeutig in der Minderzahl sind, wenngleich interessierte medizinische Kreise versuchen, ihre Zahl nach oben zu schrauben. Gründe dafür gibt es genügend. Wie schon erwähnt, finden sich bei spezifischen Schmerzen eher Anlässe für eine Operation oder den Einsatz von Medikamenten. Teilweise will man darüber hinaus die eigene Deutungshoheit festschreiben, die man beim Schmerzthema zu haben glaubt. Schulmedizinische Autorität ist im Dunstkreis spezifischer Schmerzen unumstritten, also dort, wo die Schmerzursache bekannt ist, von Tumor bis Trauma. Gegen die weitaus häufigeren unspezifischen Schmerzen muss man jedoch mit wesentlich geringeren Erfolgschancen antreten. Darüber wird später noch in aller Deutlichkeit zu reden sein.

Als Lösung dieser Schwierigkeit bietet sich aus Sicht der orthodoxen Medizin die bereits angesprochene Umformatierung des Schmerzes an. Daher werden viel zu oft Pseudodiagnosen als Vorwand genommen, um den Vorgang als spezifischen Schmerz deklarieren zu können. Man gibt ungeklärten Kreuzschmerzen einfach Namen wie Lumbago, stigmatisiert Arthrosezacken eines Wirbels als Furcht einflößendes Übel oder macht den Zufallsbefund Wirbelgleiten zum Schmerzproblem. Und schon bietet sich die Gelegenheit, vermeidbare Eingriffe und andere Therapien anzupreisen.

Ich hoffe, ich habe Ihnen diesen etwas kniffligen aber überaus wichtigen Sachverhalt verständlich schildern können. Immerhin geht es hier um ein Zentrum medizinischen Selbstverständnisses, es geht um nichts weniger als um das Abstecken der Claims, um Ansprüche, Hackordnung, Hoheitsgebiete und, um es ganz deutlich zu sagen, auch um wirtschaftliche Interessen. Wie einst im Wilden Westen Schürfrechte zur Goldgewinnung klargemacht wurden, so existiert in der Medizin heute das erbitterte Bestreben, weiterhin genug Indikationen, Gründe, für die Anwendung operativer und medikamentöser Verfahren zu finden.

Die beste Alarmanlage der Welt: Winzige Nervenendigungen

Wir halten fest: Neuropathische Schmerzen zählen zu den spezifischen Schmerzen. Diejenigen Schmerzen, die nicht neuropathisch, nicht Folge eines Nervenschadens sind, bezeichnet man als nozizeptive Schmerzen. Diese Schmerzform ist allgegenwärtig und ich bin mir ganz sicher, dass jeder von Ihnen schon darunter gelitten hat. Sie wussten bisher vielleicht nur nicht, wie Sie diesen Schmerz nennen sollen. Das wird sich in Zukunft ändern.

Sie spüren einen nozizeptiven Schmerz, wenn Sie als ein etwas älterer Mensch morgens aus dem Bett aufstehen oder sich nach einem langen Arbeitstag vom Schreibtisch erheben. Sie müssen den nozizeptiven Schmerz leider auch zur Kenntnis nehmen, wenn Sie Ihr Arthroseknie oder Ihre Füße überlasten.

Der nozizeptive Schmerz ist für uns von besonderem Interesse, weil wir hier die unspezifischen Schmerzen wiederfinden, von denen dieses Buch letztlich handelt. Während neuropathische Schmerzen durch mechanische, chemische oder metabolische, also stoffwechselbedingte, Nervenschädigungen ausgelöst werden, tritt der nozizeptive Schmerz infolge der Reizung winziger Nervenendigungen auf, die fast überall im Körper zu finden sind. Sie befinden sich in der Haut, den Eingeweiden, den Sehnen, Muskeln, Faszien und Gelenken. Sie schlagen Alarm, wenn Sie mit dem Rad stürzen oder zu viel im Garten gearbeitet haben. Ihre Schmerzmeldungen werden erst zum Rückenmark und von dort weiter zum Gehirn übertragen.

Im »normalen« Leben können Sie Alarmmelder in allen möglichen Formen käuflich erwerben. Zum Beispiel als Rauchmelder, die inzwischen auch in Privatwohnungen verpflichtend angebracht werden müssen. Der Körper stellt sie uns hingegen kostenlos zur Verfügung. Die Medizin nennt diese Meldesysteme Rezeptoren, ich nenne sie die beste Alarmanlage der Welt.

Die Rezeptoren können Körpersignale empfangen, reagieren auf Druck, chemische Milieuveränderungen, Hitze oder Kälte und eben auch auf Schmerzreize. Reagieren sie auf Schmerzen, werden sie Nozizeptoren genannt, und deshalb reden wir jetzt über nozizeptive Schmerzen.

Der akute nozizeptive Schmerz, etwa nach einem Unfall, stellt in der Regel kein Problem dar, weil er meist folgenlos ausheilt. Spontan aufgetretene chronische Schmerzen, die allerdings manchmal auch mit früheren Unfällen in Verbindung gebracht werden, sind meistens Nozizeptorschmerzen und gehören dementsprechend auch zu den unspezifischen Schmerzen. Sogenannte funktionelle Störungen wie beispielsweise eine Wirbelblockade an der Hals- oder Lendenwirbelsäule sind ebenfalls nozizeptiv und unspezifisch. Wir wissen nicht, warum wir morgens mit Rückenschmerzen aufstehen oder uns beim Haareföhnen der Nacken schmerzt, auch wenn die alte Matratze schon reichlich verdächtig ausschaut und einen Anteil daran haben mag. Wir wissen aber ziemlich oft, dass uns die Knochen oder die Muskeln wehtun, wenn wir gestern mit dem Mountainbike gestürzt und auf den Hintern gefallen sind. Dann haben wir sehr wohl eine Vorstellung von diesen kleinen Nerven, den Plagegeistern in den

Muskeln oder der Knochenhaut. Degenerativ stark veränderte Gelenke, Arthrosen also, können über ihre freien Nervenendigungen ebenfalls Schmerzen auslösen.

Und was ist jetzt mit den Muskeln am Nacken, die uns bei langer Computerarbeit zur Tablette greifen lassen? Auch hier sind diese Nervenendigungen, die Schmerz übertragenden Rezeptoren, aktiviert und funken Probleme mit Schmerzfolge ans Hirn. Warum sie das tun, darüber werden wir uns noch im Folgenden ausgiebig Gedanken machen.

Die Mischung machts: Mixed Pain

Wir hatten bereits festgehalten, dass der wirklich klassische, der neuropathische Schmerz, im Vergleich zum nozizeptiven Schmerz weitaus seltener vorkommt. Gibt es aber womöglich einen Schmerztyp, der noch häufiger ist als die beiden anderen? Vielleicht eine etwas gemeine Frage, aber tatsächlich dürfte es sehr viele Leser unter Ihnen geben, die sowohl unter neuropathischen als auch unter nozizeptiven Schmerzen leiden.

Stellen wir uns einen Patienten vor, der einen großen Bandscheibenvorfall hat und wegen neurologischer Ausfallserscheinungen, also einer Lähmung der Fußhebermuskulatur, bereits operiert wurde. Der Eingriff verlief zufriedenstellend, die Nerven und die Fußmuskeln erholten sich, aber der Patient nicht. Er klagt weiterhin über Rückenschmerzen an etwas anderer Stelle und in veränderter Form. Die behandelnden Ärzte fertigen auf der Suche nach den Ursachen wiederholt Kernspintomogramme (MRT) an, finden keinen erneuten Bandscheibenvorfall (Rezidiv). Das neuropathische, spezifische Schmerzmodell hat jetzt ausgedient und hinterlässt stattdessen Ratlosigkeit.

Was könnte die Ursache der anhaltenden Beschwerden sein? Die Therapie der Strukturschmerzen (Schmerzen aufgrund struktureller

Körperstörungen, hier also der Bandscheibenvorfall) wurde erfolgreich angewandt. Die verbleibenden Schmerzen sind daher Folge der funktionellen, nozizeptiven Probleme.

Solche Funktionsschmerzen treten nahezu immer auf nach derart ernsthaften Problemen und Operationen. Häufig bestanden sie bereits lange Zeit vorher. Sie sind Folge der Anpassungsprobleme des Organismus, hier der Wirbelsäule und ihren Muskeln und Nerven, die auf ein gravierendes Ereignis wie einen großen Bandscheibenvorfall »antworten«. Ein durch die Bandscheibenverlagerung stark strukturgestörtes Wirbelsäulensegment erfordert natürlich einen kompensatorischen Aufwand vonseiten seiner Nachbarsegmente. Diese notwendigen Anpassungen klappen nicht immer, nicht jeder Organismus kann sie störungsfrei leisten. Daher blockieren vielfach die Wirbel im Nachbarbereich des operierten Segmentes. Es kommt zu Muskelproblemen und einer Reizung der körpereigenen zuständigen Alarmmelder, der Nozizeptoren.

Wenn man diese Situation richtig interpretiert und die Wirbelblockierung mit geeigneten Mitteln behandelt, kann alles gut werden, und die Operation wird als voller Erfolg gefeiert. Nicht selten ist man jedoch weiter auf den ehemaligen Bandscheibenvorfall fixiert und zieht keine funktionellen Schmerzursachen in Betracht. Stattdessen werden die strukturtherapeutischen Anstrengungen sogar gesteigert, indem die Medikamentendosis erhöht oder sogar erneut operiert wird. Eine anfänglich perfekte Therapie kann damit sehr ungünstig enden, und statt einer möglichen Beschwerdefreiheit verbleibt am Ende ein chronisches Schmerzsyndrom ungeklärter Ursache.

In der englischen Fachliteratur wird ein derartiges Schmerzbild als »Mixed Pain Syndrome« bezeichnet, wobei sich natürlich immer die Frage stellt, in welchem Mischungsverhältnis diese beiden Schmerzkomponenten vorkommen. Welcher Schmerz ist führend und am ehesten behandlungsbedürftig? Doch eigentlich stellt sich diese Frage in dieser Ausschließlichkeit nur selten. Denn was hindert uns, beide Schmerztypen gleichzeitig optimal zu behandeln?

Eigentlich hindert uns daran nur Unkenntnis und Unvermögen. Daher ist es ja so beklagenswert, dass diese Schmerzdifferenzierung in der Alltagsmedizin außerhalb eines informierten Zirkels von Schmerzspezialisten weitgehend unbekannt ist und so gut wie keine Rolle spielt. Vertreter der spezifischen, neuropathischen Schmerzvariante überreizen unverdrossen ihre operativen und pharmazeutischen Optionen und verweisen Patienten mit nozizeptiven Schmerzen gerne an Physiotherapeuten, Kurkliniken und nicht zuletzt an Psychotherapeuten. Diese Vorgehensweise ist ausgesprochen erfolglos, was die seit Jahren steigende Zahl der chronisch Schmerzkranken bestätigt.

Nozizeptorschmerzen haben große alltägliche Bedeutung. Es handelt sich dabei um einen Funktionsschmerz, der als solcher erkannt und einer Funktionstherapie zugeführt werden muss. Diese sollte eine zutiefst ärztliche Angelegenheit sein und nicht als etwas Lästiges, Unverstandenes wegdelegiert werden. Und damit allen Beteiligten die Angelegenheit auch glasklar ist, wäre es wirklich schön, wenn diese Begrifflichkeiten auch in der Diagnose auftauchen würden. Daher mein Plädoyer für die Diagnose »myofaziales Schmerzsyndrom«.

Als weiteres Beispiel für ein »Mixed Pain Syndrome« bitte ich Sie an eine Patientin mit starken Migränekopfschmerzen zu denken. Migräne kann ein teuflisch schmerzhaftes Leiden sein, das nicht immer medizinisch gut zu behandeln ist, auch nicht funktionsmedizinisch. Neben den äußerst unangenehmen Kopfschmerzen leidet unsere fiktive Patientin auch an der in diesem Zusammenhang häufigen Übelkeit mit Erbrechen sowie starker Lichtempfindlichkeit. Sie muss sich in abgedunkelte Räume zurückziehen, an Arbeit oder an die Erfüllung anderweitiger Verpflichtungen ist nicht zu denken. Die häufige Schmerzmitteleinnahme spielt sicher auch eine ungünstige Rolle in dem Gesamtbild der Migräne. Daher sind alle Maßnahmen sinnvoll, die auf diese Symptome positiv einwirken können.

Nach meinen Erfahrungen ist Akupunktur zwar häufig, aber nicht immer in der Lage, starke und vor allem vererbte Migräneschmerzen zu lindern. Allerdings sieht das bei den Begleitsymptomen wie Übelkeit, Erbrechen und Lichtscheu schon ganz anders aus. Hier sind die Erfolge beträchtlich und aus meiner Sicht immer einen Versuch wert.

Darüber hinaus ist der Kopfschmerz auch insofern ein gutes Beispiel für ein Mixed Pain Snydrome, weil häufig Mischformen aus Migräne und Spannungskopfschmerz zu sehen sind. Spannungskopfschmerzen sind richtig gut reflextherapeutisch zu behandeln. Daher werde ich in dem Kapitel »Diagnostik und Behandlung von Spannungskopfschmerzen« noch näher auf dieses Schmerzbild eingehen (siehe ab Seite 232).

Analog zur Migräne ist eine Funktionstherapie selbst bei einem unheilbaren Tumorleiden durchaus sinnvoll. Auch hier dominieren häufig Sekundärprobleme wie Unruhe, Angst und andere Stresssymptome die Folgen der Primärerkrankung. Auch ungünstige Folgeerscheinungen der Chemotherapie sind durchaus mit Erfolg oder Teilerfolg durch Akupunktur zu behandeln. Menschen in einer derart verzweifelten Situation sollte man jede mögliche Erleichterung zukommen lassen – auch dann, wenn man die Funktionsweise nicht ganz versteht.

Sie sehen also, dass Funktionsmedizin in vielen Fällen eine vernünftige Wahl sein kann und zu Unrecht ein mühsam geduldetes Schattendasein abseits des medizinischen Mainstreams führt, obwohl nicht nur Schmerzpatienten erheblich von ihr profitieren können.

Zu den funktionellen Therapieformen zählen neben der Akupunktur vor allem noch manualtherapeutische Verfahren wie die Osteopathie, Chirotherapie, Neuraltherapie und Bädertherapie.

Netzwerke undercover: Das vergessene Nervensystem

Möglicherweise finden Sie diese ganze Diskussion um neuropathische oder nozizeptive Schmerzen reichlich akademisch. Und vielleicht ist sie das ja tatsächlich, aber für ein besseres Verständnis ist sie eine notwendige Gedankenübung. Einfach deshalb, weil Nervenwissen die Nerven schont. Außerdem wollen wir doch um die richtige Diagnose ringen, weil sich aus ihr quasi folgerichtig, fast automatisch, die entsprechende Therapie ergibt.

Wenn jetzt ein myofaszialer Kreuzschmerz – Sie erinnern sich, eine Funktionsstörung des Muskel-Faszien-Verbunds im Rückenbereich – von geneigten Medizinern als neuropathisch beziehungsweise spezifisch unter Verweis auf ein radiologisches Verschleißphänomen eingemeindet wird, dann droht Ungemach. Sie finden sich unverhofft auf dem Operationstisch wieder oder werden mit heftigen Medikamenten traktiert. Das wollen Sie doch nicht, und daher bitte ich Sie um Aufmerksamkeit für diesen kleinen Diskurs. Sie haben das Schlimmste auch schon überstanden und jetzt kommt etwas richtig Spannendes: das vegetative Nervensystem, das man eigentlich das vergessene Nervensystem nennen sollte.

Warum bezeichne ich dieses Nervensystem als vergessen? Es macht diesen unwirklichen, fast tabuisierten Eindruck, weil es bei medizinischen Fachdiskussionen kaum und in der medizinischen, populärwissenschaftlichen Presse nahezu überhaupt nicht vorkommt. Sie werden wahrscheinlich von diesem System schon mal gehört, allerdings keine genauere Vorstellung davon haben. Denn obwohl das Vegetativum, wie ich es abgekürzt nennen möchte, von unserem ersten bis zum letzten Atemzug große Bedeutung für uns alle hat, führt es ein seltsames Schattendasein in der Öffentlichkeit.

Das Vegetativum hat sich seinen Namen dadurch verdient, dass es unsere Basisfunktionen gewährleistet, also Atmung, Kreislauf, Temperaturregulation und mehr. Ich werde darauf im nächsten Kapitel noch ausführlich eingehen. Das System funktioniert dabei ohne unsere rationale Einflussnahme, weshalb es auch autonomes Nervensystem genannt wird. Seine »Kernkompetenz« sind unsere unbewussten Programme. Davon haben wir einige, und obwohl wir meistens keine Notiz von ihnen nehmen, sind sie für unser Überleben von größter Bedeutung.

Die Macht der unbewussten Programme

Das Vegetativum nimmt wechselnde Zustände an, die uns nicht bekannt sind, die wir oft auch nicht nachvollziehen können. Es regiert und reagiert ohne Abstimmung mit uns.

Die Macht dieser unbewussten Programme dürfte wesentlich größer sein, als die meisten von uns es sich vorstellen können. Während diagnostische Tools gut darin sind, körperliche, also somatische, Einflüsse zu entdecken, haben wir große Defizite bei der Erkundung vegetativ-emotionaler Motivationen. Damit ist die Gesamtheit unserer Beweggründe und Einflüsse gemeint, die unsere Handlungen und Vorstellungen begründen. Wir können diese Informationen nicht durch eine Blutuntersuchung gewinnen, sondern müssen sie in einer vergleichsweise mühsamen Prozedur durch Befragung ans Tageslicht zerren. Das Körperliche kommt frei Haus, die Seele wird nachgeliefert.

Unsere zum Bewusstsein nicht zugelassenen seelischen Untiefen steuern uns bekanntlich mehr, als uns lieb sein dürfte. Es gibt die wissenschaftliche Anschauung, dass jeder bewussten Entscheidung immer auch eine unbewusste vorausgeht. Das hat durchaus etwas Beunruhigendes.

Beispiel gefällig für die Macht der unbewussten Programme? Gehen wir mal von folgender vegetativen Disposition aus – schon wieder dieses Wort. Sie brauchen viel Schlaf, haben einen empfindlichen

Magen und eine reizbare Harnblase. Ob das ein Leben lang so sein wird, sei dahingestellt. Man kann aber davon ausgehen, dass diese Veranlagung über viele Jahre besteht. Dann werden Sie gerne früh ins Bett gehen, kaltes Bier zum Gegrillten meiden und sich warm einpacken, damit sich die Blase nicht entzündet. Dieses Programm macht Sie zu einem bestimmten Typ, ob Ihnen das gefällt oder nicht. Vielleicht würden Sie ja gerne lange aufbleiben und viel kaltes Bier trinken. Aber das bekommt Ihnen nicht. Das wissen Sie so genau, weil Sie es zwischendurch sicherlich immer mal wieder versucht haben. Aber es hilft nichts. Also passen Sie sich an Ihre Programme an oder versuchen wenigstens ein Stück weit darauf einzuwirken.

Der medizinische Umgang mit dem Vegetativum fühlt sich reichlich schwammig und konturlos an. Das muss er wohl auch, weil wir bisher keinen plausiblen Umgang mit diesen Systemen etablieren konnten. Funktionell-vegetative Beschwerden haben einfach keine Konjunktur.

Warum kommt das Vegetativum jetzt gleich nach dem Nozizeptorschmerz? Ganz einfach deshalb, weil es starken, oft entscheidenden Einfluss auf die nozizeptiven Vorgänge und Empfindungen hat. Es entscheidet letztlich mit darüber, wie wir unseren häufigsten Schmerzen begegnen, wie wir mit ihnen umgehen. Die häufigsten Quälgeister kommen einfach so daher, ganz spontan, sie schleichen sich über Nacht an uns heran oder gerne auch nach einem harten Arbeitstag. Dabei kann man genau das dann am allerwenigsten gebrauchen. Und wie immer grübeln wir in diesen Momenten über mögliche Ursachen.

Wir müssen daher eine ganz wichtige Komponente des Nozizeptorschmerzes ins Auge fassen: seine vegetativen Begleitumstände. Der spontan auftretende Schmerz der kleinen freien Nervenendigungen ist unspezifisch, wir kennen seine Ursachen oft allenfalls in

Umrissen oder spekulieren einfach so drauflos. Vegetative Beschwerden sind jedoch fast noch unspezifischer, noch geheimnisvoller. Sie sind die unumschränkten Champions in dieser Gewichtsklasse. Das Vegetativum stellt uns vor vollendete Tatsachen. Hier regiert ein ganz anderes Prinzip, nämlich der Dualismus, die Dichotomie, der Gegensatz zwischen zwei vollkommen unterschiedlich gepolten Systemen, die einander spinnefeind zu sein scheinen. Sie bekämpfen sich meist, und jeder will die Oberhand behalten.

Vegetative Systeme stehen unter bedeutendem Einfluss unbewusster emotionaler Zentren, und sie betreffen nahezu den ganzen Körper, fast alle Organe. Sie sind uns seltsamerweise fremd, scheinen uns zum Narren zu halten, triumphieren über unsere Pläne und Kopfgeburten, machen, was sie wollen, und stellen die Alleinherrschaft oder zumindest die Vorherrschaft unseres Ichs infrage. Und sie sind damit fast schon unheimlich.

Wir haben nur mit ganz viel schädlicher Chemie vorübergehend etwas Zugriff auf das Vegetativum. Es sei denn, wir beherrschen die hohe Kunst der meditativen Selbstversenkung oder haben einfach von Hause aus eine sehr stabile Mitte. Die meisten von uns jedoch versuchen einfach, den vegetativen Überfällen aus dem Weg zu gehen, indem sie sie ignorieren. Wir denken noch nicht einmal an sie, wenn wir über alle möglichen Schmerzursachen spekulieren. Doch hilft das? In der Regel nicht. Stattdessen macht es die ganze Sache eher schlimmer.

Kleiner Exkurs zum Vegetativum

Das Vegetativum setzt sich im Wesentlichen aus drei Anteilen zusammen: dem sympathischen, dem parasympathischen und dem enterischen Nervensystem. Letzteres wird umgangssprachlich auch als Bauchhirn bezeichnet und besteht aus einem ausgedehnten Geflecht von Nervenzellen im Magen-Darm-Trakt. Es ist nicht nur für die Verdauung zuständig, sondern kommuniziert auch mit unseren emotionalen Zentren. Es dürfte damit für das berühmte Bauchgefühl verantwortlich sein, das sich auch mal mulmig anfühlen kann, aber offenbar eine größere Rolle bei unseren Entscheidungen spielt.

Das sympathische und das parasympathische System arbeiten eher in Konkurrenz zueinander. Sie beherrschen uns auf wechselnden, inkonstanten Aktivitätsniveaus. Darüber hinaus haben sie auch noch erhebliche Bedeutung für unsere Stimmung. Sie steuern unsere Befindlichkeiten, natürlich auch unser Schmerzempfinden und damit letztlich auch Teile unseres Verhaltens. Ihr Einfluss erstreckt sich vor allem auf das unwillkürliche Nervensystem und damit auf den Nozizeptorschmerz, den Schmerz der kleinen Nervenendigungen.

Im Ergebnis macht es uns überempfindlich, indem es unsere Reiz- und damit auch Schmerzschwelle absenkt. Es sensibilisiert uns – völlig überflüssigerweise sozusagen, wir haben doch schon genug mit unserem Alltag zu kämpfen – für alle möglichen Alltagsreize.

Darüber werden Sie noch so einiges von mir zu hören bekommen. Ja, da müssen Sie jetzt durch, denn dieses Phänomen ist einer der Hauptgründe für die Entstehung anhaltender, chronischer Schmerzen. Klarer Fall: Dieses vegetative Nervensystem ist eine echte Herausforderung. Es verlangt uns einiges ab, vielleicht ist es deshalb so erstaunlich unterrepräsentiert in der Öffentlichkeit. Es wird immer nur am Rand erwähnt, dabei kommt ihm in fast allen Lebenssituationen entscheidende Bedeutung zu. Möglicherweise erklärt sich seine unauffällige Existenz aus der Tatsache, dass es selbstständig arbeitet, sozusagen aus eigener Machtvollkommenheit, ohne dass wir es merken und eingreifen können. Es funktioniert unwillkürlich, macht ganz ohne unsere Bewusstheit sein Ding und wird daher auch autonomes Nervensystem genannt. Als solches arbeitet es häufig ganz ungefragt – eben einfach so. Das ist zwar sehr gut und wichtig, erschwert aber das Verständnis unserer Empfindungen manchmal etwas.

Im Regelfall merken wir nicht, dass unser Körper reibungslos arbeitet, und daher nehmen wir auch vom vegetativen Nervensystem keine Notiz. Es hält sich im Hintergrund, läuft und läuft und sorgt für die Basistätigkeit des Organismus und seine lebenserhaltenden Funktionen. Gleichzeitig ermöglicht es uns das körperliche Erleben unserer Stimmungen und Gefühle.[28] Wenn es uns in einer unangenehmen Situation ganz heiß wird, fangen wir an zu schwitzen, die vegetativ gesteuerten Schweißdrüsen sind aktiviert. Kälte lässt uns einen Schauer über den Rücken laufen, und dann gibt es noch Situationen, in denen es einem heiß und kalt wird. Sollten Sie Angst bekommen, stellen sich Ihre Nackenhaare auf. Das passiert nicht nur bei Hund und Katze. Die dafür zuständigen kleinen Muskeln werden auch vegetativ aktiviert beziehungsweise innerviert, wie es im Fachjargon heißt. In extremen Situationen kann es sogar zum Kontrollverlust der Ausscheidungsorgane kommen.

Das Vegetativum spielt bei allen Körperprozessen eine wichtige Rolle, seien sie angenehm oder katastrophal. Daher sollten wir eigentlich auf ein derart einflussreiches System viel mehr achten. Allein schon deshalb, weil man davon ausgehen kann, dass es letztendlich kaum Grenzen für die vegetative Einflusssphäre gibt.

Vegetative Störungen können sich in nahezu allen Bereichen bemerkbar machen. Eine funktionierende vegetative Feinregulation spielt beispielsweise auch für den Augeninnendruck (etwa beim Glaukom/grüner Star) oder das Hörvermögen (beispielsweise beim Hörsturz) eine wichtige Rolle, ebenso auch bei urogenitalen (Harn- und Geschlechtsorgane) und rheumatischen Erkrankungen. Es spricht einiges dafür, dass der vegetative Einfluss sich auch auf das Mikromilieu des Bindegewebes erstreckt. Also dort, wo der Stoffwechselaustausch, die Entgiftung und Sauerstoffsättigung ins Werk gesetzt werden. Es wird immer viel geredet von Übersäuerung und von basischen Kuren. Wenn Ihr Vegetativum im Gleichgewicht ist, dürften sich derartige

Probleme in Grenzen halten. Wir werden im Folgenden immer wieder darauf zu sprechen kommen, wie man sich vegetativ am besten ausbalanciert.

Dass es das autonome Nervensystem gibt, erfahren wir meistens erst in Situationen, in denen es uns nicht gut oder auch sehr gut geht. Verliebte haben Herzklopfen, und Prüflinge Verdauungsstörungen. Man könnte der Ansicht sein, es kommt immer dann aus seiner Reserve, wenn wir ein wenig die Kontrolle zu verlieren scheinen und zur Kenntnis nehmen müssen, wie gut unsere Nerven in Wirklichkeit sind.

Dieses Nervensystem ist zwar ein richtiger Heimlichtuer, aber es hat sehr viel Einfluss. Die Konsequenzen seiner Umtriebigkeiten sind in allen Ecken und Winkeln unseres Körpers zu spüren. Es regiert über unsere automatisch ablaufenden Lebensprozesse wie Herzschlag, Verdauung, Stoffwechsel, Wasserhaushalt oder Atmung. Es reagiert auf Temperaturänderungen und Stimmungen und sorgt für die notwendigen Anpassungen, wenn körperliche Anreize eine schnellere Herzfrequenz oder einen höheren Blutdruck erfordern. Wenn es uns zu heiß wird, schaltet es über die Schweißdrüsen die Klimaanlage ein. Es hat großen Einfluss auf unsere Eingeweide und sorgt im Idealfall für erholsamen Schlaf und reibungslose Sexualfunktionen. Übergeordnete vegetative Zentren im Zwischenhirn steuern die Hormonfreisetzung und halten das innere Milieu konstant. Und in Zusammenarbeit mit dem ältesten Teil unseres Gehirns, dem Hirnstamm, steuert das Vegetativum unsere Instinkte, Biorhythmen und Reizverarbeitung. Damit sichert es nicht weniger als unser Überleben.

Dieses autonome Nervensystem hat sehr enge Beziehungen zu emotionalen Hirnzentren, die als limbisches System bezeichnet werden. Schon wieder ein System. Das ist verantwortlich für unsere guten und weniger guten Antriebe, das Gleiche gilt für die Stimmungen. Emotionen wie Wut, Lust, Angst, Aggression erfordern limbische Hirnfunktionen und verändern Durchblutung, Atmung und Herztätigkeit. Wir sehen das Zusammenspiel von körperlichen Funktionen und emotionalem Gehalt. Gefühle sind demnach keine abstrakte Angelegenheit emotionaler Zentren, sondern wir spüren sie, wenn sie uns leiblich ergreifen.[29]

Ausgeprägte Veränderungen der Ruheaktivität des autonomen Nervensystems vermitteln uns starke Gefühle, wir sind weitgehend machtlos dagegen. Wenn uns ein größeres ungelöstes Problem »im Nacken sitzt«, verspüren wir im unteren Halsbereich, im Schultergürtel und in der oberen Brustwirbelsäule auf der Körperoberfläche diese äußerst unangenehme schmerzhafte Verspannung, die uns »aus der Haut fahren« lassen könnte. Manch einer reicht beim Vorstellungsgespräch dem Chef ein schwitziges Händchen, gleichzeitig ist ihm die Kehle zugeschnürt und er bringt kein Wort zu seiner Verteidigung heraus.

In der Regel entgeht uns jedoch die Aktivität der vegetativen Zentren, wir wollen ja auch nicht wirklich darauf achten müssen, worum die sich alles kümmern. Wir merken ihre Einwirkungen oft erst nach einer gewissen Zeit, wenn uns die schmerzenden Füße auffallen oder der Schlaf ausbleibt.

Vegetativ bedingte Erregungs- oder Unruhezustände können ein Therapieproblem darstellen. Es gibt Hinweise, dass derartige Dysfunktionen möglicherweise zur Schmerzchronifizierung beitragen. Darüber hinaus können sie Einfluss nehmen auf die Wirkungen oder Nebenwirkungen von Medikamenten.

Eigenartig erscheint uns oft auch die Wankelmütigkeit der vegetativ bedingten Symptome. Sie scheinen abhängig zu sein von äußeren Einflüssen, vom Wetter, von unseren Stimmungen oder unserem Umfeld. Es ist oft ein ständiges Kommen und Gehen, das viele manchmal an sich selbst zweifeln lässt.

Hierin besteht ein markanter Unterschied zu den willkürlichen Nerven. Oberhalb einer gewissen Reizschwelle äußern diese sich anhaltend in Form von Schmerz, Gefühlsstörung oder einer Muskelschwäche. Die Veränderungen sind dabei konstant vorhanden und ändern sich kaum in Abhängigkeit von unseren Lebensbedingungen. Sie sind objektiv nachweisbar und in der Regel auch messbar.

Im Gegensatz dazu verhalten sich Symptome vegetativer Dysfunktionen ähnlich wie die der nozizeptiven Schmerzen. Sie sind eben nicht apparativ mess- und objektivierbar, sondern funktioneller Natur. Bei vegetativen Funktionsstörungen handelt es sich um Fehlsteuerungen eines Gleichgewichtes, dem keine mechanischen Ursachen zugrunde liegen. Die Harmonie, die Balance zwischen den verschieden gepolten Impulsgebern des Vegetativums, dem Sympathikus und dem Parasympathikus, ist gestört.

Man kann sagen, dass Vegetativum vermittelt Kraft seines umfangreichen Netzwerkes zwischen den körperlichen und den emotionalen, seelischen Komponenten unseres Selbst. Menschen mit häufigen vegetativen Funktionsstörungen fallen öfter durch eine gewisse Labilität und eine verstärkte Sensibilität auf. Sie reagieren vergleichsweise heftig auf störende oder überraschende, ungewöhnliche Ereignisse. Dabei kommt es zu Gefühlsaufwallungen, aber auch zu körperlichen Symptomen wie Verdauungs-, Unterleibs- und Atembeschwerden, Kopfschmerzen, Übelkeit, Schwindelgefühle oder Schlafstörungen. Bei Kindern äußern sich derartige Vorkommnisse nicht selten in Form von Bauchschmerzen.

Vegetativ gesteuerte Situationen werden auch durch unsere Körperhaltung reflektiert, die je nach Stimmung völlig unterschiedlich sein kann. Nach einer Niederlage lassen wir die Schultern hängen, während wir im Erfolgsfall bildlich gesprochen über uns hinauswachsen, weil das System uns aufrichtet.

Auch Magendruck, Nervosität und Zittern bei Lampenfieber müssen wir passieren lassen und dürfen unserem Vegetativum nicht grollen. Und wenn Sie ein freundliches Gesicht machen wollen, das von Herzen kommt, sollten Sie es dabei auch so empfinden. Ansonsten aktivieren Sie automatisch die falschen Gesichtsmuskeln, und dann merkt jeder, dass Sie ein künstliches Lächeln aufgesetzt haben.

Damit wären wir dann auch wieder bei den Muskeln und ihrer Spannung. Das Vegetativum hat über seine Verbindungen zu Nerven, Gefäßen und Faszien natürlich auch hier großen Einfluss. Schmerzen sind ganz außerordentlich mit vegetativen Funktionsstörungen vergesellschaftet. Gerade die Muskulatur, vor allem die des Nackens und der unteren Wirbelsäule, scheint besonders empfänglich dafür zu sein. Hier spüren wir unsere psychovegetative Verfasstheit in besonderem Maße. In der Nackenregion findet sich eine ungewöhnlich hohe Dichte an freien Nervenendigungen und Triggerpunkten, von denen noch ausführlich die Rede sein wird. Erregung dieser Schmerzfasern kann den überaus häufigen Spannungskopfschmerz auslösen. Die Grundlagenforschung[30] berichtet von sympathischer Innervation der Triggerpunkte, was einen Zusammenhang zwischen vegetativer Aktivierung von Muskelschmerzen nahelegt.

So ein richtig cooler Hund ist da eigentlich zu beneiden, könnte man meinen. Der lässt sich nicht anmerken, ob ihn etwas berührt, betrifft, ihn etwas angeht. Aber Vorsicht: Wer so abgebrüht ist, lässt seinen Gefühlen keinen freien, natürlichen Lauf. Er kann seine emotionalen Antriebe zwar unterdrücken, muss sie aber in sich »hineinfressen«. Ob das gesund ist?

Wichtig ist es, starke Gefühle in die richtigen Bahnen zu lenken – soweit das möglich ist natürlich. Und Negatives auch regelrecht zu entsorgen, statt es zu ignorieren oder zu unterdrücken. Die Hauptschwierigkeit dürfte dabei sein, sich über seine tatsächlichen Stimmungen und Emotionen im Klaren zu werden, vor allem in persönlich schwierigen Situationen. Jeder einigermaßen selbstkritische

Mensch weiß, dass der Splitter im Auge des Nächsten sehr viel besser zu erkennen ist als die eigenen hochprivaten Selbsttäuschungen, von denen wir meist nicht viel wissen wollen. Häufig quält uns ja das Unverständnis der anderen. Da würde es schon sehr helfen, uns wenigstens bei unseren eigenen Positionen mit der Wahrheit zu konfrontieren. Und nicht immer nur mit Argusaugen den eigenen »Schrein des Herzens« (Goethe) zu hüten.

Natürlich ist das mit der Wahrheit so eine Sache. Es gibt davon bekanntlich nicht nur eine. Allerdings bewahrheiten sich für Ihren Körper die Stressgesetze und deren vegetative Automatismen ziemlich erbarmungslos. Den entkommen wir nicht – auch wenn wir anderer Meinung sind und das vielleicht ungerecht finden.

Nicht umsonst lassen sich bei andauernden Zuständen unterdrückter Emotionalität vegetative Funktionsstörungen tatsächlich auch feststellen. Dabei kann es neben einem Blutdruckanstieg und einer Erhöhung der Herzfrequenz auch zu einem gesteigerten Schmerzempfinden kommen. Es scheint fast so, als ob sich das autonome Nervensystem über eine Aktivitätszunahme um eine Lösung des Problems bemüht.

Ungünstige, unerwünschte Gefühlszustände sollten also kein Dauerzustand sein. Ansonsten setzen diese ihr nerviges Dasein fort im Magen, in den Verdauungsorganen – und natürlich in unseren Muskeln.

Das vegetative Nervensystem spiegelt unsere Verfasstheit wider, unsere vegetative Konstitution. Natürlich entscheidet auch hier wieder unsere Disposition, unsere Veranlagung über unser vegetatives Profil. Das ist sehr variabel und individuell auch sehr unterschiedlich.

Der Zustand unserer vegetativen Zentren entspricht am ehesten dem, was oftmals ganz allgemein als unser Nervenkostüm bezeichnet wird. Labile, nervöse Menschen haben mehr Probleme mit ihrem Vegetativum, und ein stabiles autonomes Nervensystem ist sicherlich ein Zeichen starker Nerven.

Wie müssen Sie sich diese vegetativen Nerven nun auf anatomischer Ebene vorstellen? Neben größeren Nerven im Bereich des zentralen Nervensystems entfaltet es seine Wirkungen über ein gigantisches Netzwerk, das aus einem Geflecht unendlich vieler, winziger Nerven besteht. Für unser Thema ist dabei wichtig, dass auf diese Weise großer Einfluss auf Nerven, Gefäße, Faszien und Muskeln ausgeübt wird. Alle Außen- und Innenreize hinterlassen in diesem System und damit auch bei unseren empfindsamen Egos wirksame Fußabdrücke.

Auf der Suche nach dem inneren Gleichgewicht

Die im vorangegangenen Absatz geschilderten Phänomene entwickeln sich zumeist unter dem Einfluss des sympathischen Teils des vegetativen Nervensystems – auch wenn natürlich der Einfluss des einen Aspekts immer auch Folge des anderen ist und somit eine formal saubere Trennung keinen Sinn macht.

Sympathikus: Dieses Wort kommt aus dem Altgriechischen und bedeutet so viel wie »mitleiden«. Demnach »antwortet« der Sympathikus auf die inneren und äußeren Aufreger unseres Daseins.

Unsere soeben beschriebene moderne Interpretation hingegen sieht dieses vegetative Teilsystem eher in der aktiven Verantwortung für seine Folgeerscheinungen. Natürlich ist das ein scheinbarer Gegensatz, das System hat ja keine Wahl, es agiert so, wie es erschaffen wurde beziehungsweise wie die Evolution es hat werden lassen. Wir aber haben in gewisser Weise eine Wahl, weil wir uns seiner Fähigkeiten und seiner Macht bewusst sein können. Das bedeutet, wir wissen um die Chancen und Risiken unserer unwillkürlichen, autonomen, reflexhaften Reaktionen und Verhaltensweisen. Dem Kindesalter entwachsen, haben wir schon einige Erfahrungen gemacht, wie es um unser Nervenkostüm steht. Die einen sind schnell entflammbar, aufbrausend, aufgeregt und nervös. Die anderen kann nichts aus der Ruhe bringen, sie sind einfach entspannt, womöglich auch phlegmatisch, temperamentlos und langweilig. Sie sehen: Mit Wertungen kann man sich hier leicht vergaloppieren. Übrigens reden wir jetzt wieder von unserer Disposition, die wir ja schon mehrfach bemüht haben. Auch die neigt eben zur einen oder anderen Seite und prägt damit uns und unser Vegetativum mit.

Im günstigen Fall liegt unsere Mitgift in ausbalancierter Form vor. Sie kann aber auch unterkühlt oder überhitzt in Erscheinung treten, sodass sie eines Korrektivs bedarf. Dazu muss man erst einmal wissen, zu welchem Typ man gehört. Und wenn man informiert und klug ist, kann man dieses Korrektiv einsetzen. Will sagen, in Kenntnis einer sympathischen Überaktivität sollte man einen Feuerlöscher bereithalten.

Muss ich mich dafür in Unkosten stürzen? Nicht unbedingt, denn die Natur hat alles bereits bestens hergerichtet. Zu viel Sympathikus? Kein Problem, her mit dem Parasympathikus.

Das ist sein Gegenspieler, und der ist ganz kostenlos zu haben. Man muss nur wissen, wie.

Parasympathikus

Als einer der Komponenten des Vegetativums ist der Parasympathikus an der autonomen Steuerung der meisten inneren Organe beteiligt. Er wird als Ruhenerv bezeichnet, der unsere Aufregungen verdaut. Das Verdauen ist ja eine elementar wichtige Funktion. Im übertragenen Sinne meine ich damit nicht die Nahrungsaufspaltung, sondern die Ausscheidung der Reize, das Wiederloswerden, also das Loslassen dessen, was in uns hineingelangt ist. Das meiste davon gelangt als mentale Eindrücke über unsere Sinnesorgane in uns und ist viel schwerer wieder wegzubringen als eine fette Pizza.

Also was ist das Problem? Das, was uns nervt, auf den Zeiger geht, was wir nicht abkönnen und wie all diese hilflosen Benennungen unserer Abneigungen, Misserfolge und enttäuschten Hoffnungen noch lauten. Glauben Sie, das geht einfach so rein und wieder raus? Manches ja, vielleicht auch das allermeiste. Aber unter gewissen ungünstigen Umständen bleibt etwas an oder in uns hängen. Wir tragen dieses Stresspaket in der Folge mit uns herum, und unser Nervensystem reagiert darauf. Die Folgen können sich unter anderem in Form von Dünnhäutigkeit, also von zunehmender Gereiztheit und Empfindlichkeit gegenüber bestimmten Stressoren, zeigen. Alternativ oder gleichzeitig wirken solche ungünstigen Reize auch auf unsere Muskulatur, wir verspannen.

Natürlich wären wir alternativ auch durchaus in der Lage, uns ein Loch in die Magenschleimhaut zu ärgern, oder wenigstens eine Entzündung, eine Gastritis. Möglicherweise stellt sich auch ein Spannungskopfschmerz ein oder wir verspüren ungewohnte Verdauungsschwierigkeiten oder Schlafstörungen. Vieles könnte passieren, worauf ich aber hinauswill: Ihr Risiko für eines dieser Szenarien ist abhängig von Ihrem inneren Gleichgewicht, sprich dem Aktivitätsniveau von Sympathikus und Parasympathikus.

Würden Sie nicht auch gerne widerstandsfähig, resilient sein gegenüber all diesen unangenehmen Dingen, die das Leben für uns bereithält? Dann sollten Sie bewusst versuchen, alle Komponenten des Vegetativums im Gleichgewicht zu halten. »Ganz einfach« dergestalt, dass sich die aktivierenden und entschleunigenden Reize miteinander in Harmonie befinden. Mir ist natürlich bewusst, dass das nicht immer so ganz einfach ist. Aber setzen Sie das Harmoniethema bitte auf Ihre To-do-Liste. Das Ziel sollte eine ausgeglichene Energiebilanz sein – nicht nur in Bezug auf die Ernährung, sondern auch im Hinblick auf die Lebensführung.

Aber, so ließe sich einwenden, besitzen wir tatsächlich so viel Willensfreiheit und Gestaltungskraft unserer Natur, unserem Leib gegenüber? Yes, we can! Wir haben da so einige Optionen. Und ich bin Ihnen gerne dabei behilflich.

Daseinskampf: Sympathisch überstimuliert

Der aktive Teil des autonomen Nervensystems ist der bereits erwähnte Sympathikus. Er ist für Flucht- und Kampfreaktionen zuständig und versorgt uns mit Adrenalin, was heutzutage nicht immer eine gute Idee ist. Wir werden zu einer körperlichen Leistungssteigerung befähigt, ungeachtet der gängigen Anschauung, dass die Herausforderung heutzutage eher darin besteht, cool zu bleiben.

Viele von uns sind ja irgendwie ständig auf der Flucht oder in Dauerfehden mit sich selbst oder ihrer Umgebung verwickelt. Sie können nicht loslassen, runterkommen, wie man so sagt, und ausspannen. Sie kämpfen einen Kampf, den sie nicht gewinnen können, und das Schlimmste ist: Sie wissen das nur zu genau.

Es handelt sich dabei eigentlich nur um eine Geisteshaltung, aber für den Körper und seinen Sympathikus macht es kaum einen Unterschied, ob der Säbelzahntiger oder die Schwiegermutter vor der Tür steht oder ob man nur vor dem Monitor sitzt. Entscheidend ist, was einem dabei durch den Kopf geht und sich auf diesem Wege in den emotionalen Zentren einnistet. Nicht nur reale Begebenheiten, sondern auch Vorstellungen, Überzeugungen und Einbildungen finden durch die Ausschüttung von Neurotransmittern, Botenstoffen (Adrenalin, Noradrenalin) oder Hormonen ((Cortisol) ihren Platz in der Wirklichkeit. Rattenexperimente haben gezeigt, dass die Angst vor einem Ereignis stärker stresst als das Ereignis selbst. Am meisten ängstigen Vorkommnisse, deren Eintreffen man nicht voraussehen kann, die uns ohne Vorwarnung überraschen.

Die Aktivierung des sympathischen Nervensystems führt an den Gefäßen zu einer Verengung. Deshalb lässt uns eine richtig schlechte Nachricht blass werden und, flapsig gesagt, alt aussehen. Einen ähnlichen Effekt hat Kälte. Speziell empfindliche Menschen können dann unter weißen Fingerspitzen mit außerordentlichen Kältegefühlen leiden. Wie sich denken lässt, haben derartige Gefäßverengungen am Herzen möglicherweise schlimme Konsequenzen und führen zu Gefäßverschlüssen mit der Folge eines Herzinfarktes.

Sie sehen, das Vegetativum ist eine Macht, mit dem man es sich nicht verscherzen sollte. Wir sollten pfleglich mit ihm umgehen, alleine schon dadurch, indem man auf seine Gedanken, seine Ängste und Vorstellungen achtet, soweit das eben möglich ist. Dauerkonflikte beispielsweise sind strikt zu meiden, wie eigentlich schon der gesunde Menschenverstand nahelegt. Anhaltende, persönlich stark fordernde Auseinandersetzungen gehen tatsächlich »an die Nieren«, weil wir in einer solchen Stimmungslage einen Dauerbeschuss mit aktivitätsfördernden, stoffwechselsteigernden und energiebereitstellenden körpereigenen Wirkstoffen erleben. Es fehlt der notwendige Ausgleich, der Körper sollte jetzt deeskalieren und zu einer Problemlösung finden, bevor der Prozess oder besser das körpereigene Programm außer Kontrolle gerät.

Das ist aber noch nicht alles. Wie fast schon zu vermuten war, spielt der Sympathikus auch eine ganz spezielle Rolle bei der Entstehung anhaltender, chronischer Schmerzen. Ich werde darauf später noch im Einzelnen eingehen. Vorab möchte ich aber jetzt schon darauf hinweisen, dass dieser Teil des vegetativen Nervensystems über vorinstallierte Nerven-Reflexbögen aktiviert wird, wenn Teile der Wirbelsäule und der dazugehörigen Muskulatur funktionsgestört sind. Der Sympathikus erlangt damit Zugriff auf wesentliche Steuerungssysteme an speziellen Wirbelsäulensegmenten. Damit übt er, ausgehend von unserem sogenannten Achsenorgan, der Wirbelsäule einschließlich ihrer Gelenkverbindungen, Bänder, Rückenmuskulatur und den Nerven, großen Einfluss aus auf das Schmerzgeschehen des ganzen Bewegungssystems.

Schmerzen und vegetative Störungen beeinflussen sich gegenseitig. Schmerzerzeugende Nervenzellen werden durch sympathische Fasern aktiviert. Über diesen Mechanismus kann es zu einer andauernden Aktivierung und Entzündungsbereitschaft schmerzempfindlicher Nerven kommen.

Es ist wichtig zu verstehen, dass wir es hier mit einer Systemreaktion zu tun haben, was bedeutet, dass es auf mehreren Ebenen im Organismus zu vegetativ ausgelösten Krisen kommen kann. Übermäßiges Schwitzen ist ebenso ein Beispiel dafür wie schmerzhaft angespannte Muskelpartien oder Unterhautgewebe. Letzteres löst nicht selten eine Empfindung aus, die als ein Mir-tut-es-überall-Weh beschrieben wird. Brennende Schmerzen an Armen und Beinen oder Schwellungszustände im Gesicht infolge gestörter Mikrozirkulation können Ausdruck sympathisch fehlgesteuerter Dysfunktionen wichtiger Lymphgefäße sein. All diese Empfindungen und Zustände erwecken oft den Eindruck, als hätten sie nichts miteinander zu tun. Tatsächlich ist das Gegenteil der Fall. Sie haben sehr viel miteinander zu tun. Es gibt hinreichend wissenschaftliche Daten, die diese Zusammenhänge belegen.[31] Ärzteschaft und klinische Forschung sollten endlich ihre Schlüsse daraus ziehen. Diese Arbeit nimmt ihnen keiner ab, bestimmt auch nicht die Pharmaindustrie. Seit allen Zeiten ist es authentische ärztliche Urkunst, die Dinge in Zusammenhang zu bringen. Wir nennen so was heute Ganzheitlichkeit.

Vegetative Fehlfunktionen zeigen ein Bild, ein Profil, das dechiffriert werden muss. Ich denke, wir sind berechtigt, von einem individuellen vegetativen Code zu sprechen. Folgerichtig muss unser

Bemühen sein, diesen zu entschlüsseln, zu decodieren. Übertragen auf unser vegetativ übersteuertes Schmerzempfinden verweist das auf unser therapeutisches Hauptziel: Desensibilisierung. Ein weiteres Schlüsselwort, die wohl wichtigste therapeutische Parole dieses Buches, wie Sie noch sehen werden. Sollten Sie daran interessiert sein, derartigen Störungen aus dem Wege zu gehen, darf ich Sie auf den Therapieteil des Buches verweisen.

Doch was passiert eigentlich, wenn unsere Steuerung auf Dauer sympathisch überstimuliert ist? Man kann davon ausgehen, dass sich chronisch überlastete Systeme nicht mehr ausreichend anpassen, adaptieren können. Um die notwendigsten Funktionen zu erhalten, wählen sie daher einen Plan B: Sie erstarren und verlieren ihre Flexibilität. Übersetzt in den Alltag bedeutet das: Man hat zwar verschiedene Beschwerden, Einbußen der Lebensqualität und muss Verzicht leisten bei lieb gewonnenen Gewohnheiten. Dafür aber ist man noch arbeitsfähig und funktioniert nach außen hin einigermaßen zufriedenstellend. Jedenfalls so, dass die meisten Mitmenschen keinen Wind davon bekommen.

In genau dieser Situation befindet sich der dauergestresste Mensch – womöglich sogar ohne davon exakte Kenntnis zu haben, was ein ganz spezielles Problem ist. Er wurstelt sich seit Jahren so durch, nicht ohne sich gelegentlich über seine Rücken- und Muskelprobleme zu wundern. Statt eines natürlichen Wechsels von Anspannung und Entspannung kommt es zur Dauerkontraktion spezieller Muskelareale wie des Schultergürtels oder der Lendenwirbelsäule. Die Anpassungsfähigkeit des Systems ist jetzt so stark eingeschränkt, dass alle möglichen Symptome auftreten können. Dazu zählen nicht nur körperliche Probleme wie Kopfschmerzen oder Ohrgeräusche, sondern auch Konzentrations- und Beziehungsstörungen. Das kann so weit führen, dass die Muskelprobleme den kleineren Teil der Beschwerden ausmachen.

Diese Situation hat etwas Gruseliges, wir fühlen uns gequält von uns selbst. An dieser Stelle ist das Ganze eine wirklich ernste Angelegenheit geworden. Was sagt der Philosoph dazu: »Der Mensch ist des Menschen Wolf.« Das hatte Thomas Hobbes zwar ursprünglich in etwas anderem Zusammenhang gesagt, aber ich finde dieses Zitat hier angemessen. Die alten Schlaumeier wird man doch noch ein bisschen zweckentfremden dürfen.

Eigentlich sind wir ja ausgegangen vom Thema Muskelspannung und den Hypothesen zu ihrer Entstehung. Der zurückliegende Exkurs zum Vegetativum war umfangreich, aber notwendig zum Verständnis. Dabei habe ich mich allerdings stets bemüht, das Muskelthema nicht ganz aus den Augen zu verlieren. Schließlich war nicht zuletzt Sinn und Zweck dieses Unterfangens, Ihnen ein weiteres Erklärungsmodell für die Entstehung von übermäßiger Muskelspannung zu präsentieren: die Sympathikus-Hypothese. Danach ist Muskelspannung vielfach Folge von einer sympathischen Überaktivität. Eine Vorstellung, für die ich, Sie erlauben das Wortspiel, große Sympathien hege.

Geben Sie es zu, jetzt habe ich Ihnen einen Schrecken eingejagt. Sie ertasten im Moment Ihre Muskelhärten und fürchten das Schlimmste. Aber keine Bange, es geht ja nur ums Prinzip. Es geht ja eigentlich immer ums Prinzip, deshalb schimpfe ich über die vermeintlichen Schmerzauslöser und lege den Fokus auf die wirklich wichtigen Entstehungsmechanismen.

Also bitte nicht verzagen, Hilfe ist in Sicht, und zwar in Gestalt des Gegenspielers des Sympathikus, des Parasympathikus.

Vegetative Balance: Harmonie wagen

Sympathikus und Parasympathikus ergänzen sich an manchen Organen, wie zum Beispiel den Eingeweiden. Man nennt das einen funktionellen Synergismus. An den meisten anderen Organen wirken sie jedoch gegensätzlich, also antagonistisch. Dabei unterscheiden sich beide Systeme immer im Hinblick auf ihren Erregungszustand. Je nach äußerer Situation dominiert immer ein Anteil: Im Schlaf beispielsweise ist der Parasympathikus dominant, bei starken körperlichen oder nervlich-emotionalen Anstrengungen der Sympathikus. Jetzt wissen Sie endlich, warum Sie ausreichend viel schlafen sollten.

Mit dem Parasympathikus gelingt aber nicht nur die Regeneration und Entspannung. Er soll auch gute Dienste leisten im Hinblick auf Kreativität und Problemlösungskompetenz. Streicheln und füttern Sie ihn daher wie ein Haustier. Er darf Ihr ständiger Begleiter sein, weil er Sie vor sympathischen Übergriffen schützen kann.

Ein ausgeglichener Erregungszustand muss auch für unseren Körper ein erstrebenswertes Ziel sein, allein schon um unnötige Energieverluste zu vermeiden oder wenigstens zu reduzieren. Daher macht er von der Möglichkeit Gebrauch, durch Einschalten des Parasympathikus das Aktivitätsniveau des Sympathikus abzusenken. Auf diese Weise kann die vegetative Dysfunktion begrenzt oder beendet werden, und es wird wieder Ausgewogenheit hergestellt. Beide Systeme sind somit eng miteinander verwoben. Also auch hier wieder diese Komplexität der Systeme, wir hatten das ja schon mehrfach.

Mittlerweile gibt es ja eine ganze Reihe von Veröffentlichungen, die Übungen zur Anregung des Parasympathikus empfehlen und deren Ziele die Vertiefung der Atmung, eine gesteigerte Durchblutung von Haut, Muskeln und Bindegewebe und natürlich die Lockerung von Verspannungen sind.

Im Fernen Osten hat man sich diesbezüglich schon früher als bei uns die richtigen Gedanken gemacht. In der traditionellen chinesischen Medizin (TCM) existiert zu unserem westlichen vegetativen Dualismus zwischen Parasympathikus und Sympathikus eine Analogie, nämlich die zwischen Yin und Yang.

Im Parasympathikus würde man die Ruhe, Tiefe und Dunkelheit, das Bewahrende, Mütterliche und Nährende sehen, mit anderen Worten: das Yin. Sollte es bei Ihnen also ungemütlich werden, dann streben Sie in diese Richtungen und harmonisieren Sie Ihre Erregungszustände.

Als TCM-Therapeut hat man nach dieser Anschauung die Möglichkeit, durch Einschalten von Yin-Punkten das überschießende Yang, sprich den Sympathikus, zu reduzieren oder zu normalisieren. Genauso gibt es auch Symptome durch zu viel körperliche oder geistige Trägheit – sehr häufig sogar. Sie lassen sich günstig mithilfe von Yang-Punkten beeinflussen, weil diese »das Yin bewegen« können, wie es in der Tradition heißt.

Tatsächlich scheint die Akupunktur bei vegetativen Störungen sehr hilfreich zu sein, wie etliche Studien nahelegen.[32] Akupunktur ist offenbar in der Lage, auf direktem Wege die Aktivität des Sympathikus zu dämpfen. Indirekt kann das gleiche Ziel erreicht werden durch Anregung des Parasympathikus, wodurch Akupunktur Einfluss auf Stresssyndrome nehmen kann.[33] Zur Überprüfung dieses Effekts wird die Messung der Herzratenvariabilität[34] (HRV) eingesetzt, mit der es möglich sein soll, das vegetative Aktivitätsniveau zu ermitteln. Selbst eine Akupunkturwirkung auf psychische Funktionen[35] lässt sich so nachweisen, ebenso wie auf Blutdruck und Herzfrequenz.[36]

Im Fernen Osten wurde nicht nur die Akupunktur, sondern es wurden auch zahlreiche Meditations- und Konzentrationsformen entwickelt. Anleitungen zur mentalen Versenkung und zu Bewusstseinsübungen sowie auch eine intensive Yogapraxis haben bei regelmäßiger Anwendung nachweislich Einfluss auf Körperfunktionen und Körperzustände.[37]

Zu Letzterem gibt es mittlerweile ernst zu nehmende Forschungsergebnisse. Meditation beispielsweise ist in der Lage, nicht nur Fähigkeiten wie Aufmerksamkeit und Konzentration zu verbessern. Sie führt auch zu sichtbaren Veränderungen in den dafür zuständigen Hirnregionen. Weiterhin wurde gezeigt, dass Meditation den Blutdruck senken, chronische Schmerzen verringern und Schlafstörungen heilen kann. Die Effekte ähneln sich stets: Der Puls sinkt, ebenso wie der Sauerstoffverbrauch, während die Intensität der Alphawellen im Gehirn zunimmt.

Nicht zuletzt sollte aufmerksam registriert werden, dass Untersuchungen vorliegen, die positive gesundheitliche Auswirkungen von Religiosität und Spiritualität nachweisen.[38] Das Christentum ist ja derzeit arg aus der Mode gekommen, was ich persönlich sehr bedauere. Der Rückzug religiöser Lebensinhalte hinterlässt die Menschen unbehaust, auch wenn diese Form von Heimat von vielen für entbehrlich gehalten wird. Möglicherweise sind die grassierenden Ängste, Unsicherheiten und depressiven Verstimmungen nicht zuletzt auch darauf zurückzuführen.

Sie sehen, zum Vegetativum gehören vielleicht auch die einen oder anderen überraschenden Aspekte. Derartige Grundsatzfragen spielen für unsere Emotionalität sicherlich eine wichtige Rolle. Nun mögen Sie vielleicht Akupunktur, Yoga und jahrtausendealte Heilsbotschaften für Unsinn halten. Das sollte Sie dann aber dazu veranlassen, nach aktuellen westlichen Alternativen zu suchen. Das vegetative System verfügt einfach über uns, wir sollten daher einen guten Kontakt zu ihm haben und ihm genügend Aufmerksamkeit zukommen lassen.

Mittlerweile haben auch bei uns im Westen Entspannungstechniken Konjunktur. Schmerztherapeutisch wird bei vegetativen Störungen die progressive Muskelentspannung nach Jacobson empfohlen. Daneben dienen auch Kuren mit ihren Bädertherapien seit Jahrzehnten dem Ziel, insbesondere in therapeutisch schwierigen Fällen Hilfe zu leisten. Dasselbe gilt für Massagen und vernünftig durchgeführte Saunaanwendungen. Derartige physikalische Maßnahmen reduzieren die sympathische Aktivität.

Sogenannte schwierige Fälle werden gerne einer Behandlung im Rahmen eines Kuraufenthalts zugeführt. Es handelt sich dabei häufig um unbefriedigende Behandlungssituationen, in denen man zu guter Letzt alle Hoffnungen auf die »vegetative Umstimmung« der Patienten setzt. Auffallenderweise ist in derartigen Situationen nicht mehr die Rede von Verschleiß und kaputten Strukturen, sondern eher von negativer Energiebilanz und Erschöpfungszuständen, man könnte auch sagen, von der Seele. Die bewährten Anwendungen solcher Kuren nehmen ganz speziell das vegetative Nervensystem und sein Erholungspotenzial in den Blick. Und damit zielen sie ganz speziell insbesondere auf die vielen unspezifischen Beschwerden.

Ein seit Langem bewährtes therapeutisches Verfahren sollte nicht vergessen werden: das Gespräch. Wir alle wollen dringend umfassend informiert sein, wenn wir ein ernsthaftes Problem haben. Verständliche, akzeptierte Erklärungen bieten nachweislich die Chance, unsere Haltung gegenüber Stressfaktoren und auch gegenüber Schmerzen anzupassen und zu optimieren. Den Stecker ziehen und zur Ruhe kommen, das ist hier Trumpf.

Natürlich scheint die bereits geschilderte Komplexität des Vegetativums geradezu seine Unabhängigkeit, seine Selbstständigkeit zu erfordern. Komplexe Steuerungsvorgänge, häufig auch unter großem Zeitdruck, müssen auf automatisierten, erprobten Gleisen ablaufen. Wir würden dabei nur stören, könnte man scherzhaft einwerfen. Doch wie autonom ist das Vegetativum wirklich? Sind seiner Selbstherrlichkeit gar keine Grenzen gesetzt? Doch, sind sie. Denn auch wenn es hier gelegentlich so geklungen hat, sind wir dem autonomen Nervensystem nicht hilflos ausgeliefert.

Der Autonomie sind durch andere Nervensysteme Grenzen gesetzt. Dankenswerterweise verfügen wir ja auch noch über unsere Großhirnrinde, dem Sitz der Vernunft und des Verstandes. Sie hat lediglich indirekten Einfluss auf das vegetative Nervensystem, indem sie beispielsweise Stress diagnostiziert und geeignete deeskalierende Gegenmaßnahmen initiieren kann. Vor allem aber gibt es im Zwischenhirn eine Steuerungseinheit, den Hypothalamus. Er ist die Kontrollinstanz für die vegetativen Zentren und reguliert alle vegetativen Prozesse im Körper. Daneben ist der Hypothalamus die wichtigste Hirnregion für die Konstanthaltung des inneren Milieus. Er überwacht die Aufrechterhaltung des Gleichgewichtszustandes des Organismus, die sogenannte Homöostase.

Wir sollten uns die Frage stellen, wie wir den Hypothalamus bei seiner schwierigen Aufgabe unterstützen können. Was reduziert unseren Stress, wie harmonisieren wir unser vegetatives Nervensystem?

Als »Klassiker« können eine gesunde Lebensweise ganz allgemein, viel Bewegung sowie ausreichend Schlaf und gute Ernährung gelten. Empfehlenswert sind eher Ausdauersportarten als Kampfsport. Vielleicht am wichtigsten ist jedoch, das Problem überhaupt als solches zu realisieren und seinen Körper mit seinen empfindlichen Systemen zu respektieren. So viel oder auch nur so wenig zum Thema Drogen, Rauchen, Alkohol et cetera. Auch auf die Gefahr hin, dass Ihnen der immer wiederkehrende Begriff »System« mittlerweile auf die Nerven geht: Unsere Welt ist auch so ein komplexes System, und mittlerweile hören wir beim Thema Klimakrise ja ständig, wie verletzlich sie ist. Bei derartigen Systemen greifen viele Räder zu einem Ganzen ineinander. Die Beziehungen dieser Räder sind nicht linear, also nicht in einfacher Weise miteinander verknüpft. Es gibt keine monokausalen, keine simplen Wenn-dann-Relationen. Das Drehen an einzelnen Stellschrauben kann somit trotz bester Absichten sinnlos sein oder sogar sehr ungünstige Folgen haben. Wir sind daher auch vonseiten unseres Vegetativums gezwungen, zunehmend in systemischen, sprich ganzheitlichen, Kategorien zu denken, damit unsere Ökosysteme, zu denen auch der menschliche Organismus gehört, eine gute Zukunft haben.

Eine gute Zukunft brauchen vor allem auch unsere Nerven. Doch was macht ihnen eigentlich am meisten zu schaffen? Es gibt natürlich objektive Stressoren wie Lärm, Mobbing, Geldmangel, Arbeitslosigkeit oder Krankheit. Häufiger jedoch wird unser Vegetativum beunruhigt durch individuelle emotionale Probleme wie Ängste, Überforderung, negatives Selbstbild, Perfektionismus oder Beziehungsstörungen, wobei das eine sicher oft eine Folge des anderen ist.

Falls Sie davon ausgehen, dass Ihnen bei der Stressbewältigung medikamentös auf Dauer befriedigend geholfen werden könnte, muss ich Sie leider enttäuschen. Das vegetative System lässt sich kaum nachhaltig und störungsfrei mithilfe von Arzneimitteln beruhigen. Früher häufig eingesetzte Mittel wie Schlafmittel oder beispielsweise Valium haben ein hohes Suchtpotenzial gezeigt. Auch Antidepressiva, die die moderne Medizin bei hohem Leidensdruck vorwiegend empfiehlt, sind ein schwieriges Thema. Das letzte Wort darüber ist sicherlich noch nicht gesprochen. Ich werde auf die Medikamente daher noch einmal zurückkommen.

Nerven im Muskel: Hier spielt die Musik

Es ist nach diesen ausführlichen und gehaltvollen Themen Muskel und Nerven Zeit für ein erstes Fazit, eine Zwischenbilanz und Bestandsaufnahme. Wir haben festgestellt, dass die bildgebende Diagnostik oft über- und fehlinterpretiert wird, weil dabei Zufallsbefunde in unangemessener Weise in den Rang einer Krankheit erhoben werden. Der Verschleiß wird verteufelt und schlechter geredet, als er in Wirklichkeit ist. Man ruft den heiligen Krieg gegen ihn aus, obwohl man damit meistens nur eine Demoralisierung der Schmerzgeplagten erreicht. Auf der anderen Seite hat dieser Kreuzzug wider die Abnutzung mittlerweile schon eine starke Gegenreaktion hervorgerufen. Man lässt sich nicht mehr ohne Weiteres röntgen und glaubt den Interpreten dieser unschönen Bilder nicht mehr alles. Überspitzt könnte man meinen, ein Bildersturm liegt in der Luft.

Es ist daher an der Zeit, bei der Diagnostik von Schmerzen am Bewegungssystem alle Sinnesorgane in Anwendung zu bringen. Was wir dabei nicht per Röntgenfoto entdecken können, müssen wir mit unseren Händen erspüren, mit den Augen sehen und uns nicht zuletzt mithilfe unserer Empathie vorstellen. Das Objekt unserer Begierde sollte dabei der Muskel sein, unser größtes Organ. Das liegt sozusagen auf der Hand, vor unseren Augen, und vor allem fühlt es sich an beziehungsweise lässt es sich anfühlen. Wir, und damit meine ich jetzt die Ärzte, müssen nur sensibel genug dazu sein und es erspüren. Zudem, wie günstig, steckt der Schmerz meistens direkt im Muskel drin und wartet nur darauf, dass wir ihm dort auf die Schliche kommen.

Was bedeutet das für unser Kreuz? Rückenschmerzen können auf der Basis der herkömmlichen Erklärungen weder sinnvoll diagnostiziert noch erklärt oder behandelt werden. Sie haben meistens nicht viel zu tun mit dem Rückenskelett, obwohl das ja immer wieder bildgebend untersucht wird. Viel wichtiger sind die Muskeln und Faszien des Rückens und die mit ihnen in Verbindung stehenden Nervensysteme. Im weitesten und populärwissenschaftlichen Sinne haben wir es hier mit Nervenschmerzen zu tun. Der Muskel schmerzt über seine Nerven. Daher war es unvermeidlich, dass ich Ihnen ein wenig ausführlicher mit dem Thema Nerven auf die Nerven gehen musste. Es ist ja leider so, dass die Medizin mit ihren untauglichen Erklärungen vielfach nur noch deshalb durchkommt, weil sich kaum einer die Mühe macht, das Ganze konsequent zu Ende zu denken.

Wir kennen zwei wichtige Schmerzformen, die völlig unterschiedliche Behandlungsprozeduren erfordern: neuropathische und nozizeptive Schmerzen.

Der neuropathische Schmerz geht einher mit strukturellen Veränderungen, was bedeutet, dass die Integrität der Nerven gefährdet ist. Die dazu führenden Mechanismen sind Einengung, Kompression (Beispiel Bandscheibenvorfall), Entzündungen (Beispiel Herpes-zoster-Neuralgie) oder Stoffwechselstörungen (Beispiel Diabetes mellitus). Diese Veränderungen der Nerven sind apparativ mess- und diagnostizierbar. Neuropathische Nervenschmerzen, üblicherweise werden sie auch als Neuritis oder Neuralgien bezeichnet, sind als spezifische Schmerzen zu bezeichnen, nicht zuletzt, weil die Medizin hier über diagnostische und therapeutische Optionen verfügt, die Sinn machen.

Die zweite Schmerzform interessiert uns ganz besonders, es ist der nozizeptive Schmerz. Das ist der Schmerz der vielen kleinen freien Nervenendigungen, die fast überall zu finden sind, natürlich auch im Muskel, in den Faszien, den Sehnen oder Gelenken. Hier finden sich diagnostisch keine mechanischen oder entzündlichen Veränderungen, die den Schmerz wirklich erklären könnten.

Nozizeptive Schmerzen, die spontan auftreten, also nicht unfallbedingt sind, können nicht apparativ diagnostiziert werden. Man schließt auf sie indirekt, durch Erfahrung und natürlich durch Ausschluss anderer, spezifischer Ursachen. Die Hintergründe nozizeptiver Schmerzen sind funktioneller Natur, die Integrität der Nerven ist erhalten, nur das Zusammenspiel mit anderen Systemen ist problematisch, dysfunktional, wie man jetzt modern sagt. Hier ist insbesondere das unwillkürliche, das vegetative Nervensystem entscheidend.

Spontan aufgetretene oder anhaltende, chronische nozizeptive Schmerzen haben keine eindeutig apparativ bestimmbare Ursache, da weder die Nerven noch die Muskeln defekt sind. Die zuständigen Nerven sind »nur« überreizt, was Muskeln und Faszien mit Verspannung und Schmerzen quittieren.

Nozizeptive Schmerzen gehören sehr häufig nicht zur Kernkompetenz der orthodoxen, klassischen Medizin, das ist nicht ihr Reich, hier hat sie nicht nur diagnostisch oftmals keinen Plan, sondern vor allem auch vielfach therapeutische Defizite. Nozizeptive Schmerzen sind die häufigste Schmerzform, und aus ihr rekrutieren sich vor allem die chronischen Schmerzen. Der Skandal dabei ist: Viele davon wären vermeidbar, weil unspezifische Schmerzen funktioneller Natur und damit potenziell reversibel sind.

Nozizeptive Schmerzen spielen sich vor allem in der Muskulatur und den Faszien ab. Daher sind sie auch dort behandelbar. Die kleinen freien Nervenendigungen kann man zwar nicht direkt auf diese Weise therapieren. Aber im Rahmen einer effizienten Therapie kann ihr Erregungszustand sowie die sympathische Überaktivität reduziert, normalisiert werden. Das Ziel einer solchen Therapie heißt Desensibilisierung. Das ist Mantra und Zauberwort einer Behandlungsform, die sowohl empirischen als auch aktuellen wissenschaftlichen Anschauungen gerecht wird.

Unspezifische, funktionelle, vegetative Beschwerden

Dieser Absatz ist mit einem Begriff überschrieben, der Ihnen auf den vorangegangenen Seiten schon des Öfteren begegnet ist: unspezifisch. Er gehört zu den Schlüsselwörtern dieses Buches – so wie bisher schon der Ausdruck »Disposition«. Ein drittes haben Sie soeben kennengelernt: Desensibilisierung.

Vielleicht erinnern Sie sich an das Kapitel »Auf unsichere Diagnose folgt unsichere Therapie« (siehe ab Seite 27). Dort war die Rede von unspezifischen Kreuzschmerzen – tatsächlich ein Begriff, der von hochrangigen Sachverständigen der jeweiligen zuständigen Fachrichtungen als echte Diagnose aus der Taufe gehoben wurde. Man wollte damit der Verlegenheit aus dem Wege gehen, die dem ernüchternden Eingeständnis entsprang, dass bei über 80 Prozent der Rückenschmerzen die Ursachen nicht zu klären sind. Später besann man sich zum Glück eines Besseren und nahm wieder Abstand von der ungewohnt bescheidenen Stellungnahme.

Vielleicht ist manch einem der verantwortlichen Experten auch aufgegangen, dass man mit diesem Begriff die Büchse der Pandora geöffnet hat. Denn mit welcher Berechtigung wird der Begriff »unspezifisch« nur für den Kreuzschmerz reserviert? Wollen wir ernsthaft ausschließen, dass nicht auch unspezifische Schulter-Nacken-Hüft-Schmerzen existieren?

Ich persönlich bin mir ganz sicher, dass analog zum Kreuzschmerz diese Begrifflichkeit auch auf viele andere Schmerzsyndrome am Bewegungssystem passen könnte – ja eigentlich müsste. Jedenfalls wenn man Kreuzschmerzen und andere Beschwerden mit den Augen der Mainstream-Schmerztherapie sieht. Wenn man hier konsequent zu Ende denkt, käme das einem Offenbarungseid gleich. Man würde zugeben müssen, dass wir Ärzte, und da beziehe ich mich durchaus mit ein, über ein unbestimmtes Quantum derartiger Beschwerden keine sichere Auskunft erteilen können. Allein bei Kreuzschmerzen wäre dies bei mindestens vier Fünftel der Patienten der Fall. Medizin an ihren Grenzen, das wäre ziemlich ungewohnt und sicherlich auch sehr unerwünscht.

Sie ahnen, wie überaus wichtig von daher eine Vorgehensweise ist, die in der Praxis unter allen Umständen eine Diagnose verlangt, auch wenn diese eher den Status einer Luftbuchung hat. Es muss, koste es was es wolle, ein Eindruck vermieden werden, der Zweifel am medizinischen Erkenntnisvermögen erlauben könnte. Es gibt also gute Gründe, unspezifische Diagnosen zu meiden.

Dennoch hat dieser Begriff in der Medizin weiterhin seinen festen, angestammten Platz, denn immerhin in der WHO-Klassifikation der Krankheiten wimmelt es von unspezifischen Bezeichnungen. Angesichts dieses Ausmaßes von medizinischen Unwägbarkeiten staunt man nicht schlecht. Man würde sich öfter etwas mehr Zurückhaltung wünschen gerade bei der Empfehlung invasiver, also eingreifender therapeutischer Maßnahmen.

Für unsere Schmerzbelange existieren natürlich auch eine Menge von unspezifischen »Diagnosen«. Sie reichen von A wie Atembeschwerden bis Z wie Zitterkrankheit. Alle hier aufzuzählen, wäre ermüdend und würde nicht wesentlich weiterhelfen. Stattdessen darf ich Ihnen einen Blick auf die nachstehende Tabelle empfehlen. Dort sind die wichtigen, häufigen Beschwerden aufgeführt, die im Allgemeinen als funktionelle Störungen beschrieben werden. Sie alle begegnen mir in der Schmerzsprechstunde immer wieder, einzeln oder zusammen mit anderen. Es ist meistens ein Mix aus vielen Bereichen der Medizin. Das zeigt, dass ein chronischer Kreuzschmerz kein schlichtes orthopädisches Problem ist, das man mal eben so mit einer Prise Kortison wegschnupfen kann.

Funktionelle Störungen

- Wetterfühligkeit, Spannungskopfschmerzen
- Konzentrationsstörungen, Nervosität
- Müdigkeit, Schlafstörungen, Essstörungen
- Schwindel, Kreislaufschwäche, Atembeschwerden
- Oberbauchbeschwerden, Verdauungsstörungen, Reizdarmsyndrome
- Menstruationsbeschwerden, Sexualstörungen
- Herzbeschwerden, Rückenschmerzen, Gelenkbeschwerden
- Muskelverspannungen, Triggerpunkte, Gefühlsstörungen
- Prostatabeschwerden, Reizblase, Menstruationsbeschwerden
- Haarausfall, Sehstörungen, Hörstörungen
- Laufende oder verstopfte Nase

Von der Funktionsstörung zur Strukturkrankheit

Warum es so wichtig ist, eine Sensibilität für den eigenen Körper zu entwickeln

Sie sehen in den beispielhaft aufgeführten Störungen in der Liste auf Seite 141, dass sie aus allen Medizinbereichen stammen. Auch Internisten, Urologen, Gynäkologen, Haut- und Lungenfachärzte, Augen- und Hals-Nasen-Ohren-Spezialisten behandeln sehr viele Patienten mit funktionellen Beschwerden.[39] Auffallend ist dabei, dass analog zu unserem Facharztsystem jede Fachrichtung bemüht ist, sich den Teil aus dem Schmerzkuchen herauszupicken, für den sie sich zuständig fühlt.

Lassen Sie mich ein Beispiel aus der Praxis schildern: Eines Tages kam ein 30-jähriger Mann mit Kopf- und Rückenschmerzen, Oberbauch-, Schluck- und Verdauungsbeschwerden zu mir. Er wurde bereits von den Fachrichtungen Orthopädie, Neurologie, Innere Medizin, Hals-Nasen-Ohren-Medizin untersucht und erhielt unter anderem Magen- und Darmspiegelungen. Es wurde jedoch bisher keine Diagnose gestellt, die die Gesamtheit der Beschwerden erklären konnte. Tatsächlich erzählte er gleich zu Beginn unseres ersten Zusammentreffens von seinem beruflichen Stress. Es dämmerte ihm wohl schon, dass damit der Einstieg in seine Krankheitsgeschichte gefunden war. Da er meine Offenheit dafür wahrnahm, machte er den ersten Schritt in die richtige Richtung.

Natürlich darf man nicht außer Acht lassen, dass sich auch schwere strukturelle Erkrankungen hinter den oben aufgezählten Symptomen verbergen können. Ein Tumorleiden beispielsweise kann zunächst nur mit uncharakteristischen Symptomen wie Abgeschlagenheit und Müdigkeit in Erscheinung treten, eine frühe Krankheits-phase mit zunächst unspezifischen Beschwerden, die dem voll aus-geprägten Krankheitsbild vorausgeht. Daher nimmt jeder gute Arzt auch solche wenig ergiebigen Symptome immer ernst und klärt sie sorgfältig ab. Ist jedoch einmal eine spezifische somatische Erkran-kung ausgeschlossen worden, sollte der Hebel umgelegt werden. Von da an muss das Kind einen anderen Namen, sprich eine andere Dia-gnose, bekommen, damit die Therapie in sinnvolles Fahrwasser ge-langen kann.

Auch wenn es sich vielleicht anders anhört, funktionelle Erkran-kungen sind meistens keine Vorstufen schwerwiegender Organpro-bleme. Sie können allerdings oft deren Begleiter sein. Sie existieren als selbstständige Gesundheitsstörung eigener Art, die von einer Dys-funktion, zumeist Übererregung im Bereich der Nervensysteme aus-gehen, die durch emotionale und vegetative Faktoren ausgelöst und unterhalten wird.

Sie erinnern sich vielleicht an die internationale statistische Klas-sifikation der Krankheiten, die wir im Rahmen des myofaszialen Schmerzsyndroms besprochen haben (siehe Seite 67). Sie definiert unter der Nummer F 45.3 funktionelle Syndrome als »Krankheits-bilder, die aus Störungen von Körperfunktionen resultieren, ohne Nachweis einer organpathologischen Veränderung«.

Funktionelle Störungen haben nicht selten ihren festen Platz auch neben ernsten Organerkrankungen und sind dann durchaus in der Lage, deren Verlauf und Intensität mitzubestimmen oder so-gar zu dominieren. Schwere Erkrankungen sind häufig verbunden mit Schlaflosigkeit, Unwohlsein, Übelkeit und vor allem Ängsten. Das macht deutlich, wie eng funktionelle und emotionale Störungen miteinander gekoppelt sein können. Viele vermeintlich körperliche Probleme gehen ja tatsächlich auf die psychische Komponente der Grunderkrankung zurück.

Viele derartige Störungen der Körperfunktionen sind häufig vernachlässigbar, einfach nur lästig, wie eine vorübergehende Muskelverspannung nach langem, unbequemem Sitzen. Sie können jedoch auch zu schwerwiegenden bis hin zu invalidisierenden Einschränkungen führen. Sicherlich erinnern Sie sich an Ihr letztes vorübergehendes Rückenproblem, das Sie vielleicht nur kurze Zeit in Anspruch nahm. Sie empfanden eine Einschränkung der Beweglichkeit, Schmerzen, möglicherweise sogar ausstrahlende Beschwerden in einen Arm oder ein Bein und eine leichte Taubheit oder ein Kribbeln.

Nun malen Sie sich einmal Ihren Gesundheitszustand aus, wenn derartige Störungen nicht wie sonst üblich wieder vergehen, sondern sogar schlimmer werden. Die Schmerzen müssen dabei gar nicht im Vordergrund stehen. Stattdessen treten oft schleichende Funktionseinbußen auf. Beim Einparken können Sie nicht mehr ganz nach hinten schauen und das Anziehen der Strümpfe fällt immer schwerer. Ihre Belastbarkeit für alle Lebensbereiche sinkt. Beim Sportler würde man so was als Leistungsknick bezeichnen. Bei uns Normalos heißt es: Wir werden alt. Und plötzlich denkt man dann an die Rente.

Häufig beginnt so ein Leidensweg mit einer einfachen Blockierung eines Schlüsselbereiches an der Wirbelsäule, beispielsweise der oberen Halswirbelsäule oder der unteren Lendenwirbelsäule. Wenn Sie jetzt sofort an den richtigen Stellen effizient behandelt werden, gäbe es keine Probleme und das ganze Drama wäre wahrscheinlich vermeidbar – eine ernüchternde Vorstellung.

Doch warum hat unser Bewegungssystem überhaupt die Tendenz zu derart fatalen Verläufen? Zunächst einmal kann man doch davon ausgehen, dass normalerweise sehr starke Selbstheilungskräfte in unseren Diensten stehen. Diese machen auch einen sehr guten Job: Die Statistik spricht von einer Erfolgsquote von 90 Prozent bei Kreuzschmerzen. Das bedeutet aber auch, dass immerhin zehn Prozent der

Betroffenen nicht mehr vollständig zur beschwerdefreien Ausgangs-situation zurückkehren – aus unterschiedlichen Gründen, ganz klar ist das nicht und wird deshalb intensiv erforscht.

Diese zehn Prozent müssen gleich richtig behandelt werden, sonst droht das geschilderte Szenario. Die Abwärtsspirale der Leistungs-fähigkeiten kann häufig unter anderem zurückgeführt werden auf eine Ausweitung der Funktionsstörungen auf die anderen, bisher störungsfreien Segmente der Wirbelsäule. Schließlich müssen diese zunächst die Funktionen der blockierten Wirbel mit übernehmen, wodurch sie auf die Dauer selbst überlastet werden. Hinzu kommt, dass sich Gelenke durch eine anhaltend eingeschränkte Beweglich-keit verändern, bis sie irgendwann ihr Bewegungsausmaß auf Dau-er verlieren. Die Einschränkungen sind dann nicht mehr reversibel. Diese Gesetzmäßigkeit gilt für das Kniegelenk genauso wie für das Wirbelgelenk. Es ist also alles daranzusetzen, das normale Bewe-gungsspiel der Gelenksysteme wiederherzustellen und anfängliche Leistungseinbußen nicht zu unterschätzen. Überhaupt zeigt sich jetzt deutlich die Schwierigkeit, vor der der behandelnde Arzt steht. Er muss ausschließen, dass eine spezifische, strukturelle Erkrankung vorliegt, und danach gilt es umzuschalten in einen anderen Modus, der der Funktionsstörung gerecht wird. Für beide Seiten der Medail-le sollte also Kompetenz vorhanden sein. Eine solche Situation liegt derzeit allerdings als Folge des Ausbildungssystems und der unum-schränkten Meinungsführerschaft orthodoxer Kreise eher selten vor.

Vielleicht würden Sie noch weitere Beispiele aus der Allgemeinme-dizin interessieren, die den Zusammenhang zwischen Funktionsstö-rung und Krankheit näher beleuchten und begründen. Also gut: Es wird viel über Diabetes, Bluthochdruck und Fettstoffwechselstörun-gen geforscht und geschrieben. Viele dieser Erkrankungen sind Folge von Stress und Entzündungen mit Adrenalin- und Cortisolexzessen. Vieles davon ist hausgemacht durch unvernünftige Lebensführung, anderes das Ergebnis unsachgemäßer (Eigen-)Behandlungen oder unterlassener Hilfeleistung am eigenen Körper. Aus der funktionellen Störung Kreuzschmerz oder Stress wird über Frustfraß und Bewegungsmangel Fettleibigkeit, Bluthochdruck und Herzinfarkt.

Funktionelle Störungen sind, wie Sie sehen, unmittelbar eingebunden in die Entstehung struktureller Erkrankungen. Man sollte sie daher nicht ignorieren, nur weil es derzeit noch keine guten Untersuchungsmethoden zu geben scheint. Ich bin mir ziemlich sicher, dass eine angemessene Beachtung funktionell-vegetativer Beschwerdebilder auch der Bekämpfung unserer soziokulturellen Verhaltensstörungen etwas auf die Beine helfen würde.

Was bedeutet das für Sie als Patient? Ich möchte Sie dafür sensibilisieren, bei Beschwerden frühzeitig zu reagieren, bevor die Chance auf Wiedergutmachung am eigenen Körper vertan ist. Es macht bekanntermaßen wenig Sinn, das Kind erst zu behandeln, wenn es in den Brunnen gefallen ist. Die besten Behandlungschancen sind in einem frühen Stadium vorhanden, wenn die Störung noch nicht derart durch Zeit und Gewohnheit fixiert ist. Wir wissen definitiv, dass die Zeit einer der wichtigsten Chronifizierungsfaktoren ist. Will sagen, je länger das Problem besteht, desto schlechter sind die Heilungsaussichten.

Derzeit verfahren wir jedoch eher nach der Maxime »Augen zu und durch«. Wenn es dann im höheren Alter immer schlimmer wird, ruft man nach großkalibrigen Waffen wie heftigen Medikamenten und Operationen, um dem Gegner ein für alle Mal den Garaus zu machen. Der allerdings hat im Laufe der Zeit sein (noch zu beschreibendes) Schmerzgedächtnis hochgerüstet und wehrt sich nach Leibeskräften. So kommt es zu einer Auseinandersetzung, die nicht selten mit hohen Verlusten, sprich Nebenwirkungen und fragwürdigen Endresultaten, einhergehen kann.

Befindlichkeiten: Zwischen Gesundheit und Krankheit

Jeder von uns muss sich im Laufe seines Lebens sicherlich des Öfteren mit funktionellen Störungen auseinandersetzen, die gerne auch mit einem leicht geringschätzigen Unterton als Befindlichkeitsstörungen bezeichnet werden.

Störungen der Körperfunktionen und Befindlichkeiten haben zweifellos einen bestimmenden Einfluss auf unser Leben. Von frühkindlichen Blähungen über Wachstumsschmerzen bis hin zu Stuhlverhalt oder Schlafstörungen im Alter, immer geht es um die Funktion unserer Systeme. Viel seltener hingegen geht es darum, ob sie kaputt sind. Dennoch suchen wir immer nur nach Defekten. Und wenn wir nicht fündig werden, setzen wir Ersatzhandlungen ins Werk über die Einnahme von Stoffen, die das Problem infolge Unverträglichkeiten noch vergrößern können.

Letztlich ist unser Organismus eine riesengroße Spielwiese, auf der sich gleichzeitig viele Systeme und deren Prozesse abspielen. Sie ist für uns von einer unfassbaren Komplexität. Körperliche und geistige Anpassungsvorgänge führen zu einem »Hexenkessel von Interaktionen«. Dieser ist die Grundlage unserer Befindlichkeiten und Stimmungen. Auf ihn beziehen wir uns, wenn wir nach unserem Wohlergehen befragt werden.[40]

Die Natur belästigt uns doch recht häufig mit derartigen »Interaktionen«, und das nicht nur in höherem Alter. Über die eigentlichen Hintergründe kann man nur spekulieren. Irgendwie scheinen unsere Systeme noch nicht ganz angepasst zu sein an die Moderne. Es ließe sich auch behaupten, dass unsere derzeitigen Lebensbedingungen nicht immer artgerecht sind. Der Schriftsteller Arthur Koestler war da ganz radikal und sprach davon, dass wir ein Fehlschlag der Natur sind, ein Irrläufer der Evolution.[41] So weit würde ich wirklich nicht gehen. Ich glaube immer noch an unsere Weiterentwicklung, auch wenn die manchmal etwas holprig verläuft.

Also, wir verfügen zwar immer noch über eine hochwirksame »Alarmanlage«, aber der Säbelzahntiger bedroht uns nicht mehr. Die Bedrohung ist allerdings nicht aus der Welt, sie hat nur ihre Gestalt verändert und kommt nicht mehr auf vier weichen Pfoten daher. Jetzt stellt uns das Leben vor andere Herausforderungen, und manchmal scheinen wir uns selbst im Wege zu stehen. Vielleicht brauchen wir hin und wieder ein Update, müssen neu konfiguriert werden. Auf jeden Fall müssen wir damit leben, aber auch lernen, mit dieser Herausforderung vernünftig umzugehen.

Dieser letzte Satz ist in diesem Zusammenhang keine Binsenweisheit. Tatsächlich kann man den Eindruck haben, dass unsere Tendenz, mit Kanonen auf Spatzen zu schießen, die ganze Angelegenheit nur noch schlimmer macht. Diesen herben Vorwurf werde ich später noch näher begründen müssen.

Wenn wir uns die erwähnten Funktionsstörungen vor Augen halten, dann kommen uns eigentlich die meisten davon bekannt vor. Es handelt sich nämlich weitgehend um die gleichen Beschwerden, die wir auch im Rahmen vegetativer Störungen besprochen haben.

Zur Präzision und Erinnerung: vegetative Effekte wie zum Beispiel eine kurzzeitige Erhöhung der Herzfrequenz, übermäßiges Schwitzen oder Muskelverspannungen sind an sich keine Gesundheitsstörungen, sondern einfach unangenehme Begleitumstände unseres Alltags. Erst ihre Verselbstständigung und ihre anhaltende massive Präsenz machen sie zu einer ernsthaften Störung der Befindlichkeit, unseres Befindens und auf die Dauer möglicherweise auch zu einer Krankheit. Der Übergang von einer Befindlichkeitsstörung zu einer Krankheit ist dabei fließend und natürlich auch abhängig von der Konstitution, Leidensfähigkeit und Resilienz, also der Widerstandsfähigkeit des Einzelnen.

Befindlichkeit, was ist das nun schon wieder? Man könnte sagen, dass wir eigentlich fast jeden Tag Auskunft darüber geben, wir befinden uns sozusagen in Permanenz. Trotzdem oder gerade deswegen lohnt ein genauer Blick darauf.

Unser Befinden ist eine Größe, die darüber Auskunft gibt, ob es uns gut geht oder nicht. Subjektiv empfundene Belastungen stören dieses Befinden auf körperlich-seelischer Ebene. Es geht also um Störungen, die ihren Platz im psychosomatischen Kontinuum einnehmen, ohne zum Kreis gesicherter somatischer oder psychischer Erkrankungen zu gehören. Auch hier begegnen wir wieder dem Problem der fehlenden Objektivierbarkeit der Beschwerden. In den gängigen Begriffsdefinitionen wird lediglich auf die Subjektivität des Erlebens verwiesen und auf die Schwierigkeit, sie eindeutig im körperlichen oder seelischen Bereich zu verorten.

Immer wenn es um etwas schwierige Begrifflichkeiten geht, sollten wir wieder mal einen berühmten Philosophen zu Wort kommen lassen. Martin Heidegger war ein bedeutender Lebens- und Existenzphilosoph aus dem Badischen, der es eigentlich wissen sollte. Nach seiner Anschauung ist unser Befinden ständig Schwankungen und wechselhaften Einflüssen ausgesetzt.[42] Der Mensch muss in diesem Rahmen immer wieder sein eigenes Gleichgewicht, seine individuelle Balance und eine ausgewogene Gemütslage finden und bewahren. Wenn er das schafft, dann ist er gesund. Mit diesem Statement kann man doch was anfangen, meine ich. Allerdings habe ich auch den Originaltext etwas verständlicher formuliert. Wenn sich diese Philosophen nur nicht immer so umständlich ausdrücken würden.

Demgegenüber klingt die moderne Medizin deutlich nüchterner. Laut einer Richtlinie der Arbeitsgemeinschaft der Wissenschaftlichen Medizinischen Fachgesellschaften (AWMF) sind Befindlichkeitsstörungen nicht-spezifische funktionelle Beschwerden, die medizinisch nicht hinreichend erklärt werden können.

Wir merken auf, das kennen wir! Nicht-spezifisch heißt so viel wie unspezifisch. Das war doch diese nozizeptive Schmerzform, bei der der Nerv intakt war, also keinen strukturellen Schaden hat. Deshalb sind spontan aufgetretene unspezifische Schmerzen oft nicht strukturell, sondern funktioneller Natur. Funktionell sind auch die vegetativen Beschwerden. Somit deuten all diese Begriffe inhaltlich in die gleiche Richtung und führen zu unspezifischen, funktionellen, vegetativen Störungen der Befindlichkeit.

Warum mache ich jetzt dieses Fass auf? Weil Befindlichkeitsstörungen die häufigsten Beschwerden sind, die zum Arztbesuch führen, und weil Muskel- und Faszienschmerzen ein großer Teil von ihnen sind. Ganz wichtig ist auch: viele der auf Seite 141 geschilderten Störungen treten zusammen mit myofaszialen Schmerzen auf. Natürlich nicht alle gleichzeitig, aber immer wieder einzelne oder mehrere von ihnen. Tatsächlich wechseln sich diese Beschwerden auch des Öfteren ab. Kreuzschmerzen können beispielsweise im Rahmen einer Erkältung von Kopfschmerzen abgelöst werden, um nach deren Ausheilung zunächst in eine Reizblase überzugehen, bevor es wieder mit den Rückenproblemen losgeht.

Als ein weiteres prominentes Beispiel bieten sich funktionelle Herzbeschwerden an. Hier ist in weit mehr als 50 Prozent der Fälle eine körperliche Ursache nicht zu erkennen. Stattdessen sind in diesen Fällen Funktionsstörungen der Brustwirbelsäule und Angststörungen ursächlich in Betracht zu ziehen. Man hat geradezu den Eindruck, eine Störung löst die andere aus oder ab. Über eine gesteigerte Aktivität des vegetativen, sympathischen Nervensystems kann aus einer Wirbelblockade plus Angst schnell ein »Herzanfall« werden.

Möglicherweise fragen Sie sich, was sich gegen diesen Effekt unternehmen lässt. Natürlich sollte umgehend die Wirbelblockade durch einen chirotherapeutischen Eingriff, also mittels Handgrifftherapie, beseitigt werden. Zusätzlich empfiehlt sich dringend eine ausführliche Information über den grundsätzlich harmlosen Charakter dieser Beschwerden. So eine Schulung nennt sich vornehm Schmerzedukation, der erzieherische Effekt derartiger Maßnahmen ist nachweislich erheblich. Natürlich wäre es auch nicht verkehrt, gleichzeitig dieses Buch zu lesen.

Ein weiteres sehr wichtiges Thema in diesem Zusammenhang sind Beschwerden des oberen Magen-Darm-Traktes wie Schluckstörungen, Kloßgefühl, Sodbrennen, Schmerzen hinter dem Brustbein, Völlegefühl und Übelkeit. Sie gehören zu den häufigsten Befindlichkeitsstörungen und bleiben oft trotz mehrfacher Magenspiegelungen unverstanden. Auch bei den ähnlich häufigen Reizdarmsyndromen lassen sich trotz Darmspiegelungen nur bei der Hälfte der Patienten Befunde feststellen, die eine Begründung für das Problem liefern können.

Es gibt eine enorme Vielfalt an unspezifischen Beschwerden. Sie treten gemeinerweise in allen möglichen Situationen auf und äußern sich auch ganz unterschiedlich. Unser Leben rankt sich um diese Alltagsphänomene, um unwillkürliche, unbewusste Regulationsvorgänge der Nervensysteme – schlichtweg um unspezifische Mechanismen, die letztlich unser Wohl und Wehe wesentlich mitbestimmen. Gefühle sind hier entscheidend. Bei jeder Stressattacke dürfen wir die Vernetzung unseres Vegetativums mit emotionalen Zentren intensiv erleben.

Müssen wir das alles einfach so hinnehmen? Verhindern können wir diese Empfindungen nicht wirklich, nur ihren Einfluss auf uns reduzieren oder regulieren. Es gilt also, dieses Auf und Ab als ein Stück weit unabänderlich zu akzeptieren. Gleichzeitig aber dürfen wir uns nicht zum Spielball unserer gefühlten Aufregungen machen lassen und das Heft aus der Hand geben. Vergessen Sie nicht, Sie sind der Homo sapiens. Daher sollten Sie das evolutionäre Geschenk smart kalkulierender Hirnabschnitte sinnvoll nutzen. Verordnen Sie sich als Gegengewicht stabilisierende, beruhigende Sinneseindrücke.

Was wir von uns mitbekommen

Eigentlich mögen wir solche Themen nicht wirklich, oder? Sie ruinieren unsere selbst gestrickten Mythen und Illusionen, die von uns als selbstbestimmten Wesen handeln.

Sie haben gerade das Stichwort »selbstbestimmt« gelesen. Auf unsere Selbstbestimmung sind wir stolz, das unterscheidet uns vom Tier, wir machen unser Ding und lassen uns nicht von Instinkten bestimmen. Diese zugegebenermaßen stark vereinfachte Darstellung dürfte unsere maßgebliche Vorstellung von »selbstbestimmt« beschreiben.

Das Ganze ist allerdings eher eine Wunschvorstellung, sagen die Neurobiologen. Denn haben wir wirklich die Kontrolle? Fragen nach der Freiheit unseres Willens sind ein großes Thema philosophischer Betrachtungen über Körper und Geist. In ein derart kompliziertes Thema wollen wir uns an dieser Stelle wirklich nicht einmischen. So ganz ausklinken können wir uns jedoch auch nicht. Denn wir reden ja hier über Empfindungen körperlicher und seelischer Art. Oder muss es heißen: geistiger Art?

Das mit dem Geist ist irgendwie wenig handfest. Gemeint ist das Bewusstsein, dessen Entstehung immer noch keiner so richtig erklären kann. Man belässt es vorerst bei Hypothesen dazu oder ist der Auffassung, dass dieses Problem niemals gelöst wird.

Wir wollen uns also mit Körper und Seele befassen. Aber hallo, wissen wir denn, worüber wir da reden? Gibt es die Seele überhaupt?

Die antike Welt war davon überzeugt, das Christentum ist es heute noch. Doch wenn ich Sie derart direkt darauf anspreche, werden Sie wahrscheinlich eher weniger von der Existenz einer Seele ausgehen wollen. Trotzdem kommen wir an ihr kaum vorbei, wenn wir unsere Gefühle, unsere emotionalen Eindrücke beschreiben möchten. So unwirklich das religiöse Konstrukt einer unsterblichen Seele auch zu sein scheint, so stabil ist deren Verankerung in unserem Alltag, wenn wir über etwas derart Wichtiges wie unsere Empfindungen reden. Wir wissen oder fühlen immerhin ziemlich deutlich, wie unsere seelischen Eindrücke nicht nur unser reales Leben wesentlich bestimmen, sondern vor allem auch unser Körpergefühl. Demnach muss etwas so Metaphysisches, Übersinnliches, Immaterielles wie die Seele doch eine direkte Beziehung zu dem realen, materiellen Körper haben und auf ihn einwirken können.

Eigentlich wundert uns das nicht, nachdem wir immer wieder über die komplexe Vernetzung unserer Systeme staunen dürfen. Wir wissen schließlich, dass eine Emotion via Sympathikus in die Nerven fahren kann und dort in der Lage ist, Muskeln rebellisch zu machen. Dennoch ist die Frage nach der Seele bis heute unter Wissenschaftlern umstritten, auch wenn der französische Philosoph René Descartes sie bereits im 17. Jahrhundert aufwarf – und gleich selbst kundtat, dass Körper und Seele grundverschieden wären. Wie dem auch sei, irgendetwas scheinen sie ja miteinander zu tun zu haben, und irgendetwas Geistiges-Seelisches muss es wohl auch geben.

Wir können diese Frage hier nicht klären. Aber wir wissen, wenn es schwierig wird, soll man es »stupid and simple« machen, so heißt es doch. Daher belassen wir es am besten beim englischen »Mind-Body-Problem«. »Mind« klingt wesentlich nüchterner und naturwissenschaftlicher, »Seele« ist wieder mal ziemlich tiefgründig deutsch.

Wir überlassen die Seele an dieser Stelle sich selbst und befassen uns mit unseren Empfindungen und Wahrnehmungen beim Schmerz. Unsere Schmerzwahrnehmungen sind nämlich auch keine einfache Angelegenheit. Ich fürchte, es verhält sich damit möglicherweise ganz anders, als Sie denken.

Aber fangen wir einfach an, und zwar mit dem ganz normalen Rückenschmerz. Wir können naturwissenschaftlich nicht erklären, wie es sich anfühlt, Rückenschmerzen zu haben. Natürlich würde uns jeder Rückenpatient ganz genau erklären wollen, was das für ein Gefühl ist. Aber vom wissenschaftlichen Standpunkt aus können wir diesen Sinneseindruck nicht analysieren. Warum ist das so? Weil wir nicht in das Bewusstsein reinschauen können, wir wissen ja noch nicht einmal, wo das Ding steckt, geschweige denn, ob es überhaupt existiert.

Wir können auch nicht erklären, wie es sich anfühlt, die Farbe Rot zu sehen, die ja bekanntlich den einen auf die Palme bringt und den anderen daraufhin sogar das Leben kosten kann. Wir fühlen, aber wir wissen nicht, wie. Wir wollen aber vor diesem Rätsel nicht rat- und tatenlos resignieren, sondern wissen, wie wir dem Sinneseindruck Schmerz Informationen entlocken können, die uns seiner Therapie näherbringen.

Schmerzgedächtnis: Ein fragwürdiges Geschäft

Schmerzen treten in der Regel, jedenfalls zu Beginn, zunächst an einer Stelle auf, nur in Ausnahmefällen auch gleichzeitig an mehreren. Für ihren »Inhaber« ist das eine unangenehme Sache, aber es ist eine Sache, nicht mehrere. Der Schmerz verändert sich im Laufe der Zeit womöglich, wird besser oder schlimmer, fühlt sich möglicherweise unterschiedlich an, jedoch erscheint er als eine Einheit. Dabei ist er genau das nicht, wenn er bereits über mehrere Monate anhält, wenn er auf die lange Bank geschoben wurde.

Um das Besondere an chronischen Schmerzen zu verstehen, müssen wir zunächst kurz auf den akuten Schmerz eingehen. Akute Schmerzen sind meistens unproblematisch. Vorausgesetzt, sie bestehen wirklich erst einige Tage bis wenige Wochen. Ganz so einfach ist das jedoch oft nicht zu entscheiden. Manche Beschwerden verschwinden auch wieder und kehren später in einem neuen Gewand zurück. Ein zweiter Aufguss sozusagen, aber nichts wirklich Neues.

Wirklich neu aufgetretene Schmerzen lassen sich in der Regel medikamentös oder auch lokal gut behandeln. Nicht zuletzt deswegen, weil die Umstände und Kausalitäten meistens klar sind und klar kommuniziert werden können. Man erinnert sich gut an das ursprüngliche Geschehen und wie alles kam und warum. Darüber hinaus ist man als »Akutschmerzinhaber« guter Dinge und optimistisch, dass der ganze Spuk bald wieder ein Ende haben wird.

Beim chronischen Schmerz ist alles anders. Er macht uns mürbe und hoffnungslos. Er lässt uns sogar nachweislich rapide altern, er zehrt an uns. Wobei eins gesagt sei: Das Alter ist nicht notwendigerweise mit Schmerzen verbunden.[43]

Allerdings dürften die meisten von uns anderer Meinung sein. Es klingt so einfach und plausibel: Wer alt ist, muss Schmerzen haben. Doch das ist nicht wahr! Bitte merken Sie sich das. Sie sollten sich allein aus Alterungsgründen keinesfalls mit chronischen Schmerzen abfinden. Das ist weder ratsam noch notwendig, wenn man in den richtigen ärztlichen Händen ist.

Akute Beschwerden sind meist ortsständig und ändern sich kaum. Sie können darüber hinaus eindeutig durch bestimmte Auslöser provoziert werden. Das heißt, gewisse Körperbewegungen lösen den Schmerz zuverlässig aus. Damit wird unmissverständlich klar: Hier stimmt etwas nicht. Das ist eine große diagnostische Hilfe, denn auf diese Weise lässt sich der Schmerz zuverlässig verorten. Aber nicht nur das. Man kann ihn sich auch bei der Therapie zunutze machen. Genaueres darüber im Therapieteil ab Seite 177.

Demgegenüber wechseln sich bei chronischen Schmerzen Schmerzphasen mit Momenten weitgehender Beschwerdefreiheit ab. Dadurch lässt sich das Problem auch kaum dem Arzt oder den Angehörigen vorstellen und sorgt allein schon infolge seiner Geheimniskrämerei für Unbehagen. Man könnte ein Glaubwürdigkeitsproblem bekommen mit diesem komischen, manchmal unsichtbaren Schmerz. So ein heimlicher Schmerz kann einem dann ganz schön unheimlich werden.

Zu allem Überfluss verändern sich chronische Schmerzen in ihrer Lokalisation und Intensität auch noch. Sie können wandern und sich an unterschiedlichen Stellen unterschiedlich anfühlen. Ganz besonders spukhaft ist die Erfahrung, dass sie nicht selten von äußeren und inneren Veränderungen beeinflusst werden und ein anderes Erscheinungsbild bekommen. Stimmungen wie Trauer oder Freude, aber auch das Wetter und wie immer natürlich ganz speziell der Stress beeinflussen unsere emotionalen und vegetativen Zentren und damit auch den chronischen Schmerz. Schon ein Besuch in der Arztpraxis kann die Beschwerden vorübergehend zum Verschwinden bringen, wie sicherlich schon viele von Ihnen erlebt haben. Beim Akutschmerz sind derartige Unwägbarkeiten weit seltener der Fall.

Warum ist das so? Der chronische Schmerz hat in der Regel mehrere Väter, eben die besagten emotionalen, vegetativen, hormonellen und immunkompetenten Systeme (Letztere sind Zellen, die im Rahmen der Immunreaktion Abwehraufgaben übernehmen). Wir sind als chronische Schmerzpatienten nicht nur dem Risiko ausgesetzt, stimmungslabil und sympathisch überstimuliert zu sein. Nein, wir schlafen auch schlecht, sind gereizt und erkälten uns dauernd.

Letztes ist vielleicht schwer zu glauben, selbst ich war da im Zweifel. Das Immunsystem wird schwächer bei chronischen Schmerzen? Doch ja, so ist es. Das habe ich mittlerweile von meinen Patienten gelernt – eine Erfahrung übrigens, die mir im Laufe meiner langjährigen Tätigkeit nicht nur einmal passierte. Wir Ärzte denken ja oft, wir wüssten alles besser. Sie dürfen mich jedoch gerne zitieren: Das stimmt überhaupt nicht!

Mir hat allein schon zu denken gegeben, dass Schmerzpatienten nicht selten infolge einer Fehlernährung chronische Nebenhöhlenentzündungen haben sollen. Wohlgemerkt wegen Fehlernährung, nur in seltenen Fällen wegen einer schiefen Nasenscheidewand. Aber das nur am Rande und in aller Kürze.

Ich erwähnte, dass der chronische Schmerz zumeist mehrere Urheber hat. Er setzt sich wie ein Flickenteppich über seine Repräsentanzen in unseren Systemen zusammen. Man spricht daher auch von einer Schmerzmatrix. Dieser üble Geselle hat beste Beziehungen zu Nerven-, Immun- und Hormonsystemen und spielt virtuos auf all diesen Klaviaturen. Er untergräbt auch die Abteilungen für Vernunft, Gedächtnis, Gefühle und Ängste, nistet sich dort ein und fühlt sich pudelwohl. Er ist sich bewusst, dass er nicht leicht zu vertreiben ist. Vor allem dann, wenn er Gelegenheit hatte, dort so richtig heimisch zu werden.

Lassen Sie uns resümieren: Der chronische Schmerz lacht uns aus, wenn wir verzweifelt nach den Ibus greifen oder uns eine Massage gönnen. Er weiß sich nämlich in Sicherheit auf seinen Besitztümern, die ihn beschützen. Er kann auf den Deal vertrauen, den er mit dem Körper gemacht hat. Der sieht vor, dass ihm dessen Abwehrsysteme nicht mehr zusetzen, sondern seine Anwesenheit akzeptieren und sogar schützend ihre Hände darüber halten. Diese Situation kennt jeder Therapeut, wenn er vergeblich die beste Osteopathie oder Massage anwendet, kunstvolle Spritzen setzt oder üblicherweise »todsichere« Medikamente empfiehlt. Nicht selten muss er enttäuscht feststellen, dass sich der leidgeplagte Patient nicht erholt, sondern dass der Schmerz nach anfänglicher, scheinbarer Besserung wieder in alter Frische auf die Beine kommt. Gut gemeinte und gekonnte Behandlungsmaßnahmen verlieren auf diese Weise immer wieder ihren positiven Effekt. Dieses Spiel kann nicht selten nahezu beliebig fortgesetzt werden. Wer oft Schmerzmedikamente nehmen muss, weiß, wovon ich rede.

Wie kann das sein? Systeme und Menschen haben ein Trägheitsmoment, und wir alle wissen, je länger die sich in einem solchen Zustand befinden, desto schwerer lassen sie sich ändern. So auch der Schmerz. Der »Erreger« Schmerz hat sich in seinem »Wirt« Patient häuslich niedergelassen und ist fest entschlossen, sich weiter auszubreiten. Er ist einfach gekommen, um zu bleiben.

Wie gelingt ihm das? Der Schmerz braucht nur genug Zeit, um wiederholt und ständig Zugang zu unserem zentralen Nervensystem (ZNS) zu bekommen. Er muss Gelegenheit erhalten, hinreichend oft unangenehme Reize setzen zu können, die noch nicht einmal bewusst schmerzhaft zu sein brauchen. Auf Dauer führt dieser Beschuss zu einem bleibenden Sinneseindruck, weil wir ja lernfähig sind. Und unsere Nerven sind besonders lernfähig.

Das ZNS speichert diese Lernvorgänge ab und legt eine »Erinnerungsspur« für diese Schmerzreize an. Es reorganisiert sich neu, weil es eine erstaunliche Fähigkeit hat. Es beherrscht die Kunst der neuronalen Plastizität, das heißt, es verändert sich je nach Bedarf, um seine Prozesse zu optimieren. Damit wird der Sinneseindruck Schmerz dauerhaft präsent und lässt sich nicht mehr ohne Weiteres löschen. Das Schmerzgedächtnis ist erfunden.

Ein gutes Gedächtnis wünschen wir uns sicherlich alle, aber auf so eins würden wir doch gerne verzichten. Der Schmerz ist jetzt tief in den entscheidenden Regelkreisen der Wirtsysteme verankert, dessen Organismus jetzt kein großes Interesse mehr an einer Änderung dieses Zustandes hat. Das würde für ihn nämlich nicht nur einen großen Energieaufwand bedeuten. Der Status quo ist auch deshalb attraktiv, weil der Schmerz für diesen Objektschutz ein Stillhalteabkommen anbietet. Er beschränkt seinen Einfluss insoweit, als der Wirt, sprich Sie als Patient, in der Regel weiter funktionieren und sein Alltagsleben bewältigen kann – jedenfalls innerhalb eines gewissen mittelfristigen Zeitrahmens. Für die Zukunft gibt es natürlich keine Garantie.

Man könnte meinen, der chronische Schmerz ähnelt mit diesem Verhalten einem Virus. Das will sich auf Dauer auch nur vermehren, lässt seinen Wirt aber weiterleben, weil er von ihm versorgt werden will. Aber lassen Sie mich eins sagen: Damit werden wir den Schmerz nicht durchkommen lassen.

Thalamus: Schmerz nicht hineinlassen

Zunächst einmal eine gute Nachricht: Bevor der Schmerz es sich bei uns bequem machen kann, ist er schwer gefordert. Er muss nämlich erst einige Hürden überwinden, die unsere Abwehrsysteme zum Schutz gegen ihn errichtet haben.

Würden wir alle zugänglichen Reize um uns herum auch tatsächlich bewusst empfangen, hätten wir ein Riesenproblem. Unser zentrales Nervensystem, unsere »Software« würde abstürzen. Außerdem hätten wir wahrscheinlich keinen richtigen »Sinn« mehr für Bedrohungen, Nahrungsbeschaffung oder Fortpflanzung. Wir wären sicherlich ziemlich unkonzentriert.

Die Evolution wusste Rat und hat den Zugang zu unserem Neokortex, der den Großteil der Oberfläche des Großhirns, der Großhirnrinde, bildet, durch einen nur schwer überwindlichen Grenzzaun massiv eingeschränkt. Das »Tor zum Bewusstsein«, der Fachbegriff für diese Hürde lautet »Thalamus«, sitzt im Zwischenhirn zwischen den jungen, modernen Hirnanteilen wie der Großhirnrinde und dem uralten Stammhirn, dem Reptilienhirn, dem Sitz der vegetativen Zentren.

An diesem Grenzübergang scheiden sich sozusagen die Geister – im wahrsten Sinne des Wortes. Autorisiert durch Verbindungen zu anderen Hirnarealen ist der Thalamus in der Lage, im Rahmen einer ersten Informationsverarbeitung die Wichtigkeit unserer Sinnesreize zu hierarchisieren und ihr eventuelles Bedrohungspotenzial einzuschätzen. Nur die VIPs haben also zum Allerheiligsten Zutritt, und das gilt natürlich auch ganz besonders für Schmerzreize. Das ist deshalb so wichtig, weil Schmerzen ausschließlich im Hirn empfunden werden, selbst wenn der schmerzende Tatort weit weg liegt, beispielsweise am kleinen Zeh.

Solchermaßen geschützt vor Reizüberflutung, können sich die großmächtigen Entscheidungszentren unseres Hirns in Ruhe mit der Bewertung und den sich daraus ergebenden Konsequenzen der eingehenden Informationen befassen. Wie in unserem Alltag gilt also auch für unser zentrales Nervensystem da oben: einfach einen kühlen Kopf bewahren.

Das zumindest wäre der Plan. Wie so vieles im Leben allerdings funktioniert auch das hier nicht immer so, wie es sollte. Darüber etwas später mehr, denn jetzt möchte ich Sie zunächst mitnehmen auf eine Reise zu einem anderen Schutzsystem, der körpereigenen Schmerzhemmung.

Nur noch ganz kurz: Möglicherweise verfallen Sie ja auf den Gedanken, der Evolution einige kleine Änderungen bezüglich unserer Systeme vorzuschlagen. Zum Beispiel, den Thalamus doch gleich so zu bewehren, dass er von keinerlei Schmerzreizen mehr überwunden werden kann. Das wäre allerdings keine gute Idee. Solche genetischen Variationen gibt es nämlich tatsächlich bereits bei einigen bedauernswerten Menschen. Allerdings ist diese Situation nicht mit einem gesunden, normalen Leben vereinbar. Wir sind auf Informationen über Schmerzreize angewiesen, um diesen aus dem Weg gehen zu können, um uns wirkungsvoll von unserer Umgebung abzugrenzen und unsere Körperoberfläche zu schützen.

Selbstschutz vor Schmerzen: Vom Nutzen der körpereigenen Hausapotheke

Wir wissen leider nur zu gut, dass Schmerzen die Hürde Thalamus überwinden können. Es braucht daher zwingend noch eine weitere Verteidigungsmöglichkeit, falls dieser Schutzmechanismus ausfällt und seinen Aufgaben nicht nachkommen kann. Glücklicherweise sind wir noch mit weiteren Verteidigungsanlagen ausgestattet. Diese liegen, Sie ahnen es schon, in Form eines Systems vor, der sogenannten körpereigenen Schmerzhemmung. Im Fachjargon spricht man von endogener Inhibition. Was kann diese Einrichtung?

Die körpereigene Schmerzhemmung ist zu erstaunlichen Leistungen fähig und setzt vieles von dem um, was wir bereits als schmerzabwehrende Verhaltensweisen kennengelernt haben. Wir können uns ja nicht vorsichtshalber ständig in Gegenwart eines Schmerztherapeuten aufhalten oder immer Spritzen oder Medikamente mit uns herumtragen. Daher sind wir selbst gefragt. Wir müssen die Schmerzprävention aus Bordmitteln bestreiten.

Dazu ist es immer eine gute Idee, auf die unterschiedlichen Hirnabteilungen einzuwirken, die am Sinneseindruck Schmerz beteiligt sind. Es gibt leider kein einzelnes spezialisiertes Schmerzzentrum, auf das wir unsere therapeutischen Bemühungen konzentrieren könnten. So einfach macht es uns die Natur nicht. Mit diesem Schmerznetzwerk, der Schmerzmatrix, muss man klarkommen. Vor allem dann, wenn man vermeiden will, dass Schmerzen kommen, um zu bleiben.

Wir müssen vom Schmerz als einer selbstständigen Sinnesempfindung ausgehen, die im Hirn über den Zusammenschluss spezieller sensorischer Neurone organisiert wird. Sie ist nicht das Ergebnis einer abnorm starken Reizung der »normalen« Sinne. Der Sinneseindruck Schmerz ist Folge eines Summationseffektes verschiedener Hirnzentren.

Ein Beispiel: Wenn Ihnen ein Pferd auf den Fuß steigt, dann haben Sie nicht nur einen gewaltigen blauen Fleck oder Schlimmeres, sondern Sie erleben auch eine heftige emotionale und vegetative Reaktion. Angeregt von Ihren emotionalen Zentren, werden Sie voraussichtlich zunächst einen derben Kraftausdruck von sich geben. Im weiteren Verlauf des Geschehens wird das vegetative sympathische Nervensystem Ihre Kreislaufaktivitäten ankurbeln (Herzrasen, Schweißausbruch), sofern Sie nicht zuvor in Ohnmacht gefallen sind. Das ist aber noch lange nicht alles. Der Schmerz hat umgehend auch eine starke motorische Reflexantwort (Fluchtreflex) zur Folge, die Sie befähigt, in Sekundenbruchteilen den Fuß wegzuziehen – falls möglich.

Ihre Großhirnrinde spielt übrigens auch noch mit. Sie gewinnt die Erkenntnis (Kognition) eines Pferdetritts, welche im Eifer des Geschehens vermutlich etwas untergehen wird.

Man kann die Dramatik dieses Vorgangs wie folgt zusammenfassen: Das Pferd testet erfolgreich die Einsatzbereitschaft Ihrer emotionalen, vegetativen und kognitiven Zentren einschließlich der somatomotorischen Reflexbögen (automatisches, reflexartiges Fußwegziehen).

Nun ist ein Pferdetritt sicherlich für jeden von uns ein äußerst unangenehmes Erlebnis, aber er wird dennoch sehr unterschiedlich empfunden. Das hat natürlich entscheidend zu tun mit Ihrer Disposition, der Veranlagung, der Art und Weise, wie Ihr Verhältnis zu Schmerzen seit Kindesbeinen ist. Von großer Bedeutung ist darüber hinaus, in welchem Zustand sich die eben erwähnten drei Zentren befinden und in welcher Form sie miteinander vernetzt sind.

Man weiß, dass Persönlichkeitsmerkmale wie Ängstlichkeit und Schmerzfokussierung mit einem höheren Schmerzlevel einhergehen. Die andauernde Beschäftigung mit negativen Vorstellungen (Kognitionen) machen deren tatsächliche Realisierung im subjektiven Erfahrungshorizont wahrscheinlicher. Man spricht nicht umsonst von selbsterfüllenden Prophezeiungen.

Wenn Sie bereits seit vielen Jahren medikamentös schlecht einstellbare Kopfschmerzen, Migräneanfälle, haben, dann werden Sie den nächsten Anfall voraussichtlich mit ängstlicher Spannung erwarten. Sollten Sie hingegen schon öfter einen Pferdekuss als erfreuliches Zeichen der Zuneigung Ihres Rosses erfolgreich verarbeitet haben, dürfte sich das Schmerzniveau in Grenzen halten. Positive Emotionen sind also geeignet, den Schmerz zu dämpfen.

Was würde Ihren Schmerz noch lindern? Sie könnten sich beispielsweise umgehend mit etwas völlig anderem beschäftigen, vielleicht mit Ihrem Hund, der das Ganze verängstigt mitansehen musste. Ablenkung durch Überschreibung ungünstiger Sinneseindrücke durch neu orientierende Reize ist auch eine Möglichkeit, die man besonders gerne bei Kindern erfolgreich praktiziert.

Weiter im Text mit unseren Gegenmaßnahmen wider den Schmerz. Wir brauchen ein schnell aktivierbares Abwehrfeuer, das jederzeit einsatzbereit ist. Auch wenn es Ihnen nicht bewusst ist, Sie haben es sicherlich schon viele Male praktiziert. Wenn man sich schmerzhaft irgendwo anstößt, verspürt man unweigerlich das Bedürfnis, sich an dieser Stelle zu massieren, zu reiben. Das ist umgehend erfolgreich und lindert den Schmerz. Ihre Lebenserfahrung wird dem zustimmen, aber wissen Sie auch, warum wir das schon von klein auf reflexhaft so machen? Wir verhalten uns so, weil wir auf diese Weise unser schmerzhemmendes System aktivieren. Das ist doch nun wirklich praktisch, oder? Irgendeiner muss ja den Knopf drücken, damit es mit dieser »endogenen Inhibition«, also der selbst erzeugten Schmerzhemmung, endlich losgehen kann.

Es leuchtet ein, dass unangenehme Reize einem Kontrollsystem unterworfen sein müssen. Sonst könnte unsere Großhirnrinde vermutlich nur schwer einen klaren Gedanken fassen, und unsere vegetativen und motorischen Reflexe würden uns ständig Streiche spielen.

Schmerzreize aus der Peripherie dürfen nicht ohne Weiteres zu dem schmerzverarbeitenden Zentrum weitergereicht werden. Als Chef oder Chefin lassen Sie sich ja auch nicht jedes Gespräch durchstellen, sonst werden Sie mit der Arbeit nicht fertig.

Wie also funktionieren diese Kontrollsysteme? Fast auf Knopfdruck, könnte man – wie bereits erwähnt – sagen, wobei die Funktion des Knopfes von der Haut übernommen wird. Wenn Sie diese reiben, aktivieren Sie aufsteigende Nerven, die einen Reiz zum Mittelhirn abgeben. Von dort wiederum wird ein absteigendes System in Gang gesetzt, das am Rückenmark hemmende Nervenzellen einschaltet. Der Schmerz wird blockiert.

Wie schafft das System das? Jetzt schlägt die Stunde der körpereigenen Hausapotheke: Es kommen opioidähnliche Eiweiße, sogenannte Endorphine, aus Eigenproduktion zum Einsatz. Sie wissen schon, Opiate und Morphium kennt man ja von Berichten aus der Drogenszene oder von Leidgeprüften, die stärkste Schmerzmittel einnehmen müssen.

Endorphine haben nicht nur Einfluss auf Schmerzen. Sie spielen auch eine Rolle beim Hungergefühl, bei der Produktion von Sexualhormonen sowie bei der Entstehung euphorischer Zustände, Glücks- und Lustempfindungen. Wahrscheinlich spielen sie sogar eine wichtige Rolle beim Phänomen einer temporären Schmerzunterdrückung Schwerstverletzter, was sicherlich zur Erhöhung der Überlebenschancen beiträgt.

Ein anderer schmerzhemmender Mechanismus aktiviert direkt das Rückenmark – ohne Umweg über das Mittelhirn. Im Prinzip passiert aber immer das Gleiche: Durch Aktivierung der »Schmerzalarmtasten« auf der Körperoberfläche werden eingebaute Selbstschutzmechanismen in Gang gesetzt.

Wie aber bespielt man diese Tasten am besten? Das bereits erwähnte Massieren, Kneten, Drücken oder Streicheln beziehungsweise Pusten beim Kind bringt hemmende Nervenaktivitäten über die bereits beschriebenen freien Nervenendigungen in Schwung, die Rezeptoren, die in ihrer Funktion als Schmerzmelder Nozizeptoren heißen (siehe Seite 107). Dieses Frühwarnsystem des Körpers setzt in der Großhirnrinde den Prozess in Gang, der für die Lokalisation und Erkennung des Schmerzes verantwortlich ist.

Dabei kommt es übrigens auch durch Impulse aus dem Hirnstamm zu einer Spannungsveränderung der Willkürmuskulatur – jener Muskulatur also, über die wir bereits ausführlich geredet haben und die immer so verspannt ist. Auf diese Weise verursacht der Schmerz eine Erhöhung der Muskelspannung.

Weitere Möglichkeiten der Schmerzhemmung über die Körperoberfläche bietet das ganze Arsenal der Manualmedizin einschließlich Osteopathie, Krankengymnastik, Massagen, Trainingstherapie und Lymphdrainagen. Auch sogenannte physikalische Therapiemaßnahmen und die Bädertherapie tragen unter anderem in Form von Kälte- und Wärmeanwendungen dazu bei.

Eine ganz besonders wirkungsvolle Methode zur Schmerzbekämpfung ist die Akupunktur oder auch die Akupressur. Bei Letzterer werden Akupunkturpunkte unterhalb der Haut über eine sanfte Druckmassage aktiviert. Bei der Akupunktur erregt der Stich in die Haut wieder die bekannten Nervenendigungen, die Nozizeptoren. Dadurch wiederum wird eine bestimmte Sorte von Schmerzfasern blockiert, sodass im Gehirn kein Sinneseindruck vom Schmerz entsteht.

Einen ähnlichen Effekt erzielt man durch Infiltration, also durch Einspritzung von örtlichen Betäubungsmitteln. So etwas haben Sie sicherlich schon bei Ihrem Zahnarzt erlebt. Der allerdings betäubt gezielt Nerven für das Gebiss beziehungsweise einzelne Zähne. Großflächige Infiltrationen werden Quaddelung genannt und sind eine populäre Technik aus der Neuraltherapie oder der therapeutischen Lokalanästhesie (TLA).

All diese Behandlungen aktivieren Rezeptoren, die über eine ganz bestimmte Sorte von Nervenfasern am Rückenmark die Schmerzweiterleitung blockieren.

Leider gibt es jedoch Situationen, in denen die genannten Maßnahmen nicht ausreichen. Umso wichtiger ist es, alle therapeutischen Chancen zu nutzen, um auch in schwierigen Fällen erfolgreich sein zu können. Und glücklicherweise gibt es über die genannten Methoden hinaus noch andere, wirklich faszinierende Wege zur Schmerzbekämpfung. Sie sind ein wichtiger Aspekt der Kernbotschaft dieses Buches: Kenne und nutze die Möglichkeiten, die dir deine Körpersysteme bieten.

Es ist tatsächlich möglich, die körpereigene Opioidproduktion zu nutzen und die Freisetzung dieser Stoffe ist erfolgreich und völlig frei von Nebenwirkungen. Es kostet uns allerdings möglicherweise einige Anstrengungen.

Wie lassen sich die Endorphine aktivieren? Das gelingt ganz ohne Druck, Stich oder sonstige Manipulation des Körpers. Wir kennen Schlüsselreize, die zu ihrer Freisetzung führen und damit am Rückenmark den Schmerz blockieren.

Bei diesen Reizen handelt es sich um Übungen, Tätigkeiten oder Sinnesreize, die unsere emotionalen und vegetativen Zentren ansprechen. Es geht um Entspannungstherapien, Yoga, Meditation, aber auch um Erfolge, Liebe und gute Musik oder andere Formen der Kunst. Auch Verhaltenstherapien, Ausdauersport und gewisse Formen von Extremsport wie das Bungee-Jumping können diese Schutzwirkung entfalten und Schmerzen verhindern, reduzieren oder rückgängig machen. Folgerichtig bewirken Angst, Sorgen, Traurigkeit und Stress eine Schwächung unserer Schutzsysteme und machen uns anfälliger für chronische Schmerzen.

Vielleicht kennen Sie einen oder eine dieser Entrückten, die endlos joggen oder immer schwierigere Klettersteige bewältigen wollen.

Menschen, die Tag und Nacht arbeiten und dabei behaupten, es gäbe nichts Schöneres. Sie alle werden getrieben von dem Stoff, aus dem die Träume sind: Opium. Sie fiebern nach diesem Kitzel, der es uns sogar ermöglicht, bis zur Erschöpfung zu kämpfen – ungeachtet eigener schwerer Verletzungen. Dieser Stoff muss nicht illegal erworben werden, er ist Teil unserer körpereigenen Bordmittel und kommt frei Haus. Wir müssen die Goldader nur finden, jeder auf seine Weise. Und so viel vorweg: Sie müssen sich dazu nicht von der Klippe hinunterstürzen. Ein flottes Tennisspiel reicht auch.

Natürlich werden bei extremen Herausforderungen außer den endogenen Opioiden auch noch andere neuronale Botenstoffe wirksam. Es geht aber wie immer ums Prinzip. Und das bedeutet hier einfach, seine Ressourcen zu nutzen. Aktiv, anstatt darauf zu warten, dass es andere für einen tun. Selbst wenn Sie auf ärztliche Unterstützung angewiesen sind, ist für Ihren Therapieerfolg unbedingt Ihre kompetente Mitwirkung erforderlich. Worum es sich da handelt, und wie Sie sich auf Ihre Behandlung am besten vorbereiten, erfahren Sie ab Seite 178.

Sensibilisierung: Auch das noch

Wir halten fest: Neuronale Prozesse aus der Körperperipherie (etwa Massage oder Akupunktur) sind in der Lage, die Schmerzfortleitung im Bereich des Rückenmarks, aber auch in verschiedenen Hirnbereichen zu modulieren und dadurch günstig zu beeinflussen. Wir haben auch festgestellt, dass weitgehend unbewusste emotionale und vegetative Prozesse entscheidend sind für unsere Reaktion auf Schmerzreize. Es handelt sich dabei um mentale Zustände wie Gewohnheiten und Einstellungen, die auch Kognitionen genannt werden. Es ist wahrscheinlich nicht leicht zu akzeptieren, dass unsere Anschauungen und Vorstellungen unsere Schmerzempfindungen entscheidend beeinflussen. Dennoch ist es so.

Ich möchte das an Menschen verdeutlichen, die immer schwarzsehen. Diese Zeitgenossen nehmen immer gleich das Schlimmste an und sind fürchterliche Pessimisten. Diese Kunst wird »Katastrophisieren« genannt und ist wieder eine Kognition. Kognitionen bezeichnen informationsverarbeitende Prozesse, Wahrnehmungen und Denkprozesse. Übertriebenes Schwarzsehen kann dazu führen, dass man ständig in einem sympathisch ausgelösten Alarmzustand ist, der die Sinne schärft, aber auch zu einer übermäßigen Empfindsamkeit führt. Dadurch sinkt die Schwelle, bei der Reize bewusst werden. Die Schwellenabsenkung ermöglicht Schmerzempfindungen als Folge dieses permanenten Alarmzustandes.

Eine andere Kognition sind sogenannte Kontrollüberzeugungen. Wenn wir fest davon ausgehen, dass die Nachbarin über den bösen Blick verfügt, werden wir über kurz oder lang in Situationen geraten, die diese Anschauung bestätigen. Die Konsequenzen solcher Vorstellungen dürften eher nicht Entspannung für unsere Nerven versprechen.

Psychische Aspekte haben also Einfluss auf unser Schmerzerleben. Daraus darf man zwar nicht schließen, dass psychische Faktoren immer schuld an unseren Schmerzen sind. Sie spielen allerdings vor allem bei chronischen Beschwerden eine gewichtige Rolle und können Fehlentwicklungen in unserem Körper unterstützen, die zu einer verstärkten Schmerzempfindung führen. Sie werden mir recht geben, dass das erst einmal gar nicht gut klingt. Es ist aber leider ein wichtiges Thema, und deswegen geht es jetzt genau darum.

Während man für akute, vor Kurzem aufgetretene Beschwerden meistens schnell mit Erklärungen zur Hand ist, liegen die Ursachen von chronischen Schmerzen oft im Dunklen. Behelfsmäßig wird daher hin und her spekuliert, ohne dass sich wirklich Honig daraus saugen ließe. Vielfach wird auch auf subjektiv angenehme Kausalzusammenhänge verwiesen, was eher Verwirrung stiftet. Die eine letzte Schmerzursache lässt sich dadurch trotz aller Anstrengungen in den seltensten Fällen ermitteln.

Die Forschung hat so ihre eigenen Erklärungen für die Entstehung chronischer Schmerzen gefunden. Sie hält anhaltende, oft eher kleine, unmerkliche Reize im Laufe der Zeit für stichhaltig. Anhaltende unterschwellige Reize machen etwas mit unseren Systemen, was nicht wirklich nett ist. Man nennt das Sensibilisierung.

Wir haben bereits darüber gesprochen, dass die meisten von uns sicherlich Situationen kennen, in denen sie überempfindlich, dünnhäutig, nervös und unleidlich waren. So etwas Ähnliches passiert mit unseren sensibilisierten Nerven, sie werden überempfindlich.

Woran lässt sich das festmachen? Man kann die Schwelle messen, ab der ein Reiz als schmerzhaft empfunden wird. Dazu wird ein Proband gefragt, wie er den Schmerz auf einer visuellen Analogskala von 0 bis 10 einschätzt, 10 entspricht dabei einem maximalen Schmerz. Nach jedem Probereiz wird dann ein Kreuz an der entsprechenden Stelle gemacht.

Im Laufe der Sensibilisierung wird also dieses Kreuzchen immer weiter in Richtung 10 wandern. Dieser Vorgang veranschaulicht das zunehmende Absinken der Reizschwelle, je länger und je intensiver Schmerzen einwirken. Dadurch werden Reize unangenehm, die man vorher kaum beachtet hat. Zu allem Überfluss erhält das Bewusstsein jetzt auch noch Schmerzmeldungen, obwohl eigentlich kein Schmerzreiz gesetzt wurde. Schmerzen haben ja von Haus aus eine sehr sinnvolle Warnfunktion. Diese wird allerdings ad absurdum geführt, wenn die Alarmsirenen grundlos zu heulen anfangen.

Hinzu kommt: Unsere Körperoberfläche ist darauf angewiesen, dass Kontakte zu anderen Lebewesen, seien sie gefährlicher Natur oder nicht, umgehend gemeldet werden. Dazu gehören auch ganz alltägliche, »normale« Berührungsreize. Die dafür verantwortlichen

Nerven sind eigentlich neutrale Informationsvermittler und haben eine hohe Reizschwelle. Der Körper nimmt die Reize also erst wahr, wenn eine relativ hohe Schwelle überschritten wird. Das ist eine sinnvolle Einrichtung. Es ist für uns schließlich immens wichtig, dass der Informationsgehalt der von den Nerven ermittelten Reize korrekt weitergeleitet wird. Eine harmlose Berührung sollte als solche zum Transport Richtung Hirn richtig »verpackt« sein. Wenn nun aber die ursprünglich hohe Schwelle durch sensibilisierende Mechanismen stark absinkt, wird der Informationsgehalt verändert. Der Reiz löst eine unangenehme, nicht mehr neutrale Empfindung aus. Die Botschaft des Reizes, ihr Informationsgehalt, wird deswegen falsch gelesen, falsch decodiert – und damit haben wir ein Problem. Wir können nur noch schwer erkennen, ob es sich tatsächlich um einen Schmerzreiz handelt oder nur um eine harmlose Berührung. Diese Situation versetzt uns verständlicherweise in Angst und Unruhe, und das verstärkt wiederum die Schmerzen.

Wie kann es dazu kommen? Nerven, die eigentlich gar keine Lizenz zur Schmerzmeldung haben, werden »scharfgestellt« und vermitteln plötzlich Missempfindungen statt neutraler Sinneseindrücke. Nicht selten scheint diese Situation regelrecht außer Kontrolle zu geraten, weil die Mechanismen sogar zu spontanen Schmerzen führen können, ohne dass überhaupt ein Reiz stattgefunden hat.

Vielleicht haben Sie ja Bekannte, die darüber klagen, dass ihnen jede Bewegung oder sogar jede Berührung wehtut. Jetzt wissen Sie, warum das so ist. Ursache ist die Sensibilisierung, die zu einer zunehmenden Überempfindlichkeit und Dünnhäutigkeit führt. Die Nerven liegen im wahrsten Sinn des Wortes blank. Wir haben zwar meistens nicht wirklich realisiert, dass unsere Reizschwelle gesunken ist. Aber jetzt spüren wir die Konsequenzen.

Dabei kommt es nicht nur zu einer gesteigerten Schmerzempfindlichkeit, sondern auch vermehrt zu Nervosität, Unruhe und

Reizbarkeit. Wir sprachen darüber, so präsentieren sich vegetative Disbalancen.

Es liegt mir am Herzen, an dieser Stelle darauf hinzuweisen, dass die besprochene Nervenempfindlichkeit nicht Folge einer mimosenhaften Charakterstruktur ist, die keinen Schmerz aushalten kann. Dieser Eindruck könnte im Gespräch entstehen, wenn man als derart betroffener Schmerzpatient erfährt, man sei überempfindlich. Nein, dieser Zustand ist ein Ergebnis der neuroplastischen Fähigkeiten unseres zentralen Nervensystems. Sie sind wandelbar, enorm anpassungsfähig und aus schwer zu erklärenden Gründen sind sie leider manchmal der Ansicht, ständig Alarm schreien zu müssen.

Eigentlich reagieren wir auf ein erträgliches Schmerzquantum eher mit einem Gewöhnungseffekt. Nach dem Motto »Ein Guter hält's aus, um einen Schlechten ist es nicht schade«. Starke, aber auch schwache und dafür anhaltende Schmerzreize lassen die Schmerzschwelle allerdings auf Dauer absinken. Dafür kann dann keiner was, so läuft es eben ab in unseren Systemen. Die Forschung vermutet, dass hierbei eine Art nervale Netzwerkstörung am Werk ist.

Wie dem auch sei: Diese Zusammenhänge sollten nicht nur Ihnen, also den Leidtragenden, sondern auch allen Ärzten glasklar sein. Leider scheint das jedoch nur bedingt der Fall zu sein. Sonst würde man Sie nicht mit derart vielen und invasiven Maßnahmen quälen, die kaum Verbesserungen, aber umso mehr Verzweiflung bescheren.

Beachten Sie bitte auch den Gleichschritt, in dem die Empfindsamkeit gegenüber Schmerzen auch in Stresssituationen steigt. Schmerzen reduzieren nicht nur unsere Widerstandsfähigkeit gegenüber Stress, sondern Stress steigert auch unsere Schmerzen. Das geht mehr oder weniger Hand in Hand, und daher sind Schmerzen häufig eben auch situationsabhängig. Keine leichte Aufgabe, bei Schmerzen und Stress gelassen zu bleiben. Daher liegt der Fokus dieses Buches sowohl auf Schmerzen als auch auf vegetative Funktionsstörungen und der damit zusammenhängenden Bedeutung individueller Stressoren. Mit Ihren persönlichen Problembiotopen müssen Sie selbst fertigwerden, indem Sie Ihr Leben, Ihre Herausforderungen so weit wie möglich strukturieren. Zu Schmerzen und Vegetativum gibt es hier Tipps, die Ihnen bei der Bewältigung dieser Themen helfen sollen.

Hilfe tut in der Tat not, denn leider hält die Dämonie des Schmerzes noch weitere unangenehme Überraschungen für uns bereit. Ein chronischer Schmerz neigt zu einer Größenzunahme. Das bedeutet, dass im Laufe der Zeit mehr und mehr Körperbereiche vom Schmerz »infiziert« werden Im Fachjargon spricht man von der Verbreiterung rezeptiver Felder. Es scheinen tatsächlich benachbarte Areale des ursprünglichen Schmerzbereiches davon erfasst zu werden. Die Folge sind zunehmende Empfindungsstörungen größeren Ausmaßes. Ein Nackenschmerz breitet sich auf diese Art in die Schultern aus, ein Kreuzschmerz ins Gesäß.

Schmerzen sind auf ihre Weise eine Störung der Empfindung. Darüber hinaus bereitet die Sensibilisierung auch anderen Störungen des Gefühls ihren Weg. Es kommt zu Missempfindungen wie Pelzigkeit, Taubheit, Kältegefühl oder Brennen. Derartige sensorische Anomalien können natürlich auch Ausdruck von strukturellen Schäden sein. Meistens sind sie jedoch Folge von Sensibilisierungsphänomenen, die in der Regel nicht neurophysiologisch mess- und objektivierbar sind. Sie erinnern sich. In diesem Umstand, in diesem technischen Problem liegt einer der Gründe für die häufigen Fehldiagnosen beim Schmerz.

»Übertragung« von Schmerzen

Es gibt aber noch ein anderes sehr häufiges und damit auch sehr wichtiges Phänomen, das chronische Schmerzen regelmäßig begleitet und seine eigenen, leider derzeit weitgehend ignorierten Gesetzmäßigkeiten hat. Es handelt sich um die sogenannte Übertragung von Schmerzen in völlig normale Bereiche der Körperoberfläche, also in Haut und Muskeln. Hier treten Schmerzen in einem Bereich auf, der selbst völlig unschuldig ist, weil der Ursprung des Problems an anderer Stelle liegt. Auf diese Weise ist beispielsweise ein Muskelproblem im Gesäß durchaus in der Lage, einen anhaltenden und äußerst unangenehmen Beinschmerz zu verursachen. Was Leidtragende und leider auch ihre Ärzte nicht selten dazu veranlasst, an dieser Stelle ein Ischiasproblem, also einen Bandscheibenvorfall, zu vermuten. So beginnen schlimme Krankheitsverläufe.

Es lässt sich nur erahnen, welche diagnostischen und therapeutischen Probleme diese Reaktionsweisen der Nerven aufwerfen. Das so bedeutende Thema »Übertragungsschmerzen« wird daher noch in gebührendem Ausmaß im therapeutischen Teil gewürdigt.

Die Folgen derartiger Sensibilisierungsvorgänge sind nicht nur im sensorischen Bereich, also bei den Empfindungen, spürbar. Es treten auch motorische Störungen in Form von Verkürzungen und Elastizitätsverlust der Muskeln auf, aber vor allem auch in Form unserer alten Bekannten, den Muskelverspannungen. In schweren Fällen treten diese Symptome auch zusammen mit Koordinationsstörungen und Muskelschwäche auf. Derartige Formen von Kraftverlust beispielsweise beim Treppensteigen gehen nicht einher mit Muskelabbau, sondern sind Schmerzfolgen, man spricht hier auch von Schmerzhemmung. In diesem Zusammenhang kann es auch zur Ausbildung von den mittlerweile nicht mehr ganz unbekannten Triggerpunkten im Muskel kommen.

Veränderte Empfindungen als Folge von Sensibilisierung

- Schmerzen auch ohne Schmerzreize
- Schmerzen in mehreren Körperregionen

- Häufigere und intensivere Schmerzreize
- Größenzunahme schmerzhafter Körperareale
- Normale Berührungen werden als schmerzhaft empfunden
- Schmerzverstärkung bei Stress
- Gefühls- und Bewegungsstörungen
- Schmerzübertragung
- Triggerpunkte

Aus Sicht des Patienten sind die Folgen der Sensibilisierung also eine echte Zumutung. Und anstatt dass ihm sein Körper bei der Bewältigung der Schmerzen hilfreich zur Seite steht, werden die Probleme eher noch verschärft. Dabei dürfte insbesondere ein Gefühl der Hilflosigkeit schwierig zu ertragen sein. Wir erleben, wie selbstherrlich unsere Systeme mit uns umgehen. Wir werden von Akteuren gesteuert, deren Existenz uns im Normalfall nicht in dieser Weise bewusst ist. Es ist nicht leicht zu verstehen und zu akzeptieren, dass emotionale und vegetative Zentren ganz autonom und scheinbar unbeeinflussbar mit uns umspringen. Eigentlich möchten wir gerne davon ausgehen, dass wir über die Vorgänge in unserem Körper informiert sind. Tatsächlich sind sie jedoch unserer direkten Kontrolle entzogen.

Auch aus dieser Perspektive wird plausibel, warum ärztliche Operationsangebote immer wieder erstaunlich bereitwillig angenommen werden. Sie scheinen die Möglichkeit eines »Quick Fix« zu bieten, einer Behandlung, die schnell, einfach und erfolgreich ist. Die Sensibilisierungsvorgänge dagegen sind ziemlich komplex, und wer will sich schon damit beschäftigen? So denken offenbar auch viele Therapeuten. Allerdings gibt es bei chronischen Schmerzen, von Ausnahmen abgesehen, keine schnellen Lösungen.

Man kann sich denken, dass die Wissenschaft ein großes Interesse an der Aufklärung der Mechanismen dieser Sensibilisierungsphänomene hat. Die Entwicklung neuer, weniger nebenwirkungsreicher medikamentöser Therapieoptionen könnte davon profitieren. Für uns Ärzte allerdings sollten die besprochenen neurologischen Erscheinungen Anlass sein, mit allen Mitteln und ganz konsequent darauf hinzuarbeiten, dass Sensibilisierungen gar nicht erst entstehen. Dazu muss rasch und entschlossen gehandelt werden, was wieder einmal zeigt, wie wichtig Prävention ist.

So, jetzt habe ich Sie wirklich mit der großen Informationskeule traktiert, und das muss erst mal verdaut werden. Vielleicht aber ist es ein gutes Gefühl zu wissen, dass Sie jetzt in der Lage sind, gute Entscheidungen zum Thema Schmerzen treffen zu können.

Um das Ganze zu vertiefen, werde ich im letzten Teil des Buches über wichtige alltägliche Themen sprechen, die um den Schmerz kreisen. Aber eigentlich nicht nur um ihn. Der Schmerz ist ein Stück weit auch eine Schule des Lebens, und deshalb habe ich mich damit so intensiv beschäftigt. Ich möchte gerne genauer wissen, warum das Leben so spielt, wenn es mit uns spielt.

Die Thera pie

Wir haben jetzt viel über die Hintergründe von Schmerzen geredet. Es wird Zeit, endlich darüber zu sprechen, wie wir gedenken, damit klarzukommen.

Gewusst wie: Von Wissen und Unwissen

Weshalb es sich lohnt,
als Patient selbst gut Bescheid zu wissen

Es gibt einige sensible Themen, bei denen man ganz genau hinschauen und nicht allzu vertrauensselig sein sollte. Ein solches Thema ist die Gesundheit und insbesondere der Schmerz.

Nicht jeder Mensch will über möglichst viele Dinge Bescheid wissen. Vielen reicht das Gefühl, sich in guten Händen zu befinden, sich einfach auf andere verlassen zu können. Wohl dem, der Partner hat, die dieses Vertrauen rechtfertigen.

Überlegen Sie einmal, wie oft Sie schon falsche oder unsinnige Auskünfte bekommen haben. Beispielsweise wenn Sie um die Lösung eines Problems gerungen oder nach dem Weg gefragt haben. Wenn man sich daraufhin verläuft, mag das ja halb so schlimm sein. Etwas anderes ist das bei gewissen gesundheitlichen Ratschlägen, bei denen manchmal viel, in einigen Fällen sogar sehr viel auf dem Spiel steht. Es fängt oft mit kleinen Fragestellungen an: Tablette ja oder nein beispielsweise. Aus einer anfänglich geringen Beeinträchtigung kann sich aber letztlich ein schicksalhafter Prozess entwickeln, wenn Sie unter anhaltenden Schmerzen leiden. Daher sollten Sie und vor allem Ihr Arzt es sehr genau nehmen mit der Gesundheit und den Herausforderungen, die beschränktes Wissen auf diesem Gebiet mit sich bringt. Es ist viel gewonnen mit der Erkenntnis, dass man sich selbst schlaumachen muss, weil das persönliche Wissen begrenzt ist. Diese Mahnung geht vor allem an die Adresse von ärztlichen Kolleginnen und Kollegen, die glauben, immer Allwissenheit demonstrieren zu müssen. Offene, ehrliche Kommunikation ist gefragt, auch das schafft

Vertrauen. Es wird viel Schaden angerichtet mit Verlegenheitsdiagnosen und Meinungsäußerungen, die nicht von Wissen hinterlegt sind.

Es gibt dieses Bonmot vom »gegenwärtigen Stand des Irrtums«. Wenn auch der behandelnde Arzt mit einer gewissen Demut unterwegs ist, passieren weniger Fehler.

Sie als Patient sollten sich eher nicht verantwortlich fühlen für Ihren Schmerz. Außer natürlich, Sie haben eine grobe Dummheit gemacht, die damit in Zusammenhang steht. Aber das ist nur sehr selten der Fall. Trotzdem erlebe ich in meiner Praxis häufig schmerzgeplagte Menschen, die sich fragen, was sie nur falsch gemacht haben. Ich antworte diesen Menschen nichts anderes als das, was ich Ihnen jetzt sage: »Wenn Sie nichts wider besseres Wissen getan haben, haben Sie nichts falsch gemacht. Wenn Sie alles Mögliche unternommen haben, weil Sie es nicht besser wussten, haben Sie das meiste richtig gemacht. Machen Sie es sich mal einfach, Sie haben nicht nur als Schmerzpatient alles Recht dazu. Aber wenn Sie nichts gegen die Schmerzen tun, dann haben Sie das meiste falsch gemacht.«

Ist das wirklich so? Wie verhalten Sie sich denn am vernünftigsten, am zielstrebigsten, mit den größten Erfolgsaussichten?

Was man richtig und was man alles falsch machen kann

Schmerzen können aus vielen Gründen auftreten beispielsweise nach einem Unfall, wenn man sich verhoben, zu lange in einer oder ungünstigen Haltung gearbeitet hat. Sie können sich aber auch spontan und grundlos einstellen. Bei Letzteren spekulieren wir gerne über deren Herkunft. Schmerzen sind in unserem Lebensplan einfach nicht vorgesehen. Sie haben etwas Beunruhigendes und ein Kommunikationsproblem gibt es noch dazu, weil die Umgebung sie einem im Vergleich zu einem Unfallgeschehen nicht so einfach abkauft.

Schmerzen, die uns widerfahren, weil wir so richtig Pech bei einem Unfall hatten, mit denen werden wir gut fertig. Solche Situationen kennen wir und unsere Angehörigen und Freunde kennen sie auch. Hier leidet man verständnisvoll mit uns.

In den meisten Fällen verschwinden die Unannehmlichkeiten wieder ganz von alleine, auch wenn es dazu bisweilen etwas ärztlicher Hilfe bedarf. Manchmal jedoch tun sie das nicht. Sie bleiben einfach da. Und glauben Sie mir, dass passiert wirklich nicht selten. So fängt es an, das Drama mit den Schmerzen.

Eigentlich müssten die Unfallfolgen anstandslos abgeheilt sein, erfährt man von seinem Arzt. Aber vielleicht wurde ja auch nur noch nicht genau genug hingeschaut. Also geht man zu anderen Ärzten. Die strengen sich diagnostisch echt an, und das bedeutet, es wird wirklich alles untersucht. Hartnäckige Schmerzen stellen zweifellos ein erhebliches diagnostisches Problem dar. Hartnäckige Diagnostik beinhaltet allerdings eben immer auch das Risiko, irrelevanten Befunden, sogenannten Zufallsbefunden, einen falschen Stellenwert zu verleihen. Und am Ende werden dann die falschen Schlüsse daraus gezogen.

Irgendwann ist schließlich alles untersucht. Man steht am Scheideweg und muss für sich die Frage beantworten, ob man das Resümee der ärztlichen Bemühungen akzeptiert, und wie man damit umgeht. Dieser Moment ist ziemlich entscheidend, auch für die Zukunft. Es geht um die Frage, ob man jetzt energisch etwas tun will, oder ob man darauf hofft, dass sich die Angelegenheit doch noch irgendwie von alleine erledigt.

So mancher, der darauf hofft, dass der Schmerz genauso wieder vergeht, wie er gekommen ist, wird sich einige Monate später den Gesetzen der Schmerzchronifizierung beugen müssen. Nach spätestens sechs Monaten nämlich, meistens deutlich früher, gibt es kaum noch Bewegung in dem Schmerzbild, es stagniert auf hohem oder niedrigem Niveau und verändert sich nur noch in Abhängigkeit von den

Umständen, aber nicht mehr grundlegend. Jetzt liegt die therapeutische Latte sehr hoch. Das Schmerzgedächtnis hat sich etabliert, die Dinge gehen ihren Gang. Fazit: Es wird zu lange gewartet. Allerdings wurden auch keine übereilten Entscheidungen getroffen mit langfristigen, ungünstigen Konsequenzen.

In einer anderen Verhaltensvariante akzeptiert man eine Diagnose spontan und umgehend. Sie liegt im Rahmen der eigenen Erwartungen und man erhofft sich von ihr schnelle therapeutische Erfolge. Häufig hat das eigene Umfeld mit ähnlichen Entscheidungen gute Erfahrungen gemacht, also wird sozusagen daran angeknüpft. Dies ist ein Szenario, in dem häufig operativen Therapiemethoden der Vorzug gegeben wird. Hier lautet das Fazit: Es wird energisch und schnell gehandelt. Allerdings werden dabei oft weitreichende Entscheidungen getroffen, die unter Umständen bezüglich Wirksamkeit und Nachhaltigkeit nicht umfangreich genug abgesichert sind.

In einem dritten Verhaltensmodell könnte man sich als Patient am Ende der Diagnostikphase eingehende schriftliche Befunde von den untersuchenden Ärzten aushändigen lassen und sie den Therapieempfehlungen gegenüberstellen. Insbesondere einschneidende, invasive Therapien sollten mit weiteren Behandlern besprochen werden. Einige gesetzliche Krankenkassen bieten mittlerweile ein Zweitmeinungsverfahren an. Hier werden neutrale Experten eingeschaltet, die die Empfehlungen der Kollegen begutachten. Die Übereinstimmungsquote ist ziemlich niedrig, was zu denken geben sollte. Da bei chronischen Schmerzen in der Regel kein akuter Handlungsbedarf besteht, habe ich genügend Zeit, mögliche Therapieoptionen zu testen. Denn nicht die Zeit spielt bei chronischen Schmerzen die entscheidende Rolle, sondern die richtige Verhaltensweise. Kompetent gestaltete therapeutische Testläufe können die Diagnose noch weitreichend beeinflussen, da man beispielsweise vom Erfolg eines Medikamentes oder einer manuellen Therapie wichtige Hinweise auf die Schmerzursache erhalten kann. Resümee: Es handelt sich sicherlich um einen aufwendigeren Prozess, der allerdings vollkommen gerechtfertigt ist in Anbetracht dessen, was auf dem Spiel steht.

Was jedoch steht denn überhaupt auf dem Spiel? Ihre Gesundheit und mindestens Ihre Lebensqualität, wenn nicht mehr. Zu langes Warten und Entschlusslosigkeit führt zu Therapieresistenz, also zu dem Problem, dass Behandlungen nicht ausreichend, nicht nachhaltig wirksam sind. Diese Entwicklung hat nicht nur Konsequenzen zum gegenwärtigen Zeitpunkt, sondern auch langfristig. Ein dauerhaft funktionsgestörtes Bewegungssystem neigt mit hoher Wahrscheinlichkeit zu Verschlimmerungstendenzen. Das Schmerzniveau steigt im Laufe der Zeit an, die Schmerzfläche vergrößert sich und auch die Schmerzqualität wird voraussichtlich unangenehmer und schwerer erträglich.

Diese Situation hat Folgen für unsere Systeme, die in die Schmerzerzeugung beziehungsweise Schmerzbewältigung eingebunden sind: Das Stressniveau steigt und die autonomen vegetativen Funktionen werden sich sympathisch überschießend entwickeln. Es entsteht ein gestörtes Funktionsgleichgewicht infolge Förderung stimulierender, sogenannter exzitatorischer Impulse. Während der aktivierende, sympathische Anteil des Vegetativums sich verstärkt, sinkt der beruhigende parasympathische vegetative Einfluss.

Wenn Schmerzen »streuen«

Das vegetative System hat verschiedene Möglichkeiten, Einfluss auf Schmerzprozesse auszuüben. Es kann schmerzleitende Nervenfasern aktivieren und sensibilisieren. Ursprünglich neutrale Nerven erhalten durch sympathische Fehlregulation schmerzleitende Fähigkeiten. Das System schaukelt sich exzitatorisch auf und die körpereigenen schmerzhemmenden Systeme werden schwächer.

Wer mit derartigen Problemen zu kämpfen hat, leidet häufig unter Schmerzen mehrerer Körperbereiche. Solche Syndrome werden auch Widespread Pain genannt, also weit verstreute Schmerzen. Dazu zählt beispielsweise die mittlerweile weithin bekannte Fibromyalgie, eine chronische Erkrankung, die sich durch Schmerzen auf der Haut, in den Muskeln und Gelenken in verschiedenen Körperregionen äußert und dazu oft noch von Beschwerden wie Schlafstörungen, Erschöpfung und von Konzentrationsproblemen begleitet wird.

Wen solchermaßen unangenehme Verläufe erwarten, hätte sich womöglich zu Beginn seines Leidensweges anders entschieden. Leider herrscht jedoch außerordentliche Unkenntnis bezüglich dieser neurophysiologischen Zusammenhänge – auch auf ärztlicher Seite. Es gibt außerhalb schmerztherapeutischer Zentren und neurologischer Kliniken diesbezüglich keine Facharztausbildung und erst seit 2016 ist es für jeden Medizinstudenten Pflicht, Leistungsnachweise auf dem Gebiet der Schmerztherapie zu erbringen. Das Problembewusstsein für chronische Schmerzsyndrome, insbesondere auch in der Basismedizin, ist dementsprechend gering ausgeprägt. Dabei ist es so wichtig, dass bereits bei den ersten Arztbesuchen, also wenn die Schmerzen gerade erst aufzutreten beginnen, die richtigen Weichen gestellt werden. Bei Schmerzen ist keine Zeit zu verschenken. Doch nach wie vor besteht die Primärversorgung vielfach aus dem Verschreiben von Salben und Tabletten. Eine funktionelle, myofasziale Diagnostik findet anfangs selten statt.

Allerdings ist das nicht nur primärärztlichen Verhaltensweisen geschuldet. Die diesbezüglichen zuständigen fachärztlichen Angebote erschöpfen sich zumeist ebenfalls in »klassischen« Methoden wie Röntgenempfehlungen, Spritzentechniken und invasiven Eingriffen an der Wirbelsäule. Dabei lauern gerade bei überstürzten Entscheidungen, die zu wenig vorteilhaften Behandlungen führen, Gefahren. Operative Therapien, die ihr Ziel verfehlen und die Beschwerden nicht nachhaltig bessern, beeinflussen das Schmerzgeschehen im Wesentlichen durch ihre erstaunlichen Folgeerscheinungen. Oftmals kommt es nämlich zu weiteren operativen Eingriffen, die die ersten korrigieren sollen. Vor allem aber wird der Patient von seinem Arzt in der Vorstellung bestärkt, dass sein Leiden mechanisch verursacht ist und auf diese Weise eben auch mechanisch-operativ zu lösen sein muss. Der autonome emotional-vegetative Aspekt mit seinen Auswirkungen auf die Nervensensibilität gerät dadurch auf verhängnisvolle Weise aus dem Fokus. Die Therapie kommt vollkommen auf ein falsches Gleis. Wie unerbittlich an mechanistischen Ursache-Folge-Wirkungen festgehalten wird, habe ich in meiner Praxis schon oft erlebt – und sehr viel Zeit aufwenden müssen, um immer wieder argumentativ und mahnend gegen dieses Unverständnis anzugehen.

Auf der anderen Seite scheint generell eine gewisse Aversion gegen nicht-mechanische Erklärungsmodelle zu bestehen. Die meisten Menschen mögen eben eine altvertraute Welt, die nach einfachen, übersichtlichen Gesetzen funktioniert. Emotionen, ganz zu schweigen von der Seele oder gar der Psyche, sind vermintes Gelände und behagen vor allem der Männerwelt oft wenig. Ein gutes Beispiel für die Auswirkungen von Überzeugungen und Vorstellungen auf unsere Entscheidungen und damit auch auf die Entwicklung von Schmerzprozessen. Es zeigt: Wir fühlen nicht unabhängig von unserem Denken. Wenigstens das ist doch eigentlich ganz einfach.

Eine besonders belastende und erstaunlich publizistisch unterrepräsentierte Konsequenz dieser Negativentwicklungen ist der demoralisierende Effekt, den fortgesetzt unbefriedigende oder nebenwirkungsreiche Behandlungsversuche unvermeidlich mit sich bringen. Es mag verständlich erscheinen, dass die medizinische Fachpresse sich ungern mit den Konsequenzen ihres Scheiterns auseinandersetzt. Dennoch kann von den verantwortlichen, führenden Schmerzexperten der Universitätskliniken erwartet werden, dass sie Interesse an einer ungeschminkten Bestandsaufnahme zeigen und die Problematik nicht relativieren.

Diese Situation bringt Schmerzpatienten in die schier unlösbare Situation, mit einem Schmerz umgehen zu müssen, dessen Ursachen ihnen weitgehend unbekannt sind und dessen Fortschreiten und Unbeherrschbarkeit zu befürchten ist. Sensible Menschen spüren zweifelsohne das Tabu, das jenseits der ausgetretenen schmerztherapeutischen Pfade lauert. Chronifizierung? Therapieresistenz? Lieber nicht darüber reden!

Damit lässt sich aus Patientensicht nur schwer umgehen. Als weitere Negativkomponente tritt unter Umständen auch noch ein gewisses Misstrauen gegenüber den schmerztherapeutisch behandelnden Ärzten hinzu. Sagt er mir die Wahrheit, die ganze Wahrheit? Oder wird es mir so ergehen wie manchen Tumorpatienten, die nur stückweise das ganze Ausmaß ihrer Krankheit erfahren?

Ich kann Sie beruhigen, diese Angst brauchen Sie nicht zu haben. Die Kolleginnen und Kollegen werden Sie sicherlich so gut sie können über Ihren Schmerz informieren. Die Schmerzedukation, die Schmerzschulung, ist schließlich Bestandteil der sogenannten multimodalen Therapie an den entsprechenden Schmerzkliniken und -ambulanzen. Das Problem ist nur, wenn Sie dort sind, ist Ihr Schmerz in aller Regel bereits chronisch. Und es bleibt die Angst vor dem ungewissen Ausgang der Schmerzerkrankung.

Schmerzen und Angst

Das war das Stichwort: Angst. Angst ist aus schmerztherapeutischer Sicht in Zusammenhang mit chronischen Beschwerden besonders problematisch.

Der Grund ist einleuchtend. Angst ist schon im Normalfall der Wegbegleiter von Schmerzen. Viele Menschen leben sogar ständig mit ihr, auch wenn sie eigentlich gar keine Schmerzen haben. Angststörungen sind also schon grundsätzlich eine häufige Belastung, wobei Frauen doppelt so oft an ihnen leiden wie Männer. Allein in Deutschland sollen Millionen von Menschen in jedem Alter betroffen sein, das kann auch schon wieder Angst machen. Laut dem »Deutschen Ärzteblatt« vom 16. Juli 2007 leiden rund 32 Prozent der Erwachsenen in Deutschland unter einer psychischen Störung. Angststörungen liegen mit 14,5 Prozent an der Spitze. Damit wäre die Angst fast schon eine Alltagserscheinung, obwohl wir dazu doch im Vergleich zu früher eher weniger Anlass haben.

Allerdings scheint die moderne Angst etwas Heimliches, Unbestimmtes an sich zu haben. Wir äußern sie nur dann ganz offen, wenn wir einleuchtenden Grund für sie haben können, beispielsweise in wirklichen Gefahrensituationen, bei riskanten Sportarten oder wenn wir etwas Aufregendes planen, dessen Ausgang ungewiss ist. Selbst in meiner Sprechstunde höre ich eher selten davon, wenn ich nicht gezielt das Gespräch darauf lenke.

Möglicherweise ängstigen wir uns heute mehr als in früheren Zeiten, weil wir auch mehr zu verlieren haben. Wir sind daher um Vollkaskoversicherung bemüht, fahren sichere Autos, kaufen Sicherheitseinrichtungen und planen vorsorglich für die Rente. Die alltägliche Nachrichtenflut gibt uns ja auch allen Anlass, in Sorge vor der Zukunft zu sein. Und nicht zuletzt hat die Pandemie eine ganz neue, reale Angst heraufbeschworen – für viele sicher ziemlich ungewohnt.

Wir wissen, dass unsere vegetativen Systeme durch eine offenkundige, akute Gefahr in hochgradigen Alarmzustand versetzt werden. Damit rüsten sie uns für die kommende unvermeidliche Auseinandersetzung. Eine latente, womöglich unsichtbare Bedrohung versetzt sie weniger spektakulär in Aufruhr, aber dafür desto nachhaltiger und umfassender. Solch eine unterschwellige Befürchtung ist sicherlich die Angst vor Gesundheitsstörungen beziehungsweise Angst vor dem Schmerz. Daher wundert es uns nicht, dass Angststörungen mit körperlichen Symptomen wie Herzrasen, Schwitzen, Zittern, Atemnot, Übelkeit, Engegefühl in der Brust und Schwindel einhergehen. Das sind allesamt klassische dysfunktionale, vegetativ-sympathische Symptome. Und sie treten ganz von alleine, eben autonom, auf.

Nun stellen Sie sich bitte vor, wie es Menschen ergeht, wenn sie häufig oder seit Längerem schon unter derartigen Symptomen leiden. Eine gewisse ängstliche Angespanntheit ist einem oft überhaupt nicht bewusst. Man kann aber mit großer Sicherheit davon ausgehen, dass diese Situation, so unbewusst sie auch sein mag, für das Vegetativum sehr wohl einen adäquaten Reiz darstellt. Dieses ist dann massiv vorgespannt und alarmiert. Wenn jetzt auch noch ein anhaltendes Schmerzproblem hinzukommt, wird es wirklich eng.

In der traditionellen chinesischen Medizin wird solchen Vorgaben das Potenzial zugesprochen, die sogenannten Meridiane zu blockieren – Leitbahnen, auf denen die Lebensenergie Qi durch den Körper strömt. Man spricht dort dann von Schmerzen infolge einer Blockade durch innere Faktoren, also durch Angst oder verwandte Emotionen wie Hass, Eifersucht et cetera. Unsere Standardsymptome wie Nacken- beziehungsweise Kreuzschmerzen oder das Gefühl eines Engegefühls in der Brust entstehen oft auf dieser Basis und rechtfertigen deshalb die Anschauungen der TCM in vollem Umfang.

Auch der Begriff »Blockierung« ist neuzeitlich-aktuell, er ist ein Standardbegriff aus der ärztlichen Chirotherapie. Unsere Vorfahren hatten offenbar schon vor circa 2000 bis 3000 Jahren ähnliche Gesundheitsprobleme wie wir heute. Wir sollten die Erfahrungen alter Medizinsysteme daher durchaus ernst nehmen. Das wäre zweifellos ein Gewinn auch für den modernen Schmerzpatienten.

Stichwort Schmerzpatienten: Was glauben Sie, wovor diese besonders viel Angst haben? Sicherlich vor einem Schmerz auf ewig, der sie unbehandelbar ihr Leben lang verfolgt. Daher muss man wohl davon ausgehen, dass die anhaltende Erfolglosigkeit der Schmerzmedizin auf manchen Gebieten diese Angst in erheblichem Maße verstärkt.

Schmerzen und Alter

Irgendjemand hat mal gesagt, im Alter sei nicht nur die Jugend vorbei, sondern auch das schmerzfeie Leben. Dem möchte ich energisch widersprechen. Es kommt jedoch darauf an, schon in jüngeren Jahren die Weichen richtig zu stellen. Wir müssen frühzeitig vorsorgen, das ist wie mit der Rente.

Wir sollten Schmerzen nicht einfach laufen lassen und auf bessere Zeiten hoffen. Die Folgen einer verunglückten oder verspäteten Schmerztherapie sind im Alter tatsächlich beträchtlich. Worüber man in jungen Jahren locker hinweggeht, führt mit einer gewissen Unabänderlichkeit später zu schweren Handicaps und möglicherweise auch zu gravierenden psychosozialen Beeinträchtigungen. Angesichts der enormen Häufigkeit derartiger Störungen sind auch die sozioökonomischen Auswirkungen gewaltig. Später werden diese Beschwerden dann als Altersschmerzen pauschal eingeordnet und als zunehmendes Pflegeproblem erkannt und der Aufwand, der dann zur Symptomkontrolle betrieben werden muss, ist immens. Das könnte man leichter, günstiger und effizienter haben.

Schmerzen lassen das Funktionsniveau erheblich absinken. Wir bewegen uns dadurch weit weniger, als es uns das Alter eigentlich erlauben würde. In aller Deutlichkeit gilt der Satz »Schmerzen machen alt« auch schon im mittleren Alter. Laut einer Studie zur Beziehung zwischen funktionellen Einschränkungen und Schmerzen im mittleren und hohen Lebensalter entspricht das Funktionsniveau chronisch schmerzkranker Menschen zwischen 50 und 59 Jahren dem von Menschen ohne chronische Schmerzen zwischen 80 und 89 Jahren.[44]

Ältere Menschen leiden häufig an chronischen Schmerzen und ihre akuten Schmerzen sind oft ebenfalls nur ein Teil, eine Episode ihrer permanenten Beschwerden. Entgegen der landläufigen Meinung, dass Schmerzen Bestandteil des normalen Alterungsprozesses sind, teile ich persönlich diese Ansicht keinesfalls. Stattdessen dürfte ein Großteil dieser Beschwerden auf die Tatenlosigkeit und Ignoranz der orthodoxen Medizin zurückzuführen sein. Viele Ärzte verweigern sich gegenüber funktionellen Störungen und nehmen ihre große Bedeutung bei Ausmaß und Chronifizierung von Schmerzen nicht zur Kenntnis. Stattdessen versuchen sie sich weiterhin an der Hardware des Körpers, beispielsweise an den bildgebend gut sichtbaren Knochen und Bandscheiben.

Daher ist es nur folgerichtig und geradezu unvermeidbar, dass die allgegenwärtigen radiologischen »Abnutzungserscheinungen« viele von uns, vielleicht auch Sie und mich, bereits jetzt als hoffnungslos Altersleidende abqualifizieren. Dies geschieht in vollem Bewusstsein der leicht zu überprüfenden Tatsache, dass dieser Verschleiß bereits früher in absolut schmerzfreien Zeiten gut nachzuweisen war. Die Neigung, derartigen wirklich nicht überzeugenden »Diagnosen« ungeniert weiter anzuhängen, ist keine wirklich gute Praxis und schon gar keine »Best Practice« – ein Begriff aus der angloamerikanischen Betriebswirtschaftslehre, der vorbildliche Vorgehensweisen in Unternehmen kennzeichnet. Kriterien sind beispielsweise Nachhaltigkeit, integrierte, vernetzte Handlungskonzepte und Verantwortungsbereitschaft. Nichts davon trifft auf radiologische Berichte zu, die einfach nur bildgebende Befunde herunterrattern. Befunde, die üblicherweise nur bei sehr jungen Menschen nicht zu finden sind. Das muss man sich mal auf der Zunge zergehen lassen. Dieses Verhalten erklärt sich vor allem aus dem Bemühen heraus, einem Erklärungsnotstand angesichts unserer drängenden Schmerzprobleme zu entkommen.

Natürlich zeigt der alternde Organismus neben Funktionsstörungen zunehmend gleichzeitig auch strukturelle Veränderungen, Zerstörungen am Haltungs- und Bewegungsapparat sowie an den Organen. Es ist jedoch hohe ärztliche Kunst, zu klären, welche dieser Störungen letztlich ursächlich ist für die Beschwerden, wegen denen ein Patient in die Praxis kommt.

Kreuzdarm-
beingelenk
(ISG)

Schmerzpunkt

Der Bereich zwischen Brust- und Lendenwirbelsäule ist nicht nur mit anderen Bereichen des Bewegungsapparats, sondern über zahlreiche Nervenverbindungen auch mit inneren Organen verbunden. Mit ihnen bildet er ein Netzwerk, das wechselseitigen Störungen unterliegt.

Nehmen wir als Beispiel einen 60-Jährigen, der wegen Schmerzen im Flankenbereich zur Behandlung zu mir kam. Andernorts waren schwerwiegende Nierenprobleme (Strukturstörung) diagnostiziert worden, die allerdings die Schmerzen nicht erklären konnten. Die Lösung des Schmerzproblems war eine Behandlung der Funktionsstörung im Übergangsbereich von Brust- und Lendenwirbelsäule (mehr zu dieser kritischen Region erfahren Sie ab Seite 194). Neben der Therapie der strukturell erkrankten Nieren durfte also das Schmerzproblem der funktionell-reversibel erkrankten Wirbelsäule nicht außer Acht gelassen werden.

Schmerzen im Alter sind auch ein großes Problem in der medikamentösen Routinetherapie. Medikamente sollten im fortgeschrittenen Alter nur behutsam eingesetzt werden, da unsere Leber und Nieren sich dann mit der Verstoffwechselung und dem Abbau dieser Arzneimittel schwertun. Nierenversagen durch Einsatz der üblichen Schmerzmittel sind nichts Seltenes. Auch die Gabe von Medikamenten mit Wirkung auf das zentrale Nervensystem ist problematisch, da diese Vigilanz (Wachheit, Aufmerksamkeit), Koordination und Mobilität beeinflussen und damit das ohnehin erhöhte Sturzrisiko zusätzlich verschärfen. Die Nebenwirkungswahrscheinlichkeit steigt mit zunehmendem Alter also und damit verschlechtert sich das Nutzen-Risiko-Verhältnis der Medikamente.

Wenn uns in späteren Jahren wenigstens Altersweisheit und Gelassenheit den Weg weisen würden, wäre alles vielleicht halb so schlimm. Leider aber steigt im Alter im Rahmen normaler, physiologischer Prozesse die vegetative sympathische Aktivität. Gleichzeitig sinkt auch noch die Parasympathikus-Aktivität, was das Potenzial für Aufregung und Ärger hat. Das ist bitter, da wir doch im Alter dringend der Ruhe bedürfen. Ein gutes Gegenmittel ist viel Bewegung, das mindert die Aktivität des Sympathikus.

Bei jungen Erwachsenen hingegen dominiert erstaunlicherweise der Parasympathikus die vegetativen Funktionen.[45] Vielleicht haben junge Menschen ja einen viel höheren Bedarf an Ruheenergie, um ihren forschen Sympathikus auszubalancieren und in Schach zu halten.

Das Alter unterliegt noch weiteren speziellen Bedingungen und Einschränkungen, die beim Schmerz von Bedeutung sind: Bei mangelnder motorischer Kontrolle infolge Muskelabbau und körperlicher oder hirnorganischer Leistungsschwäche kann es zu einer Daueraktivierung muskulärer Einheiten kommen mit entsprechenden Beschwerden durch Muskelverspannungen. Menschen im hohen oder auch schon höheren Alter leiden darüber hinaus vielfach unter Fehlhaltungen, muskulären Balancestörungen und mangelnder motorischer Kontrolle, die durch Stresssituationen zu neuromuskulären Aktivitätssteigerungen führen.

Wir haben festgestellt, dass wir so alt sind wie unser Bindegewebe, unsere Faszien. Man kann wohl auch sagen, wir sind so resilient, so widerstandsfähig, wie wir schmerzfrei sind.

Lassen Sie es mich noch einmal auf den Punkt bringen: Das Alter ist keine Krankheit. Schmerzen müssen nicht zwangsläufig dazugehören. Sie sind vielfach die Folge früherer Versäumnisse. Chronische Schmerzen tendieren auf die Dauer zur Verschlechterung. Insofern kommt es im Laufe der Jahre zu einem immer stärkeren und bewussteren Schmerzempfinden. Was in jüngeren Jahren eher latent und erträglich schien, wird am Ende überschwellig und bewusst.

Schmerzfreiheit ist keine Frage des Alters

Altern ist ein sehr individueller Prozess, in dem sich die Menschen stark unterscheiden. Jeder altert anders, früher oder später. Das Altern spielt sich auch ganz entscheidend auf der Mikroebene ab, also im Bereich des Bindegewebes mit seinen kleinen Blutgefäßen und Nerven. Nicht nur die großen Gefäße und Nerven sind wichtig. Gerade im lange Zeit wissenschaftlich arg vernachlässigten Bindegewebe entscheidet sich die Qualität des Stoffaustausches, die Fitness unserer Transportwege und unserer Sauerstoff- und Nährstoffversorgung.

Jetzt aber mal eine gute Nachricht: Alter hin oder her, tatsächlich ist unser Gesundheitszustand in nahezu jeder Lebensphase durch klug angepasstes Training zu verbessern.

Vor Kurzem behandelte ich eine sehr rüstige 78-jährige Patientin wegen ihrer Kreuzschmerzen. Nachdem die Beschwerden schon deutlich reduziert werden konnten, riet ich ihr zu einem muskulären Aufbautraining, um diesen Effekt noch zu verbessern und zu verstetigen. Aktive Selbstbekümmerung sollte eine wichtige Aufgabe sein, zu der meine Patienten zunehmend von sich aus bereit sind und deshalb auch danach fragen. Leider herrscht vielfach noch die Anschauung vor, dass man angesichts von Verschleißerscheinungen lieber kein Risiko eingehen sollte und ein Training im Alter sowieso zwecklos sei. Dem ist energisch zu widersprechen. Auch im hohen Alter zeigen Studien zweifelsfrei erstaunliche Trainingserfolge im Hinblick auf Muskelkraft und Ausdauer. Auch im Hinblick auf die Implantation von Gelenkprothesen verbessert eine gute Altersmuskulatur deren Erfolgsaussichten.

Aber es geht hier ja nicht nur um mechanische Zusammenhänge. Präventiver Muskelerhalt im Alter verbessert unsere Chancen im Hinblick auf Stress, Depressionen, Demenz und altersbedingten Hirnschwund.[46]

Durch Schonung und Ruhe als Reaktion auf Schmerzen erreicht man keine anhaltende Schmerzreduzierung der betroffenen Strukturen, sondern auf Dauer nur eine Schwächung der muskulären Stabilisatoren. Das Ergebnis ist ein unökonomisches Muskelverhalten, das zu schneller Ermüdung und ungünstigen Trainingsergebnissen führt.[47]

Die Muskulatur ist ein ungeheuer wichtiges Organ, dessen Bedeutung erst relativ spät in seinem ganzen Ausmaß realisiert wurde. Mittlerweile hat auch im Zuge der Faszienforschung das große Staunen begonnen. Die Komplexität der muskulären Vernetzung mit sich selbst und ihre Verbindung über Botenstoffe mit den wichtigsten Organen sollte zu der Einsicht verhelfen, dass es auch im Alter nicht ohne die Muskeln geht.

Der Schmerz der gestörten Mitte

Auf den vorangegangenen Seiten habe ich von einem Patienten mit Flankenschmerz berichtet. Dieser durchaus häufige Schmerz hat seine Ursache am Übergang der Brust- zur Lendenwirbelsäule und strahlt häufig weit nach außen zum Beckenkamm aus. Vielfach allerdings kommen die Patienten nicht wegen Rückenschmerzen in die Praxis, sondern wegen Beschwerden im vermeintlichen Nierenbereich und am Becken ganz außen. Die Schmerzen werden von Nerven aus der Wirbelsäule dorthin übertragen. Das Erstaunen ist oft groß, wenn sich die Beschwerden als ein Rückenproblem herausstellen (siehe auch Seite 191).

Warum erzähle ich Ihnen das? Der Übergangsbereich zwischen Brust- und Lendenwirbelsäule (thorakolumbaler Bereich) gehört zu den wichtigsten Wirbelsäulensegmenten. Dieses Areal ist mit inneren Organen verbunden und bildet mit ihnen ein Netzwerk, das wechselseitigen Störungen unterliegt. Funktionsstörungen dieser Segmente haben nicht nur Schmerzen zur Folge, sondern sie sind auch Teil erheblicher vegetativer Probleme, wie wir sie alle in der einen oder anderen Form schon mal erlebt haben. Vor allem die an Magen und Darm Empfindlichen und Stressgeplagten unter uns wissen ein Lied davon zu singen. Wir können also sagen, dass Störungen vegetativer Funktionen sich gerade hier körperlich, organisch manifestieren. Dieser thorakolumbale Bereich sollte daher in allen Fällen von länger anhaltenden oder sehr intensiven Schmerzen und auch bei emotionalen Störungen einer genauen Untersuchung unterzogen werden. Man könnte der Ansicht sein, dass hier einer der Knotenpunkte, eine Projektion unserer körperlich-seelischen Auseinandersetzungen der Untersuchung und Behandlung zugänglich ist. Hier wird das Ringen unserer Systeme um ein Funktionsgleichgewicht erfahrbar.

Blockaden

Wirbelsäulenprobleme können aus vielen Gründen auftreten, doch zu den häufigsten zählen sicherlich sogenannte Blockaden. Als Blockade würde man auch die eben angesprochene thorakolumbale Störung bezeichnen. Aber was ist das eigentlich, so eine Blockade, und wie kommt sie zustande?

Ganz ehrlich? Man weiß es wieder mal nicht genau. Auf jeden Fall ist es eine Funktionsstörung und hat etwas zu tun mit motorischen Reflexen und, Sie ahnen es vielleicht schon, mit unserer unwillkürlichen vegetativen Spontanaktivität. Man geht davon aus, dass gewisse Reize zu sogenannten Systemantworten führen, also zu autonomen Reflexantworten unserer vegetativen Zentren. Dabei ist insbesondere die vegetativ-sympathische Systemantwort hervorzuheben, die sehr sensibel, manchmal übersensibel, auf ebendiese gewissen Schlüsselreize reagiert. Es wird also auf Warnhinweise der körpereigenen Alarmmelder reagiert, die Signalcharakter haben und eine Gefährdung der Systemintegrität anzeigen.

Eine solche Reaktion ist umso wahrscheinlicher, je gereizter das System Mensch ist. Anhaltende Schmerzen oder wesentliche emotionale Probleme führen zu der bereits geschilderten gesteigerten sympathischen Reflextätigkeit. Wir sehen hier wieder unsere Abhängigkeit von unserer Grundstimmung, unserer Ausgangssituation oder eben unserer Disposition. Da das Gefühlsleben und die vegetative Befindlichkeit ständig und überall eine bestimmende Rolle spielen, spricht man in diesem Zusammenhang auch von Psychomotorik.

In der Gesamtschau könnte man festhalten, dass am Beispiel der Blockierung eines Wirbelsäulensegmentes der Körper die Störanfälligkeit des neuromuskulären Systems demonstriert. Es ist halt so, an der perfekten Anpassung an unsere moderne Umgebung wird noch gearbeitet. Aber vielleicht ist die bestehende ja bereits die bestmögliche Lösung, ihr Sinn erschließt sich uns nur noch nicht ganz.

Was hilft nun? Aus Sicht der Trainingstherapie sollten wir mehr die tief liegenden Muskeln, also die Rumpfmuskeln, stärken, die für unsere aufrechte Haltung zuständig sind. Dazu zählen neben Rücken- und Bauchmuskulatur auch die Hüft- und Beckenbodenmuskeln. Diese sorgen besonders dafür, dass die Körpermitte stabil ist.[48]

Die besagte Blockierung zwischen Brust- und Lendenwirbelsäule kann auch als Reaktion dieser Wirbelsäulensegmente auf eine gesteigerte vegetative Reflextätigkeit aus dem Bauchraum bezeichnet werden. Es existieren viele Nervenverbindungen der thorakolumbalen Segmente zu den inneren Organen, und diese stehen unter intensivem vegetativem Einfluss. Damit sind diese Segmente eine wichtige Bühne für die Reizwirkungen, die unsere autonomen Agenten an der Wirbelsäule hinterlassen.

Dieses Wissen kann ganz praktische Bedeutung für uns haben. Warum wir in vielen Alltagssituationen davon profitieren können, weiß wieder die TCM. Sie bezeichnet bestimmte innere Organe, die mit diesen Segmenten vernetzt sind, als die Organe der Mitte. Südostasiatische Kulturen verorten unsere Hauptenergiezentren ja im Bauchbereich, nicht im Gehirn oder Herz wie der Westen. Wie wahr das ist, kann man beispielsweise bei einer Lebensmittelvergiftung erfahren. Dabei wird etwas Toxisches in das Hauptorgan der Mitte, den Magen, eingebracht. Die Wirkung ist umgehend sehr eindrucksvoll. Es wird uns nicht nur speiübel, sondern wir fühlen uns von einem Moment auf den anderen enorm geschwächt, haben keine Energie mehr. Unsere Mitte ist einfach total gestört.

Für die traditionelle chinesische Medizin ist der energetisch interpretierte Begriff der Mitte von zentraler Bedeutung. Aber auch für die Staatsräson, für das chinesische Selbstverständnis, spielt er eine große Rolle. Immerhin bezeichnet sich China bis zum heutigen Tag als »Reich der Mitte«.

Es gibt viele Situationen, in denen wir merken, dass diese »Mitte« ein Fundament ist, auf dem wir uns verorten und stabil stehen sollten. Anhaltende Schmerzen, schwierige Lebenssituationen, starke körperliche Anstrengungen und auch der Stress hinterlassen hier ihre Spuren. Eine starke Mitte dagegen kann einen großen Halt bieten und uns auch über schwere Zeiten tragen. Positive Einstellungen und Glaubensüberzeugungen haben Einfluss auf diesen inneren Haltepunkt, der eigentlich nicht mehr als ein gedankliches Konstrukt ist, aber aus meiner Sicht vieles verstehen hilft.

An den thorakolumbalen Wirbelsegmenten im Übergangsbereich der Brust- und Lendenwirbelsäule geben sich vegetative und emotionale Störungen besonders häufig ein Stelldichein. Unsere Alltagsbelastungen spiegeln sich hier in unterschiedlichem Ausmaß wider. Dabei kommt es dort vielfach nicht nur zu Schmerzen, sondern auch zu Bewegungsstörungen, die erhebliche Auswirkungen haben können. Diese Einschränkung der Wirbelsäulenbeweglichkeit lässt Patienten und Behandler oft ziemlich ratlos zurück, wohl auch weil die Beschwerden sehr unspezifisch sind und große Wirbelsäulenabschnitte mit einbeziehen. Ganz oben auf der Beschwerdeliste findet sich das Umdrehen nachts im Bett, was an der besonderen Bedeutung dieser Segmente für die Wirbelsäulendrehung liegt.

Darüber hinaus haben die körperlichen Probleme auch einen destabilisierenden Einfluss. Der Dreh- und Angelpunkt unseres Kreuzes, die Wirbelsäulenintegrität, ist davon tangiert, und ihre Gefährdung mag daher durchaus ein latentes, aber tief sitzendes Unsicherheitsgefühl hinterlassen.

Wir halten fest, dass dieser Teil der Wirbelsäule den Schmerz und die vegetative Dysfunktion der gestörten Mitte repräsentiert. Darunter leiden unendlich viele Menschen, meistens ohne es zu wissen.

Dieser Kontakthof unserer psychosomatischen »Big Player« ist in besonderem Maß an der Organisation unserer Befindlichkeit beteiligt. Auf diese Weise bekommt man einen Einblick, riskiert einen Blick auf Leib und Seele, unsere Kronjuwelen.

Hier geht es um alles. Auch an diesem speziellen Schnittpunkt, an dem unser Muskel- und Faszienkorsett zutiefst mit unseren seelischen Aspekten verwoben ist, wird leibhaftig gespürt und empfunden – ob wir es wollen oder nicht.

Vielleicht erahnen Sie ein wenig, von welch zentraler Bedeutung diese Zusammenhänge für unser Selbstverständnis und damit auch für unser Schmerzerleben sind. Wir können doch nicht ernsthaft annehmen, dass anhaltende Stresserlebnisse oder chronische Schmerzen auf Dauer etwas Oberflächliches bleiben und nicht an unserer Schale kratzen. Nein, jeder Schmerz verlangt nach einer Position dazu, auch nach Ihrer Position, und zwar seelisch und leiblich.

Wir sollten uns darüber im Klaren sein, dass wir durch unsere Schmerzen in Gänze, in jeder Hinsicht erfasst werden. Alle unsere Empfindungen sind beteiligt an unseren Leiden. Gleichzeitig nehmen diese Wahrnehmungen auch Einfluss auf den Schmerz, sie modulieren, verändern und steuern ihn ein Stück weit.

Der Einfluss der Psyche

Noch einige Bemerkungen zu dem Unwort »Psyche«. Es scheint unbeliebt geworden zu sein, vielleicht weil es für viele auf etwas Unfassbares, Unbeeinflussbares, fast Dämonisches verweist. Außerdem wissen wir, dass diese Psyche von Psychiatern in psychiatrischen Abteilungen behandelt wird. Das hat irgendwie keine Reputation, ist keine Empfehlung und davor gruselt uns. Wahrscheinlich kreist ständig in unserem Bewusstseinshintergrund das weiße Zwangsjäckchen.

»Psyche«: Das Wort stammt aus dem Altgriechischen und bedeutet ungefähr das Gleiche wie Seele, aber auch Atem, Hauch, oder (göttlicher) Odem. Die Psyche hat also eine gewisse überirdische Konnotation (Nebenbedeutung). Vielleicht macht sie ja gerade das für viele so seltsam oder unheimlich.

Man könnte der Ansicht sein, dass der Begriff etwas »verbrannt« wirkt, weil mit ihm womöglich auch viel Schindluder getrieben wurde. Alles und jedes wurde der Psyche zur Last gelegt. Ich würde dagegen vorschlagen, die Psyche als Oberbegriff für unsere unbewussten Gefühlssysteme aufzufassen. Die Gleichung Psyche = Emotionen + Vegetativum könnte begründen, warum diese Systemverbindungen sehr spontan und dynamisch, aber auch chaotisch wirken können.

Diese Eigenschaften machen sie allerdings auch zu einem Problem der konventionellen Medizin. Schließlich hat diese weder ein sicheres diagnostisches noch ein zuverlässiges therapeutisches Verfahren zur Verfügung, um auf diesen Spielwiesen zu belastbaren Aussagen kommen zu können. Als Ausgleich werden psychotherapeutische Angebote vorgehalten. Vielfach enden diese Verfahren in immerwährenden Therapien ohne Aussicht auf Zukunft. Vegetative, funktionelle Störungen sind eine erhebliche Schwachstelle der konventionellen Medizin. Auf diesem Gebiet konnte sie bis zum heutigen Tage keine Dominanz, keine Lufthoheit erringen, ohne dass ihr das als Defizit tatsächlich aufzufallen scheint.

Psychische Systeme sind in der Schmerztherapie von großer Bedeutung, allein schon, weil wir Schmerzärzte damit arbeiten müssen. Nein, nicht wollen, sondern wirklich müssen. Und damit kommen wir unseren Patienten nahe. Manchmal, so scheint es, zu nahe.

Ein Problem unter vielen ist dabei, dass ärztliche Sichtweisen auf das emotionale und körperliche Geschehen und die Sichtweisen der Patienten darauf miteinander konkurrieren. Das kann zu heftigen Unverträglichkeiten führen, die die Arzt-Patienten-Beziehung massiv belasten. Hauptproblem dürfte dabei sein, dass die Selbsterkenntnis gelegentlich nicht mit der Fremdbeurteilung harmoniert. Man kann dann drum herum reden oder den Stier, sprich die Psyche, bei den Hörnern packen.

Der Vorteil der letzteren Methode ist, dass sich dabei sehr schnell herausstellt, wie ernst der Patient es mit seinem Therapiewunsch meint. Der Nachteil allerdings ist, dass dabei eine eigentlich fruchtbare Zusammenarbeit gefährdet werden könnte und letztlich nicht zustande kommt.

Ich persönlich erkundige mich bei meinen Patienten immer zunächst, ob ich sie mit diesen Fragen belästigen darf. Gleichzeitig vermittele ich Ihnen, dass ich nicht daran denke, Ihr innerstes Wesen in Kürze analysieren zu können oder zu wollen. Mein Ansatz ist jedoch, das Verständnis für Zusammenhänge zu wecken. Den Beweis für die Plausibilität meiner Anschauungen muss ich dann allerdings auf dem Wege einer erfolgreichen Therapie antreten.

Schlüsselregionen der Wirbelsäule: Mit dem Vegetativum verhandeln

Wo der Ursprung des Schmerzes einen
seiner Hauptsitze hat

Traditionell wird dem physischen Leib die Psyche gegenübergestellt. Das sind alte, antike Vorstellungen aus Theologie und Philosophie. Tatsächlich sind Leiblichkeitskonzepte aber auch in der modernen Philosophie wichtig geworden aufgrund von Unzulänglichkeiten der bisher üblichen Unterscheidung von Körper und Geist.

Der Körper unterscheidet sich vom Leib. Ersterer kann objektiv erfasst und analysiert werden, während Letzterer sich als subjektiv gespürter Leib derartigen Untersuchungen von außen entzieht. Man hat einen Körper, Leib ist man. Und der Leib kann einem durchaus die Erfahrung vermitteln, er würde ein Eigenleben führen. Diese Leiblichkeitsvorstellung entspräche vielleicht einem Körper, der, angereichert um sein vegetatives und emotionales Potenzial, seine autonomen Freiheiten auslebt.

Seit der Antike nahmen und nehmen sich große philosophische Geister der Seele an. Für die einen sind wir einfach unsere Seele, für andere ist die Seele das Wesen des Menschen. Das verleiht ihr etwas Unkörperliches, Überindividuelles, und damit erscheint sie für unsere Betrachtungen überfrachtet und schlecht handhabbar.

Bitte nehmen Sie es mir nicht übel, wenn wir hier kurz mal begrifflich im Trüben fischen. Seelenprobleme hatten wir ja schon mal als unlösbar erkannt. Daher müssen wir uns an dieser Stelle endgültig von ihnen verabschieden und dem nackten, ganz und gar irdischen Körper eine Psyche gegenüberstellen, die sich aus den autonomen vegetativen und emotionalen Zentren konstituiert. Körper und Psyche sollten eine gute Begriffsgrundlage darstellen, mit der wir arbeiten können.

Nur, woran wollen wir denn arbeiten? Als Arzt möchte ich natürlich die schmerzenden Körperbereiche behandeln, gleichzeitig aber auch indirekt Einfluss auf die damit verbundenen vegetativen, emotionalen Inhalte ausüben. Das muss ich, damit meine Schmerztherapie nachhaltig erfolgreich sein kann. Das bedeutet aber natürlich nicht, dass ich psychoanalytisch unterwegs sein will, um in längst vergangenen Zeiten zu stöbern. Stattdessen möchte ich an den körperlichen Hotspots arbeiten, von denen ich weiß, dass sie emotional und vegetativ gut vernetzt sind.

Im Klartext: Wenn jemand über Rückenschmerzen klagt, zusätzlich aber ein nervöses Magenleiden angibt und in emotionalen Turbulenzen steckt, brauche ich kein Computertomogramm oder eine Kernspintomografie der Wirbelsäule, keine Kortisonspritzen und keine Laserbehandlung einer Bandscheibenvorwölbung. Stattdessen fokussiere ich meine Behandlung zunächst auf den Übergang Brust-Lendenwirbelsäule, da, wo der Schmerz der Mitte seinen Ausgang nimmt, und tue alles, um dieses typische dysfunktionale, autonome Muster zu beruhigen. Dazu fördere ich seine parasympathischen Impulse (mehr Schlaf und Ruhepausen, Reduzierung der Stressoren, Ernährungsumstellung), akupunktiere insbesondere Yin-Punkte und mobilisiere behutsam die thorakolumbalen Wirbelsegmente. Gleichzeitig informiere ich über die gute Prognose des Leidens und die emotionalen Hintergründe. Meine Botschaft der Hoffnung lautet also: Es wird alles wieder gut, diese Beschwerden kommen in den besten Familien vor, kein Grund zur Aufregung. Deshalb sind Röntgen- und MRT-Befunde, die alle Einzelheiten der üblichen Verschleißerscheinungen rauf und runter deklinieren, auch eher störend. Was glauben Sie denn, welche Emotion durch solche Befunde gefördert wird? Klar, die Angst.

Heilung in Bewegung setzen

Im Folgenden möchte ich Ihnen einige prinzipielle Vorgehensweisen schildern. Wir wissen, dass eine vegetative Dysfunktion zu einem überhöhten Spannungszustand der Muskulatur führt. Dieser beeinträchtigt das Bewegungsbild, die Funktionen von Wirbelsäule und Gelenken, welche der Untersuchung zugänglich sind.

Bewegungsstörungen, die nicht auf Strukturschäden der Knochen oder der Gelenke und auch nicht auf ein sehr hohes Alter zurückzuführen sind, sind mit hoher Wahrscheinlichkeit funktionell-vegetativer Natur. Daher gilt es, die Hauptzentren zu behandeln, die für diese Störungen verantwortlich sind. Es handelt sich dabei um eine geringe Anzahl immer wiederkehrender, identischer Blockadelokalisationen an der Wirbelsäule. Das sind die Bereiche, die ich vorhin als Hotspots bezeichnet habe.

Es mag schwer zu glauben sein, aber eigentlich spielen sich die dysfunktionalen Situationen immer an den gleichen Wirbelsäulenregionen ab. Von dort strahlen sie in die Peripherie, übertragen Schmerzen in Arme und Beine. Das ist das ganze Geheimnis, so viel kann ich Ihnen schon einmal vorab verraten. Eine dieser wichtigen dysfunktionalen Regionen haben Sie im vorangegangenen Kapitel bereits kennengelernt, den Übergang zwischen Brust- und Lendenwirbelsäule.

Um einen Eindruck von dem Hintergrund dieser dysfunktionalen Bereiche zu erhalten, sind intensive Gespräche notwendig. Sie umfassen einerseits mechanische Aspekte der beruflichen und privaten Tätigkeiten, andererseits aber auch mögliche Hinweise auf emotionale Anknüpfungspunkte. Tatsächlich liefert auch die körperliche Untersuchung erste Indizien für eine relevante emotionale Hinterlegung einer körperlichen Funktionsstörung. Auffallend sind hier beispielsweise energische Abwehrhaltungen und abwehrende Bewe-

Kreuzdarm-
beingelenk
(ISG)

Die wichtigsten Schmerz-Hotspots befinden sich am unteren Bereich
der Halswirbelsäule, am Übergang von Brust- und Lendenwirbelsäule
und am Kreuzdarmbeingelenk (ISG). Von dort strahlen sie weit in Arme
und Beine aus.

gungen bei der gezielten Untersuchung bestimmter Wirbelsegmente, Schweißausbrüche oder unverhältnismäßige Schmerzempfindungen. Weitere interessante Hinweise sind starke Nackenverspannungen, viele und auch häufig wechselnde Medikamente und Behandler und eine Reihe von früheren operativen Eingriffen, über deren Sinnhaftigkeit sich streiten lässt. Auffallend sind darüber hinaus Beobachtungen, die auf eine vermehrte ängstliche Selbstbeobachtung schließen lassen.

Wie also gehe ich selbst angesichts dieser nicht immer ganz unkomplizierten Situation in meiner Praxis vor? Bevor ich in diesen Anfangssituationen mit meinen Patienten und ihren autonomen Befindlichkeiten ins Gespräch kommen und eine lokale Behandlung initiieren kann, muss ich mir ihr Vertrauen erwerben. Ich suche mir daher ein Symptom, das mit einer hohen Wahrscheinlichkeit erfolgreich behandelt werden kann. Das ermutigt und macht Hoffnung, die durch den gesamten Behandlungsverlauf tragen kann. Damit ist ein erster Grundstein gelegt, die Basis für einen manchmal durchaus herausfordernden Behandlungsweg.

Welche Maßnahme könnte eine gewisse Sofortwirkung entfalten? Im Kapitel über den Schmerz der gestörten Mitte (siehe ab Seite 194) war die Rede von Störungen im Übergangsbereich von Brust- und Lendenwirbelsäule. Diese gehen oft einher mit dem eigenartigen Phänomen der vegetativen Labilität. Dazu zählen beispielsweise gewisse Kreislaufstörungen, Magen-Darm-Beschwerden und Nervosität. Das Klassifizierungssystem der Diagnosen kennt dazu ebenso seltsame Diagnosen wie »vegetative Dystonie« (Symptome, die mit einer Fehlfunktion des vegetativen Nervensystems zusammenhängen), »psychovegetative Störung« (Nervosität, Angst oder depressive Verstimmung) oder »Neurasthenie« (vorübergehende Erschöpfung und Schwäche des Nervensystems).

Besagtes thorakolumbale Areal erscheint also oft vegetativ vorbelastet und ist daher keine einfache therapeutische Angelegenheit. Es hat zwar das Charakteristikum einer Funktionsstörung, erscheint im Praxisalltag erfahrungsgemäß allerdings als eine ziemlich komplexe Blockierung, die sich nicht einfach »aufmachen« lässt. Diese Einschätzung teilen auch Physiotherapeuten und Osteopathen im Gespräch. Einer der Gründe dafür dürfte sein, dass diese Wirbelsegmente vielen Einflüssen unterliegen. Vielleicht versucht der Körper der vegetativen Unsicherheit hier in Form einer übermäßig verstärkten muskulären Stabilisierung entgegenzuwirken? Schließlich ist dieser Bereich von großer Bedeutung für die Belastbarkeit und Mobilität des Rückens.

Man kann sich vorstellen, dass ein erfolgreicher therapeutischer Ansatz in einem derart prekären, »sicherheitsempfindlichen« Bereich dem Gesamtsystem Mensch guttut. Daher bemühe ich mich meistens schon in einer frühen therapeutischen Phase um diese ganz zentrale Region, bevor ich mich peripheren Störungen zuwende. Dabei müssen auch andere Therapeuten wie beispielsweise Physiotherapeuten auf dieses Ziel eingeschworen werden. Nur gemeinsam und mit passgenauem Aufwand kommt man hier weiter. Alle, also Ihre Ärzte, Ihre Physiotherapeuten und natürlich auch Sie selbst müssen sich auf die wichtigen, einflussreichen Regionen konzentrieren.

Das große therapeutische Ziel heißt häufig Mobilisierung, nicht nur innerhalb des thorakolumbalen Areals, sondern beispielsweise auch am Übergang von Hinterkopf und Halswirbelsäule und zwischen Hals- und Brustwirbelsäule. Von hier aus geht der Schmerz nach oben, nach unten und in die Außenbereiche. Daher haben diese beiden Regionen ebenfalls von Beginn an mein Hauptaugenmerk.

Traurigkeit, Überforderung, Stress und Krankheit behindern den Fluss des Qi, der Lebensenergie, sagt die traditionelle chinesische Medizin. Schmerz bedeutet demnach Stagnation des Qi. Also müssen wir diese Stagnation, diese Stauung beenden. Im vorigen Beispiel habe ich damit am thorakolumbalen Übergang angefangen.

Natürlich kann man nicht einfach wie wild die Wirbelsäule mechanisch mobilisieren und bewegen. Zunächst bedarf das System stabilisierender Reize, die die Anspannung reduzieren. Dies kann unter Verwendung bestimmter Akupunkturpunkte gelingen, manchmal aber auch einfach nur durch Anlage einer stabilisierenden Rückenbandage. Manualtherapeutische Maßnahmen und Rumpfmuskelübungen in Eigenregie runden das Ganze ab, oft auch unter Einsatz pflanzlicher Heilmittel, die erfahrungsgemäß zuverlässig die Mitte stärken.

Natürlich sind auch Gespräche entscheidend, um Diagnose, Prognose und die Therapie in den richtigen Zusammenhang zu setzen und die Weichen in Richtung Hoffnung zu setzen. Nach meinen Erfahrungen bedient man damit eine große Sehnsucht nach einem umfassenderen Verständnis und Therapieansatz.

Allerdings sollte ein Arzt auch nicht darauf verzichten, deutlich zu machen, welche Unannehmlichkeiten und Missverständnisse während der Therapie auftreten können. Dazu zählt unter anderem eine vorübergehende Verschlechterung des Beschwerdebildes. Dieses Phänomen ist vielen homöopathisch vorbehandelten Patienten als sogenannte Erstverschlechterung oder Erstverschlimmerung bekannt. Sie dauert in aller Regel aber nur kurz und macht sich nur zu Beginn der Behandlung bemerkbar. Allerdings können auch im weiteren Verlauf immer wieder einmal Probleme auftauchen, die eine Neubewertung des therapeutischen Konzepts notwendig machen. In jedem Fall sollte darüber gesprochen werden. Wenn sich ein chronisches Beschwerdebild in Bewegung setzt, ist meistens schon ein erster und wichtiger Anfang gemacht.

Eine ausführliche Beratung ist aber auch notwendig, um nicht den Eindruck einer vorschnellen oder übermäßigen Psychologisierung des Schmerzes aufkommen zu lassen. Dieser Aspekt ist nur ein Teilproblem der Schmerzkrankheit, und unsere vegetativen, emotionalen Zentren sollten immer die geschätzten Partner unserer Behandlungsbemühungen sein. Die Psyche ist nicht schuld, sondern hat sich zu dem entwickelt, was sie ist. Das letzte Urteil ist damit nicht über sie gesprochen, und wir sollten uns auch keins anmaßen. Emotionen, Vegetativum oder die schwachen Nerven sind keine Spielverderber, die für den Ärger mit dem Schmerz zur Verantwortung zu ziehen sind. Schwache Nerven haben Gründe, und es ist die Aufgabe des Arztes, diesen Raum und Stimme zu geben.

Der vegetativ-emotionale Charakter vieler Schmerzkrankheiten bringt eine gewisse Verletzlichkeit mit sich. Man muss als Arzt genau aufpassen, dass keine Missverständnisse entstehen oder offene Fragen im Raum stehen bleiben, die einen falschen Eindruck nach sich ziehen könnten. Es ist also viel Sensibilität gefragt, gleichzeitig aber auch eine gewisse Sicherheit und Überzeugungskraft. Immerhin gilt es ja, Menschen wie Sie von einem neuen Therapiekonzept zu überzeugen, damit ein wirklicher Neuanfang beginnen kann. Sich aufgehoben fühlen ist eine notwendige Voraussetzung für das Gelingen von Schmerztherapie.

All diese Bemühungen dienen letztlich dazu, auf gefühltem Wege mit Systemen ins Gespräch zu kommen, die zur selbstständigen, autonomen Rezeption, der Aufnahme von Informationen, befähigt sind. Das ist keine Frage von Überredungskunst oder intellektueller Kunststücke. Ihre unwillkürlichen, ganz selbstständig empfindenden und resümierenden Zentren fassen ihre eigenen Entschlüsse, die aber sollten gut für Ihre Genesung sein. Dafür müssen wir sie mit reichhaltigem Futter in Form von emotionalem Interesse versorgen und verwöhnen, damit sie Dampf ablassen, locker und loslassen. Allerdings geht es hier nicht nur um Freundlichkeit. Einschleimen ist keine Lösung. Das merken »die Herrschaften« in den Zentren nämlich nur zu gut. Ich halte sie tatsächlich auf Dauer für unbestechlich, und das sollten Sie mit viel Respekt vor ihnen auch tun. Daher richte ich meine Botschaften an diese Systeme auch so offen und unmissverständlich wie möglich.

In Watte packen mag am Anfang eine gerechtfertigte, vertrauensbildende Maßnahme sein. Danach aber sollte der behandelnde Arzt genauso wie der Patient selbst wissen wollen, wie alles kam und warum. Und wenn sich Widerstand auftut, sind die Claims abgesteckt und jeder weiß, woran er ist. Es kann in die nächste Runde gehen.

Bewegung ist Leben: Vermeidungsverhalten vermeiden

Warum Sitzen krank macht
und Bewegung heilt

Sie haben zu Beginn des Kapitels viel erfahren über die autonomen Systeme unseres Körpers und wie Sie sich mit ihnen gut stellen können. Zu diesen Systemen gehört auch die körpereigene Schmerzhemmung. Auch sie bestimmt in erheblichem Maße mit über die individuelle Resilienz gegenüber Stressoren und Schmerzreizen. Ein erfülltes Dasein, Erfolg und Liebe ermöglichen uns eine starke Gegenposition zu den unvermeidlichen Schicksalsschlägen und Negativerfahrungen. Das drückt sich aus in einem starken schmerzhemmenden Potenzial, einem vegetativen Gleichgewichtszustand und entspanntem Gefühlshaushalt.

Aktiv werden

Jeden Tag werde ich von meinen Patienten gefragt, was ich ihnen in puncto Eigeninitiative noch raten könnte. Eine meiner häufigsten Ratschläge ist, körperlich aktiv zu werden. Oftmals aber ist diese Aktivität durch Schmerzen stark eingeschränkt. Daher setze ich von Beginn an alle Hebel in Bewegung, um meinen Patienten hinreichend Bewegungsfähigkeit für Eigenübungen zu ermöglichen.

Dabei geht es nicht nur um körperliche Leistungsfähigkeit, die selbstverständlich die Grundlage dafür ist, überhaupt den Prozess der Heilung in Bewegung zu setzen. Es sollte Verständnis dafür geweckt werden, dass Schmerzen häufig nur durch die Rückgewinnung der Funktion beendet werden können. Was heißt das? Ein in seinen Bewegungsmöglichkeiten langfristig eingeschränktes Gelenk verliert irgendwann die ganze Bandbreite seines Bewegungsspiels. Das gilt nicht nur für ein großes Gelenk wie das Kniegelenk, wenn der Meniskus dauerhaft eingeklemmt ist. Das gilt auch für alle Elemente der Wirbelsäule. Dort gibt es viele Gelenke auf vielen Ebenen. Zusätzlich sorgen Bänder, Muskeln und Faszien an unseren Gelenken für Stabilität und Zusammenhalt des ganzen Bewegungsapparates.

Wir sind als Fluchttiere konstruiert für ausdauernde Belastungen. Daher sollten wir so schnell wie möglich zurück zu unseren normalen Bewegungsmöglichkeiten. Schonung ist immer dann eine Option, wenn etwas kaputtgegangen ist, wenn also eine strukturelle Läsion wie beispielsweise bei einem Knochenbruch vorliegt.

Wenn beispielsweise eine notwendige Übung aus Schmerzgründen nicht durchgeführt werden kann, sollte das nicht die Rehabilitation als solche gefährden. Sofern keine handfesten, also strukturellen Gründe dagegen vorliegen, sollte versucht werden, gemeinsam in den Schmerz hineinzuarbeiten. Eine gezielte Trainingstherapie schmerzender Muskeln reduziert die Beschwerden weit wirkungsvoller als ein allgemeines Fitnesstraining.[49]

Das bedeutet im Einzelnen, dass ich die Problembewegung bis zum Schmerzbeginn durchführen lasse. Dieser Provokationstest unterstützt mich dabei, den genauen Ort der schmerzbedingten Behinderung festzustellen. Danach gilt es, diesen lokalen Widerstand durch geeignete Maßnahmen auszuschalten. Eine Möglichkeit dazu besteht in der Anwendung aurikulomedizinischer Methoden. Die Aurikulomedizin, begründet in den 1960er-Jahren in Frankreich, hat sich mit ihrer Nadelung beziehungsweise Laserakupunktur am Ohr und Körper, der Therapie von Störherden und der Verwendung ergänzender Medikamente bei der Behandlung akuter und chronischer Schmerzen der Wirbelsäule, der Gelenke und des Kopfes sowie bei Gesichts- und Zahnschmerzen, Entzündungen der Nasennebenhöhlen und Schwindelzuständen bestens bewährt (www.aurikulomedizin.eu). Mit ihrer Hilfe können Einschränkungen insbesondere im myofaszialen Bereich punktgenau behandelt werden, sofern die Methode gut beherrscht wird. Gleichzeitig können fasziale osteopathische und andere manuelle Techniken das Ziel unterstützen, den Bewegungsradius zu vergrößern. Darüber hinaus werden Wirbelgelenkblockierungen mobilisiert, soweit möglich.

Auf diese Weise lernen die Patienten tatsächlich oft auch die Schmerzformen zu unterscheiden. Der »gute« myofasziale, nozizeptive Schmerz infolge faszialer Restriktionen (Einschränkungen) bessert sich in der Regel unter fortgesetzter Übungsbehandlung und Wärmeanwendung. Man merkt also während der Aktivität eine zunehmende Erleichterung. Die Arbeit mit dem eigenen Körper lässt uns dessen Sprache kennenlernen.

Für derartige Übungen versuche ich, meine Patienten so oft es geht zu motivieren. Sehr sinnvoll ist natürlich eine Assistenz in Form von Physiotherapie, die bei Auftreten von Beschwerden kontrollierend und motivierend zur Seite stehen kann. Es sind meist erst einmal gewisse Grenzen zu überwinden, vor denen man zurückschreckt, weil sich vor ihnen der Schmerz aufzutürmen scheint.

Ein Schmerz infolge Gelenkarthrose beispielsweise, der die Hüftgelenkbeweglichkeit einschränkt, reagiert als »böser« Schmerz nicht gut auf Provokationen und tendiert dazu, eher zu- als abzunehmen. In solchen Situationen macht es natürlich wenig Sinn, auf direkte Weise gegen den Schmerz anzuarbeiten.

Aber selbst bei einer Sprunggelenkverletzung (gemeint ist das große Knöchelgelenk) mit Verletzung der Bänder hat die Natur es so eingerichtet, dass die besten Ergebnisse erzielt werden, wenn baldmöglichst wieder unter Schutz einer Gelenkschiene »frühfunktionell«

belastet wird. Die immobilisierende Therapie der Vergangenheit in Form von Bandnaht, wochenlanger Gipsbehandlung und Entlastung hat sich als nicht zielführend herausgestellt.

Ein anderes Beispiel für das Umdenken in Richtung Frühmobilisierung ist die Hexenschusstherapie. Lange Zeit war hier die Liegebehandlung üblich, bei der die Patienten mit starken Schmerzmitteln zur Bettruhe verpflichtet wurden. In ähnlicher Weise wurden Wirbelbrüche über Wochen im Gipsbett behandelt. Heute wird in der Regel mit einem schützenden Korsett mobilisiert. Hinzu kommt eine stabilisierende Muskeltherapie.

An dieser Stelle kann festgehalten werden, dass Rückenschmerzpatienten in aller Regel erheblich von einer Kräftigungstherapie der Rumpfmuskulatur profitieren. Das ist die Standardtherapie schlechthin bei unspezifischen Rückenschmerzen.

Nicht selten muss ich als Arzt energisch motivierend darauf hinwirken, dass der Patient eine solche stabilisierende Behandlung entgegen möglicher Bedenken auch konsequent in Angriff nimmt. Ab und zu sind die Bedenken nämlich derart groß, dass dadurch der ganzen Behandlungserfolg gefährdet wird. Im Englischen gibt es für ein solches Verhalten den passenden Ausdruck: Fear Avoiding Believes, Befürchtungen hemmen die Aktivität. Manchen Problemen darf man eben nicht aus dem Wege gehen, wenn man zum Ziel kommen will.

Mir ist durchaus bewusst, dass es ein normales menschliches Verhalten ist, sich Sorgen zu machen. Dennoch ist es sehr empfehlenswert, hier genau zu unterscheiden. Erschöpfung und schwere Krankheit sind natürlich Grund genug zur Schonung. Furcht vor den Mühsalen der Mobilisation allerdings ist kein guter Ratgeber. »Du musst dich schonen!« ist ein Glaubenssatz, der im Fall von funktionellen Schmerzen selten eine gute Idee ist. Vor allem dann nicht, wenn der Schmerz bereits einige Wochen andauert und die Schonung keinen nennenswerten Erfolg gebracht hat.

Englischsprachige Publikationen haben noch weitere anschauliche Bezeichnungen für dieses Vermeidungsverhalten kreiert. »Disuse Syndrome«[50] oder »Sitting Disease« sind natürlich harte Begrifflichkeiten, die man auch zynisch nennen könnte. Dennoch hat die direkte, ungeschminkte Ansprache eines sehr wichtigen Problems seine Vorzüge. Letztendich soll lediglich darauf aufmerksam gemacht werden, dass der Verlust oder auch nur die Einschränkung der Mobilität nicht zuletzt wegen der damit in der Regel einhergehenden Gewichtszunahme eine gefährliche Angelegenheit ist, die Kopf und Kragen kosten kann. »Disuse«, Nichtgebrauch unseres Körpers schwächt, lähmt, hemmt physisch, mental und spirituell.

Der neue Wissenschaftszweig der Sitz- oder Inaktivitätsforschung (Sedentary Behavior Research) fand schon vor rund zehn Jahren heraus, dass Menschen mit starkem Übergewicht zweieinhalb Stunden länger sitzen als Schlanke. Und langes Sitzen erhöht die Gefahr, an Krebs, Diabetes oder Herzinfarkt zu erkranken. Selbst der Darm braucht Bewegung, und vor allem profitiert auch die geistige Gesundheit.

Es ist wahrlich nicht immer einfach, diese Grundsätze überzeugend zu vermitteln. Dazu benötigt der Patient eine Portion Optimismus und die berechtigte Hoffnung auf das therapeutische Gelingen. Daher erwähnte ich vorhin mein Bestreben, möglichst schnell wenigstens zu einem Teilerfolg zu kommen, damit ein Silberstreif am Horizont aufscheint. Der behandelnde Arzt wird dadurch deutlich überzeugender, und das hilft. Schon Christiane Vulpius, Goethes Ehefrau, wusste: »Je mehr ich Bewegung habe, desto besser befinde ich mich.«

Wir sind ein Organismus, der Gesundheit von sich aus in einem Prozess immer wieder neu erzeugen muss. Das Modell der Salutogenese geht daher davon aus, dass der Körper kraft seiner Ressourcen versucht, die gesundheitsgefährdenden Faktoren zu überwinden. Er braucht dabei unsere Unterstützung.

Diagnostik und Behandlung von Hals-, Nacken-, Schulterschmerzen

Wie man den wahren Schmerzverursachern
auf die Spur kommt

Schmerzen am Bewegungssystem werden oft den Arthrosen angelastet. Bei näherem Hinsehen hat jedoch die Muskulatur als Schmerzauslöser hier weitaus mehr Bedeutung.

Muskelschmerzen gehören zu den häufigsten Gründen, die zu einer Behandlung in der Allgemeinpraxis führen. Auch wenn genaue Statistiken fehlen, vor allem deshalb, weil unklar ist, welche Beschwerden hierunter zusammengefasst werden können: Die Dunkelziffer dürfte auf jeden Fall gewaltig sein. Denn Muskelsysteme werden häufig überhaupt nicht in ihrer schmerzauslösenden Funktion bewusst realisiert. Der dumpfe und diffuse, unspezifische myofasziale Schmerz ist schwer zu lokalisieren und zuzuordnen. Außerdem tritt er nicht konstant auf und ist uns überhaupt bei seiner Ortung und Behandlung wenig behilflich. Zusätzlich gibt es das weitgehend ignorierte, weil unverstandene Phänomen der Schmerzprojektion, das auch als Übertragungsschmerz bezeichnet wird. Zwar wartet dieses eigenartige Muskelverhalten noch auf seine vollständige wissenschaftliche Enthüllung, doch das sollte Ärzte nicht veranlassen, ihre Patienten damit allein zu lassen. Übertragungsschmerzen werden noch ausführlich besprochen, da sie sowohl diagnostisch als auch therapeutisch von wirklich großer Bedeutung sind (mehr ab Seite 225).

Viele Gelenkbeschwerden, viele Empfindungsstörungen sind in Wirklichkeit Folgen von Muskelfunktionsstörungen. Daneben werden ernsthafte Organstörungen nahezu regelhaft begleitet von Muskelproblemen. Magen-, Gallen- und Bauchspeicheldrüsenprobleme wirken auf die Rückenmuskulatur ein und führen zu Erhöhungen des Muskeltonus und Blockierungen. Nicht zuletzt dadurch erklärt sich der entspannende Wohlfühleffekt einer guten Muskelmassage.

Der umfassende Geltungsanspruch beziehungsweise Gültigkeitsbereich der Muskulatur hat aber auch seine guten Seiten. Allen Menschen, also nicht nur uns Ärzten und anderen Behandlern, sondern auch Ihnen als Patient, ist auf diese Weise ein therapeutisches Mittel in die Hand gegeben, das nicht nur an der Körperoberfläche, sondern auch bei inneren Erkrankungen wie Magenbeschwerden nützlich sein kann.

Hautschmerz versus Muskelschmerz

Ein interessanter und praktisch wertvoller Aspekt ist der auffallende Unterschied zwischen Muskel- und Hautschmerzen. Letztere werden im Allgemeinen als deutlich schmerzhafter empfunden. Der Grund liegt in der stärkeren Unterdrückung der Muskelschmerzen durch das körpereigene schmerzunterdrückende System.

Eine höhere Empfindsamkeit der Haut macht sicherlich Sinn, könnten doch allerhand giftige kleine und große Tiere über sie hinwegkrabbeln, auf die zu achten wäre. Muskulatur sollte richtigerweise wenigstens insoweit schmerzbefreit sein, als wir weiterhin in der Lage sein müssen zu kämpfen, zu flüchten, um unser Überleben zu ringen. Insoweit scheint alles gut von der Natur eingerichtet, wenn da nur nicht diese komische Sache mit dem Übertragungsschmerz wäre. Aber jetzt greife ich schon wieder vor.

Während der Hautschmerz stechend und präzise lokalisierbar ist, beeindruckt der Muskelschmerz durch seinen dumpfen, krampfartigen Charakter. Er ist dadurch oft schlecht lokalisierbar und von wechselhafter Natur, was viele Patienten als außerordentlich störend empfinden. Seine diffuse »Unzuverlässigkeit« behindert oft die Demonstration des Schmerzproblems in der Arztpraxis. Intensive Eingriffe an den Muskeln durch Injektionen, Akupunkturnadeln oder auch über Stoßwelleneffekte mittels entsprechender Geräte können zu unangenehmen Empfindungen und Kreislaufeffekten führen. Diese Erscheinungen sind der vegetativen Vernetzung geschuldet.

Der Spannungszustand unserer Muskulatur spiegelt oft unsere Befindlichkeit wider. Ein kraftvoller Gang erhobenen Hauptes vermittelt ein anderes Bewegungs- und Muskelbild als das Häuflein Elend, als das wir gelegentlich auch mal im Stuhl zusammensacken. Muskulatur fungiert als Erfolgsorgan des vegetativ-sympathischen Nervensystems, sie fühlt mit uns. Übermäßige Muskelspannung ist abgespeichertes Unbehagen. Auch wenn Muskulatur schwer mit Händen zu »greifen« und zu interpretieren ist, müssen wir uns ihrer zu diagnostischen Zwecken bedienen. Dazu ist es erforderlich, durch Anfassen innige Bekanntschaft mit ihr zu machen. Nur so kann man als Arzt etwa die Verquellungen der Weichteile erfassen, wenn man parallel zur Wirbelsäule entlangstreicht. Diese Verquellungen sind etwas Eigenartiges, und man weiß nicht genau, was das eigentlich ist. Der erfahrene Untersucher kann sie aber beim lebenden Organismus, auch bei Pferd oder Hund, als deutlichen Hinweis für eine Funktionsstörung aufspüren und diagnostisch werten. Patienten spüren derartige Störungen meist erst, wenn der erfahrene Arzt gezielt leichten Druck darauf ausübt.

Derartige Indikatoren und Indizien erheben natürlich keinen beweisenden Anspruch, sind aber erheblich näher am Geschehen als ein Röntgenbild. So geht eben Funktionsdiagnostik: Hands on, vielleicht etwas »oldschool«, dafür aber aussagefähig.

In Zusammenhang mit der Untersuchung des Bewegungsspiels der Halswirbelsegmente ergibt sich so eine Art Sinneseindruck von diesem Wirbelsäulenabschnitt. Er erlaubt Rückschlüsse auf die Außenwirkung der Funktionsstörungen. Außenwirkung fragt, wie und wohin sich die Dysfunktion auswirkt. Macht sie lokal an der Wirbelsäule Schmerzen oder versteckt sie sich hier und stiftet woanders Unfrieden? Man erspürt, ob sie nur wenig oder in weiter entfernte Bereiche ausstrahlt. Bei unserem Beispiel Halswirbelsäule ist also zu klären, ob die Ausstrahlung, die Projektion, nur bis zum Schultergürtel oder sogar bis in das äußere Schultergelenk reicht.

Vielfach kann man damit gleich zwei Fliegen mit einer Klappe schlagen, wenn sich Klagen über Wirbelsäulenprobleme und Schulterschmerzen auf ein und dieselbe Ursache zurückführen lassen.

Des Weiteren sollte der Arzt untersuchen, ob oberhalb oder unterhalb der diagnostizierten Funktionsstörung noch andere Wirbelsegmente blockiert sind. Jeder chronisch Schmerzkranke hat eine ganze Reihe von gestörten Wirbelsegmenten, die es in Abhängigkeit von ihrer Wichtigkeit zu behandeln gilt.

Wenn man das so liest, könnte man befürchten, dass diese Form der Diagnostik eine zeitlich ausufernde Angelegenheit sein müsste. Dem ist nicht unbedingt so, wenn man weiß, dass – wie bereits erwähnt – die myofaszialen Schmerzbahnen in der Regel im Bereich immer wiederkehrender, fast schon »ausgetretener« Pfade verlaufen. Einen davon haben wir bereits in dem Kapitel »Der Schmerz der gestörten Mitte« kennengelernt (siehe ab Seite 194). Ein weiterer wird jetzt vorgestellt.

Dem Schmerz auf der Spur

Schmerzen treten entgegen landläufiger Meinung meistens nicht entlang der Zuständigkeit großer Nerven auf. Die Blaupause für dieses Gerücht liefern unter anderem die Erzählungen vom Ischiasschmerz, auf die später noch ausführlich eingegangen wird (siehe ab Seite 238). Natürlich ist auch die ärztliche Ausbildung dafür verantwortlich, die beim Schmerzthema lange Zeit nur spezifische Nervenschäden als Auslöser beschrieben hat und nicht myofasziale Phänomene. Das Ausstrahlungsgebiet der Schmerzen ist viel häufiger durch das muskuläre und fasziale Verbundsystem und ihrer oftmals rätselhaft erscheinenden Sensibilisierung determiniert. Ursache dafür wiederum ist das deutliche Überwiegen von unspezifischen Nozizeptorreizen, also von der Aktivierung unserer umtriebigen Alarmmelder.

Beispiel gefällig? Ein Armschmerz steht immer sofort im Verdacht, Folge einer Nervenwurzelkompression zu sein, am ehesten ausgelöst durch einen Bandscheibenvorfall. Das würde man dann als eine strukturelle Läsion bezeichnen, als neuropathischen, spezifischen Schmerz. Infolgedessen werden die üblichen Verdächtigen in Untersuchungshaft genommen, Kernspintomogramme angefertigt und neurologische Untersuchungen initiiert. Die MRTs liefern die bekannten Verschleißerscheinungen und beim Nervenarzt kann es sehr lange bis zu einem Termin dauern. Dabei ist aus neurologischer Sicht zu diesem Problem nur dann etwas beizutragen, wenn der Nerv tatsächlich einen strukturellen Schaden aufweist und dementsprechend auffallende Testergebnisse liefert. Am Ende sind die Untersuchungsergebnisse nicht eindeutig, können die Schmerzen nicht wirklich erklären und beunruhigen nur zusätzlich.

Die konventionelle, orthodoxe Vorgehensweise ist natürlich nicht falsch, verschlingt aber leider viel Zeit. Zwischenzeitlich macht sich der Chronifizierungsprozess ans Werk, die Beschwerden verändern sich, werden diffuser und sind immer schwerer zu diagnostizieren und zu therapieren.

Diese Verläufe kommen nicht von ungefähr. Ärzte werden so ausgebildet, myofasziale Schmerzursachen sind sowohl im Studium als auch während der Facharztausbildung völlig unterrepräsentiert, und im Übrigen sind die Kliniken mit Weiterbildungsermächtigung vorwiegend operativ ausgerichtet.

Die Befürchtungen im Hinblick auf einen Bandscheibenvorfall oder Schlimmeres wie einen Tumor bringen es mit sich, dass die entsprechenden Patienten oft wie rohe Eier behandelt werden – aus Angst, man könne den notleidenden Nerven etwas antun. Das mag in Einzelfällen durchaus angemessen sein, meistens jedoch verzögert diese Zurückhaltung nur den Beginn einer wirksamen Therapie.

Wie könnte also eine Behandlung aussehen, die einer myofaszialen Schmerzursache gebührend Rechnung trägt? Sie muss als Funktionsuntersuchung angelegt sein, wie bereits teilweise geschildert. Dabei überprüft man die einzelnen Segmente im Bereich der Hals- und Brustwirbelsäule. Auch diese ist bei Beschwerden an der oberen Wirbelsäule sehr wichtig, weil sie die Verankerung, den Fußpunkt der Halswirbelsäule, ungefähr in Höhe des vierten Brustwirbels darstellt. Die Beweglichkeit der Halswirbelsäule kann entscheidend ungünstig verändert sein durch Blockierungen der oberen Brustwirbelsäule.

Außer der Wirbelsäule sind auch Funktionsuntersuchungen der ersten Rippe, der Schulter-, Ellbogen- und Handgelenke erforderlich. Eine Blockade der ersten Rippe kann großen Einfluss auf die Mobilität des Schultergürtels haben. Die Untersuchung der Gelenke dient dem Ausschluss eines Gelenkproblems. Es ist keineswegs selbstverständlich, dass Schulterschmerzen immer auch ein Problem des Schultergelenks zur Ursache haben. Wie schon erwähnt, strahlen Beschwerden aus dem Wirbelsäulen- und Muskelbereich vielfach in die peripheren Gelenke aus. Diese Ausstrahlung kann sich durchaus bis an das Ende des Armes, als bis zum Handgelenk oder sogar zu den Fingergelenken erstrecken. Daher ist es so überaus wichtig, nicht auf ersten Zuruf den Schmerzort auch als Schmerz-Ursprungsort anzunehmen, sondern in Ruhe die einzelnen Wirbelsäulenabschnitte und ihre Peripherie mit den Gelenken zu überprüfen.

An der Schulter kämpft man häufig mit Beschwerden, deren Ursache nicht einfach zu ermitteln ist. Das liegt vor allem an der weitgehend muskulären Stabilisierung des Schultergelenks. Hier spielen also myofasziale Störungen eine entscheidende biomechanische Rolle – im Gegensatz beispielsweise zum Hüftgelenk, dessen Bewegungsfähigkeit weitgehend durch seine knöcherne Anatomie definiert ist. An der Schulter haben myofasziale Gesichtspunkte also einen besonders großen Einfluss. Dennoch fokussiert die forsche medizinische Orthodoxie hier gerne auf Engpasssyndrome, sogenannte Impingement-Syndrome, die nach ihrer Anschauung häufig einer Operation zugeführt werden müssen.

Es lohnt sich durchaus, einmal das Umfeld des ganzen Schultergelenkes einschließlich seiner Nebengelenke zu überprüfen. Dabei fällt auf, dass das Schulterblatt an den schmerzhaften Bewegungseinschränkungen einen ziemlich wichtigen Anteil haben kann. Es muss sich ja drehen, wenn wir den Arm abspreizen, damit sich der Oberarmkopf in der Pfanne richtig zentriert einstellen kann. Diese Funktion kann behindert sein, wenn die muskulären Fixierungen des Schulterblattes an der Brustwirbelsäule verkürzt sind. Hier sind stressanfällige Muskeln am Werk, also Muskeln, die besonders schnell auf körperliche, geistige und emotionale Anspannung sowie gewohnheitsmäßige Fehlhaltungen reagieren. Wir haben wahrscheinlich schon alle das Wirken dieser Stressmuskeln am eigenen Leibe erfahren: Wenn uns angst und bange wird, ziehen wir wie die Schildkröte den Kopf ein und die Schultern hoch.

Da diese Muskeln sowohl an der Brustwirbelsäule als auch am Schulterblatt angeheftet sind, kann eine Funktionsstörung der Wirbelsäule zu einer Funktionseinbuße des Schulterblattes mit Konsequenzen für das Schultergelenk selbst führen.

Die Besonderheit dieses Problems liegt darin, dass in solchen Situationen wieder einmal das Muskelproblem an sich asymptomatisch ist, das bedeutet, es fällt nicht durch irgendwelche Beschwerden auf.

Das Schulterblatt muss einen großen Bewegungsradius durchlaufen, damit der Arm maximal abgespreizt werden kann. Jede Störung des myofaszialen Funktionsgleichgewichtes muss dann natürlich Konsequenzen haben. Diese äußern sich jedoch meistens im vorderen und seitlichen Bereich des Schultergelenkes und nicht im Bereich seiner dysfunktionalen Muskeln.

Dieses eigentlich seltsame Prinzip sehen wir überall am Körper und ich hatte Ihnen dieses Phänomen bereits als Übertragungsschmerz vorgestellt. Aus Sicht eines leidenden Patienten macht das eigentlich wenig Sinn, da wir doch üblicherweise vom Körper auf Probleme aufmerksam gemacht werden. Vielleicht spielt dabei eine Rolle, dass Muskelschmerzen gegenüber Hautschmerzen von körpereigenen Systemen stärker unterdrückt werden, wie schon erwähnt. Unsere früher lebensnotwendigen muskulären Fähigkeiten sollen auf diese Weise wohl möglichst unbeeinträchtigt bleiben. Natürlich sind bei all diesen muskulären Dysfunktionen Triggerpunkte ganz besonders zu beachten. Dazu mehr im Anschluss an dieses Kapitel.

Auch an der Wirbelsäule werden Beschwerden häufig nicht in dem dafür verantwortlichen Bereich verortet, sondern eher peripher. Bei Störungen der Halswirbelsäule werden meistens Probleme im Nacken- und Schulterbereich angegeben. Der Nacken ist keine anatomisch definierte Partie, er stellt ein größeres Areal im Bereich der unteren Halswirbelsäule am Übergang von Hals- zur Brustwirbelsäule dar. Im üblichen Schmerzbereich befindet sich dann noch der muskuläre Schultergürtel und das Schultergelenk selbst.

Neben dem Übergang zur Brustwirbelsäule ist auch der Übergang zum Hinterkopf ein Hotspot. Hier oben befinden sich äußerst wichtige Strukturen. Dazu zählen die drei obersten Halswirbelgelenke, die man auch Kopfgelenke nennt. Sie zeichnen sich aus durch intensive Verbindungen zum Hirnstamm mit seinen vegetativen Zentren und zu den wichtigen Hirnnerven. Zu diesen zählen neben unseren Sinnesnerven beispielsweise auch der Nerv der Kaumuskulatur, der Trigeminusnerv, sowie der Vagusnerv, mit dessen Hilfe der Parasympathikus aktiviert werden kann.

Auf dem Boden chronischer Funktionsstörungen der Kopfgelenke gedeihen eine Vielzahl außerordentlich unangenehmer Gesundheitsstörungen dort oben. Fast immer sind sie mit Empfindungsstörungen im Kopf- und Gesichtsbereich verbunden. Dazu zählen Spannungskopfschmerzen, Schwindelattacken, Zahnschmerzen, Ohren- (Tinnitus!) und Sehstörungen sowie Schluckbeschwerden. Auch bei anhaltenden Störungen nach Schleudertrauma der Halswirbelsäule können die Kopfgelenke therapeutisch eine wichtige Rolle spielen.

Hotspot Kopfgelenke: Funktionsstörungen in diesem Bereich können die Ursache für Empfindungsstörungen und Schmerzen im gesamten Kopf- und Gesichtsbereich sein.

Ein ganz besonders problematisches Gelenk ist das Kiefergelenk, das unter anderem ganz erheblich von der oberen Halswirbelsäule beeinflusst wird. Es ist ein Problem, weil in seinem Bereich außerordentlich häufig über Beschwerden geklagt wird, auch von ganz jungen Menschen. Zahnärztliche, kieferorthopädische Behandlungen konzentrieren sich auf Gelenkstörungen mit Verordnung von Schienenbehandlungen verschiedener Arten. Aus systemischer, myofaszialer Sicht spielt hier die Kaumuskulatur natürlich ebenfalls eine große Rolle, ebenso wie auch noch andere Muskelgruppen im Gesichts-Schädel-Bereich. Und auch hier sind Übertragungsschmerzen und Triggerpunkte von großer Bedeutung, auch wenn das von zahnärztlicher Seite oft anders gesehen wird.

Für etliche dieser Störungen sind wieder unsere Alarmmelder, die Nozizeptoren im Hinterkopfbereich, verantwortlich, die hier Nackenrezeptorenfelder genannt werden. Zusammen mit den Kopfgelenken stellt dieses Areal einen der »magischen« Orte dar, die Auswirkungen auf den ganzen Körper haben. Gleichzeitig kann über sie aber auch ein großer therapeutischer Einfluss ausgeübt werden.

Sie sehen: Wo immer etwas los ist im Schmerzprozess, da bietet sich auch eine Therapiechance an. Diese Chance auf Einflussnahme kann zuverlässig wahrgenommen werden mithilfe manueller Techniken, aber auch durch Akupunkturnadeln oder sogar über die Stoßwellentherapie.

Die Kopfgelenke haben eine Steuerfunktion für weite Bereiche der Wirbelsäule. Sie sind eine Art Schaltzentrale, die neben der Muskelspannung nach meinen Erfahrungen auch die Kreuzdarmbeingelenke beeinflusst, die Iliosakralgelenke, kurz ISG. Ein weiterer Hotspot, eine weitere Metropole im Konzert der wichtigen Machtzentren der Wirbelsäule.

Diese sogenannte kraniosakrale Achse, aufgespannt zwischen Kopfgelenken und ISG, beherrscht zusammen mit den anderen Übergangsregionen die Wirbelsäule. Chronische Rückenprobleme weisen hier fast immer Störungen in diesem Areal auf.

Das weitläufige Nackenareal vermittelt häufig einen starken muskulären Anspannungszustand in Zusammenhang mit Bewegungsstörungen der Halswirbelsäule, die von einer kaum nachvollziehbaren Steifigkeit bis zu einer kompletten Bewegungsunfähigkeit reichen. Der Zustand hier oben ähnelt durchaus dem ganz unten an der Lendenwirbelsäule. Tatsächlich hörte ich Patienten angesichts ihrer Nackenschmerzen auch von Kreuzschmerzen reden.

Diese Analogie ist durchaus berechtigt, wenn man bedenkt, dass der Nacken ebenso wie der Übergang der Lendenwirbelsäule zum Kreuzbein als eine Art Drehkreuz betrachtet werden kann, über das Nerven und Faszien in die Peripherie, sprich Arme und Beine, ziehen.

Triggerpunkte und Übertragungsschmerzen: Der Weg der Schmerzen

Mal Hand aufs Herz, was würden Sie spontan antworten, wenn man Sie nach dem Ursprung von Schmerzen am Bewegungssystem fragt? Vermutlich, dass die Gelenke wehtun und manchmal auch Muskeln, wenn sie überlastet sind durch körperliche oder sitzende Tätigkeiten. Bei dieser Antwort wäre allerdings die häufigste Ursache nicht dabei, nämlich der spontan auftretende, scheinbar grundlose Schmerz, den man auch muskuloskelettal nennt.

Es fehlt irgendwie an der Fantasie für diesen Zusammenhang. Das macht plausibel, warum stets selbst geringe Verschleißerscheinungen als Schmerzursache angesehen werden. Irgendeiner muss ja schuld sein, also nehmen wir den her, von dem es die schönsten Bilder gibt.

Sorry für diesen Sarkasmus, aber es ist wirklich seltsam, dass aus lauter therapeutischer Hilflosigkeit ohne Ende Physiotherapie zur Muskelbehandlung verschrieben wird, ohne dass sich die universitäre

Medizin in ihren Elfenbeintürmen damit wirklich beschäftigen will. Es gibt zwar noch kein wissenschaftliches Modell für die vielfältigen Muskelfunktionsstörungen, das alle überzeugt. Was mich allerdings außerordentlich stört, ist die Ignoranz diesem Thema gegenüber. Gleichzeitig stehen die Schmerzspezialisten aus der Neurologie, der Anästhesie und der Psychologie vor dem Problem, dass sie keine hinreichenden Erfahrungen mit einem Bewegungsapparat haben, den sie nicht wirklich untersuchen können. Ersatzweise gibt es dann meistens eine Menge Medikamente oder psychologische Ratschläge. Und natürlich Physiotherapie. Womit wir wieder am Anfang wären …

Das schmerzauslösende Potenzial der Muskulatur wurde schon vor Jahrzehnten detailliert beschrieben. Bereits im 19. Jahrhundert hat man sich in Deutschland mit diesen schwierigen Fragen beschäftigt. Dennoch muss man wohl sagen, dass wir hier bis heute wissenschaftlich nicht viel weitergekommen sind. Das mag ein Stück weit die Lethargie der Lehrstühle erklären und natürlich ist hier auch keine Industrie in den Startlöchern, die für die Finanzierung geeigneter Projekte motiviert wäre. Es gibt keine Wunderpille gegen Muskelschmerzen. Diese sind sogar fast immer medikamentös ganz schwer behandelbar. Das ist ja einer der Gründe für das pharmazeutische Dilemma gegenüber chronischen Schmerzen (siehe ab Seite 51).

Wenn man sich beruflich mit Muskeln beschäftigt, so wie beispielsweise die Masseure oder die Physiotherapeuten, dann findet man dort immer wieder empfindliche Stellen, die bei energischem Druck Schmerzen verursachen. Dabei kommt es gleichzeitig auch zu einer Ausstrahlung nach oben, unten oder außen, also nach rechts oder links. So wurde die Idee des Triggerpunktes geboren.

Ein Beispiel aus dem Schultergürtel: Druck auf eine lokal aktivierte Stelle des Trapezmuskels führt zu schmerzähnlichen Sensationen nach unten an der Brustwirbelsäule, nach rechts zur Schulter und nach oben zum Hinterkopf. Gründe für dieses Verhalten liegen in der

Vernetzung dieses flächigen Muskels mit all diesen genannten Strukturen. Das war schon immer das ganze Geheimnis. Aber ganz so einfach ist es natürlich dann doch nicht.

Mittlerweile gibt es Ultraschallgeräte, die für sich in Anspruch nehmen, diese Triggerpunkte darstellen zu können. Diese Entwicklung löst aber das Hauptproblem nicht. So wie eine Schwalbe noch keinen Sommer macht, so erledigt die Entdeckung eines Triggerpunktes nicht den komplexen chronischen, myofaszialen Schmerz – von glücklichen Ausnahmen mal abgesehen. Muskelstörungen definieren

Triggerpunkte sind selbst meist schmerzfrei, können aber Schmerzen erzeugen und diese über Muskeln- und Faszienverkettungen auf andere, auch weiter entfernte Körperbereiche übertragen.

Myofasziale Verkettungen und Schmerzbahnen durchziehen nahezu den ganzen Körper. Ihre Triggerpunkte allerdings befinden sich fast alle im Bereich der Wirbelsäule.

sich über ihr Netzwerk, das sind zum einen die myofaszialen Kurz-schlüsse zu anderen Myofaszien, zum anderen oft auch die autono-men emotionalen, vegetativen Netzwerke. Wenn uns etwas nur lange genug und unbeirrt intensiv im Nacken sitzt, dann trotzt diese Mus-kelhärte den meisten therapeutischen Anstrengungen.

Triggerpunkte treten leider auch meistens in der Mehrzahl auf, in Ketten und mit Satelliten, wie es heißt. Myofasziale Schmerzsyndro-me werden daher auch als Verkettungssyndrome bezeichnet. Solche Verkettungen können sich über weite Körperbereiche ausdehnen, also beispielsweise vom Hinterkopf über den Nacken zur Schulter und zum Arm. Oder von der Lendenwirbelsäule über das Kreuzdarm-beingelenk (ISG) zum Gesäß bis zum Fuß.

Derartige Schmerzbahnen reizen natürlich zu Vergleichen mit den Meridianen aus der traditionellen chinesischen Medizin. Und tatsächlich zeigen Untersuchungen, dass die Triggerpunkte in über 80 Prozent mit Akupunkturpunkten identisch sind.

Wie entstehen Triggerpunkte?

Hier werden wieder alle üblichen Verdächtigen genannt, das Klima in Form von Feuchtigkeit, Kälte und Zugluft, Angst, Traurigkeit und wie immer der Stress. Daneben finden wir Triggerpunkte auch nach Unfällen, bei schweren Krankheiten, Bandscheibenvorfällen, bei körperlicher Über- oder Unterforderung, mit einem Wort, eigentlich fast immer.

Die Hardliner der Triggerpunkt-Hypothese würden natürlich eine der-art flapsige Anschauung nicht akzeptieren. Allerdings habe ich immer ein Problem, die Gründe für eine Entstehungsgeschichte ernst zu neh-men, wenn deren Anzahl eine gewisse Größenordnung überschreitet.

Triggerpunkte sind kleine Verhärtungen, bei denen nichts kaputt ist, soweit man zum aktuellen Zeitpunkt weiß. Diskutiert werden Probleme ihrer Sauerstoffversorgung aufgrund einer gestörten Mikrozirkulation. Dessen ungeachtet kann man sie auf jeden Fall mit Fug und Recht als Funktionsstörungen bezeichnen.

Anders als einfache Verspannungen sind Triggerpunkte in der Lage, Schmerzen zu erzeugen und diese auch in nahe oder weiter entfernt liegende Körperbereiche zu übertragen. Gleichzeitig ist der Triggerpunkt selbst zumeist schmerzfrei, zumindest solange man nicht fest auf ihn drückt oder in ihn hineinsticht. Letzteres kann man mit einer Akupunkturnadel machen, wofür sich der Begriff »Dry Needling« eingebürgert hat. Dry Needling ist also die Akupunktur myofaszialer Triggerpunkte.

Wie findet man nun aber diese fiesen Triggerpunkte? Leider liegen sie oft recht tief in der Muskulatur, sodass einfache muskuläre Untersuchungstechniken an ihre Grenzen stoßen können. Am Trapezmuskel im Nackenbereich gelingt das noch recht gut, anders schaut es da schon am unteren Rücken aus, selbst bei schlanken Menschen. Die fokussierte Stoßwellentechnik kann auch hier wieder eine gute Hilfe sein, ebenso wie eine einfache, aber lange Akupunkturnadel, die in geübten Händen auch zu diagnostischen Zwecken ihren Weg zu den Triggern findet.

Woran merkt ein Arzt, dass er fündig wurde und ein Triggerpunkt am Haken hängt? Eine Möglichkeit kann die Erleichterung sein, die Patienten nach einer Trigger-Deaktivierung ins Gesicht geschrieben steht. Eine andere ist der Effekt der Schmerzübertragung. Der lokale Problemschmerz in der sogenannten Projektionszone, der zur Therapie geführt hat, wird durch den Stich in eine andere Stelle, in den Triggerpunkt, hervorgerufen. Von ihrem Triggerpunkt wissen die meisten Patienten in der Regel nichts, sie erwähnen allerdings manchmal ein Erinnern, als wenn sie an dieser Stelle schon mal einen kleinen Schmerz empfunden hätten.

Sie sehen, wir haben es mit einem weiteren schwierigen Störmanöver unseres Organismus zu tun, der die Diagnostik, aber auch die Therapie nicht gerade erleichtert. Wir werden eben auch hier immer erst durch die Brille unserer vorgeschalteten autonomen Netzwerke ins Bild gesetzt. Will sagen, die geschilderten Erschwernisse sind ein für uns unverständliches Ergebnis körpereigener Verhaltensmuster, mit denen wir leben müssen, aber die wir auch genau kennen und therapeutisch nutzen sollten.

Diese eigenartige Differenz zwischen dem Ort der Schmerzempfindung, der Projektionszone, und dem Ort der Schmerzauslösung, dem Triggerpunkt, scheint allzu verwirrend zu sein, als dass sich die universitäre Medizin ihrer annehmen möchte. Ihr ist es schlicht zu wenig wissenschaftlich bearbeitet, und den Praktikern draußen ist es wohl eher unverständlich. Außerdem wird es kassenärztlich nicht wirklich honoriert.

Diagnostik und Behandlung von Spannungskopfschmerzen

Warum Kopfschmerzen so häufig sind und was sie mit der Muskulatur zu tun haben

Kopfschmerzen sind so häufig, so unangenehm und so oft erfolglos behandelt, dass wir darüber in diesem Extrakapitel reden sollten.

Um wieder von weitverbreiteten Vorstellungen auszugehen, könnte man wohl mit Recht vermuten, dass die meisten Menschen die Ursache für Kopfschmerzen eben im Kopf lokalisieren würden. Und ja, diese Anschauung mag für die Migräne zutreffen. Beim Spannungskopfschmerz jedoch haben wir es mit denselben Mechanismen zu tun, die ich in den vorangegangenen Kapiteln besprochen habe. Diese Mechanismen werden außerhalb des Schädels wirksam, haben aber möglicherweise auch Auswirkungen auf das Gehirn im Inneren.

Wie schon erwähnt, treten Kopfschmerzen häufig in gemischter Form auf. Auch die schwerer behandelbare Migräne hat vielfach einen Spannungskopfschmerzanteil, der unbedingt Gegenstand des therapeutischen Interesses sein sollte.

Spannungskopfschmerzen sind die häufigste Kopfschmerzart, mehr als jeder zweite Erwachsene in Deutschland leidet mindestens einmal im Jahr unter ihnen. Es gibt sie als episodisches, also gelegentliches, und als chronisches Problem. Im Gegensatz zur Migräne kommen sie meist beidseits vor und zudem ohne die vegetativen Begleiterscheinungen wie Übelkeit und Überempfindlichkeit gegenüber Licht und Geräuschen.

Was aber löst den Spannungskopfschmerz aus? Sie ahnen vermutlich schon, was jetzt kommt: Muskelverspannungen lösen ihn aus, auch psychische Anspannung, die Arbeit, Angst oder andere emotionale Störungen. Gesichert ist, dass psychische Störungen wie Depressionen Risikofaktoren darstellen, die die Entwicklung derartiger Beschwerden begünstigen.[51] Aber gleich zur Klarstellung: Dasselbe kann man auch von Rückenschmerzen sagen.

Auch Spannungskopfschmerzen können also Opfer unserer dysfunktionalen Muskeln und Nerven sein, allerdings mit einer gar nicht so schlechten Prognose. Wir haben es mit zwei therapeutischen Hauptzonen zu tun, dem Hinterkopf und dem Kapuzenmuskel im Nackenbereich. Von hier, von den Kernlanden unserer Alarmmelder, von den Nozizeptoren, gehen die Reize aus, die Schmerzen am Hinterkopf, an den Schläfen, hinter den Augen, an der Stirn, den Kiefergelenken und der Kaumuskulatur zur Folge haben. Manche dieser Symptome überlagern sich mit der Migräne, gehen ihr voran oder folgen ihr nach. Das hängt manchmal auch mit der Einnahme von Schmerzmitteln zusammen. Auf jeden Fall machen sie die Migräneschmerzen nicht leichter, also sollte man gleich als Erstes dem Spannungskopfschmerz anständig zu Leibe rücken.

Das gelingt einerseits durch Desensibilisierung der Triggerzonen am Hinterkopf und am Nacken. Hier finden sich übrigens auch einige sehr wichtige Akupunkturpunkte, wie fast nicht anders zu erwarten. Also muss in diesen Bereichen spannungslösend behandelt werden. Andererseits sollte der Behandler gleichzeitig auch auf die alten Bekannten, die Kopfgelenke, achten. Diese verfügen über beste Beziehungen zum Hirnstamm mit seinen vegetativen Zentren und zu wichtigen Hirnnerven. Beim Spannungskopfschmerz ist vor allem die Beziehung von Schmerzfasern aus den oberen drei Halswirbeln, also den Kopfgelenken, zum Trigeminusnerv, das ist der Schmerznerv des Gesichts, ganz entscheidend. Das erklärt den Zusammenhang zwischen Veränderungen in der Hals- und Schultermuskulatur und Kopfschmerzen.

Dem Einfluss funktionsgestörter Kopfgelenke kann manuell, mittels Akupunktur oder durch die Kombination beider Techniken entgegengewirkt werden. Je länger die Blockierung schon besteht, umso weniger erfolgreich sind jedoch mechanische Manipulationen. Und desto wichtiger werden energetische Techniken aus der Akupunktur.

Wie behandelt nun die orthodoxe Medizin dieses Krankheitsbild? In Ermanglung eines spezifischen Medikamentes werden meist eine Vielzahl der üblichen Schmerzmittel ausprobiert, auch das berühmte Ibuprofen, das Paracetamol und das gute alte Aspirin, die Mutter aller Kopfschmerzmedikamente. Das geht auf Dauer nicht gut, da die genannten Analgetika nach einer gewissen Zeit und bei entsprechender Dosis selbst Kopfschmerzen auslösen können. Man nennt das dann einen medikamenteninduzierten Kopfschmerz.

In ihrer therapeutischen Not lautet die Empfehlung der Schmerzmedizin: Antidepressiva. Eine schwierige Empfehlung angesichts gravierender Nebenwirkungen, wenig überzeugender Resultate und einem hohen Anteil von jungen und jüngeren Patienten. Schwierig vor allem auch deswegen, weil nicht zuletzt mit der Akupunktur ein etabliertes Verfahren zur Verfügung steht, das in großen Studien seine im Vergleich zur Schulmedizin mindestens gleichwertige Wirkung nachweisen konnte.[52]

Kreuzschmerzen: Schlimmer als Flöhe hüten

Wo Schmerzen sich den Weg bahnen und
wie sie sich zurückverfolgen lassen

In Studien wurde herausgefunden, dass muskuloskelettale Schmerzen der häufigste Grund für einen Arztbesuch sind.[53] Das gilt insbesondere für den Rückenschmerz, das Schmerzproblem Nummer eins. Demgegenüber treten Kopfschmerzen, ebenfalls eine Geißel der Menschheit, deutlich seltener auf.

Prof. Dr. med. Hans-Raimund Casser vom DRK Schmerz-Zentrum Mainz muss es wissen. Er bewertet Studien großer deutscher Krankenkassen zur Effizienz der Rückenschmerzbehandlung mit den Worten: »Die Ergebnisse sind niederschmetternd.« Laut einer aktuellen repräsentativen YouGov-Studie des Versicherungsunternehmens Swiss Life gaben im Jahr 2020 acht von zehn Menschen an, in den vergangenen Monaten Schmerzen im Rücken gehabt zu haben. Etwa jeder Dritte klagte über häufige Schmerzen.[54]

»Rückenschmerz« ist ein Symptom oder ein Symptomkomplex und keine Diagnose. Das Gleiche gilt für Bezeichnungen wie »Lumbago« oder »Lumboischialgie«. Super, möchte man meinen, das Problem sind also nicht nur miserable Behandlungsergebnisse, wir haben darüber hinaus noch nicht einmal eine zutreffende Diagnose zur Verfügung. Kein Wunder, dass es mit der Therapie nicht klappt.

Der »SPIEGEL« vom 1. Oktober 2011 titelte: »Vor dem Kreuz sind alle Menschen gleich« – ein Desaster, das sich in Zahlen ausdrücken lässt. Im Jahre 2007 wurden in deutschen Krankenhäusern 452 000 Operationen an der Lendenwirbelsäule durchgeführt. 2015 war diese Zahl auf 772 000 angewachsen, ein Plus von 71 Prozent.[55]

Die Menge soll es also machen. Operationsangebote werden offenbar bereitwillig angenommen. Das dürfte der vielfachen Verzweiflung geschuldet sein.

Eine der Hauptursachen des Problems: Der Rückenschmerz als ein unverstandenes Phänomen lässt sich nicht röntgen. Zwar kann man noch so viele Kernspintomografien machen, der Zusammenhang zu den Beschwerden bleibt jedoch in den meisten Fällen unklar. Also probiert man es mit einer Operation nach dem Motto »Und bist du nicht willig, so brauch' ich Gewalt«.

Das nicht operative Angebot der konventionellen Medizin sind Medikamente. Schmerzmittel sind bei akuten Schmerzen durchaus vorübergehend hilfreich. Das Problem chronischer Rückenschmerzen lösen sie allerdings keineswegs. Dafür sind sie reich an unerwünschten Wirkungen, von Magen-Darm-Problemen bis Herz-Kreislauf-Störungen, Nierenschäden und Allergien.

Dieses Medikamentendilemma regt die Forscherfantasie an, insbesondere im Hinblick auf Placebos – Scheinmedikamente, die keinen Wirkstoff enthalten. Tatsächlich traten in einer kontrollierten Studie unter dreiwöchiger Placebogabe deutlich weniger Schmerzen auf als in der Kontrollgruppe, die ihre übliche Rückenschmerztherapie fortsetzte. Patienten in der Placebogruppe schätzten ihre Beweglichkeit und funktionellen Einschränkungen im Alltag als enorm verbessert ein.[56] Und kaum zu glauben ist, dass dieses subjektive Befinden besser war, obwohl den Teilnehmern der Placebogruppe von Anfang an bewusst war, dass sie Placebos, also völlig wirkstofffreie Kapseln, erhielten.

Wie lässt sich das erklären? Am berühmten Verschleiß kann es ja wohl nicht liegen. Auch nicht an den so häufig diagnostizierten Bandscheibenvorfällen oder der schlechten Haltung. Wie gesagt, nicht die Dinge an sich sind entscheidend, sondern das, was wir von ihnen denken. Daher sind Rückenschmerzen auch von den Umgebungsbedingungen abhängig. Insofern wundert es nicht, dass Einstellungen von Ärzten, Physiotherapeuten und Psychotherapeuten entscheidenden Einfluss auf die Bewertung von Schmerz haben, wie Dr. Paul Nilges, Institut für klinische Psychologie der Johannes Gutenberg-Universität in Mainz, betont.

Was ist noch gut gegen Rückenschmerzen? Erklären hilft. Das Wissen, dass Abnutzungserscheinungen nicht im kausalen Zusammenhang mit dem Schmerz stehen, entlastet Patienten offensichtlich. Laut einer Studie mussten in der aufgeklärten Gruppe nur 25 Prozent Opioide nehmen statt 75 Prozent in der Gruppe, denen der Wirkmechanismus vorher nicht erklärt worden war. Sie sehen: Wissen wirkt.

Das sind schon erstaunliche Daten, die die Wissenschaft zutage fördert. Sie haben durchaus auch etwas Verwirrendes, und vielleicht werden Sie jetzt fragen, wodurch diese völlig überflüssigen Rückenschmerzen denn überhaupt ausgelöst werden. Gibt es überhaupt einen Verantwortlichen?

Diese Frage kann man nicht sicher mit Ja beantworten. Ein Nein wäre aber auch nicht ganz richtig. Abgesehen von Unfällen und Überlastungssyndromen jeglicher Art entsteht der unspezifische Rückenschmerz zumeist aus dem Nichts – offenbar als Folge von Nervenimpulsen aus dem Körperinneren beziehungsweise dem zentralen Nervensystem. Dieses Geschehen ist nicht nachzuverfolgen oder zu objektivieren. Es gibt keine technischen Hilfsmöglichkeiten. Was es allerdings gibt, sind wieder einmal die tastenden Hände Ihres Arztes. Mit ihrer Unterstützung und weiteren reflextherapeutischen Hilfen lassen sich wenigstens die (Funktions-)Störungen auf der Körperoberfläche, im Rückenbereich, feststellen. Diese funktionellen Störungen sind in den meisten Fällen für Rückenschmerzen verantwortlich. Sie sind ausgelöst durch unsere Alarmmelder, den Rezeptoren. Unser Körper ist überall bestückt mit diesen Antennen. Ihre Aufgabe ist es, auf Reize vor allem vegetativer und emotionaler Art zu reagieren und die entsprechenden autonomen Reaktionen auszulösen.

Das schafft uns eine Reihe von Problemen, die wir nicht immer lösen können. Wir haben aber bereits jetzt schon die Mittel im wahrsten Sinne des Wortes in der Hand. Chiropraktische und osteopathische Techniken, Stoßwellentherapie und Akupunktur sind echte Handarbeit, und wir wissen seit Langem: Handwerk hat goldenen Boden.

Der bildgebend darstellbare Zustand unserer Wirbelsäule mit ihren Wirbelgelenken und Bandscheiben verändert sich erheblich mit zunehmendem Alter. Wenn dieser Hardwareprozess so wichtig wäre, müsste uns vor dem Alter grausen. Wie wir gesehen haben, wirken jedoch eher Aufklärung, Einstellungen und Placebos wahre Wunder. Diese Therapien kann man zu den Softwaretools zählen.

Wir können also beruhigt altern. Auf unsere Programme kommt es an, nicht auf schöne Röntgenbilder. Dazu passt eine letzte Meldung: Die ältesten Menschen haben, verglichen mit allen jüngeren Altersgruppen, die wenigsten Rückenschmerzen.

Die Legende vom Ischiasschmerz

Der größte und dickste Nerv des Körpers ist der Ischiasnerv, und damit bietet er viel Stoff für Fleisch gewordene Sagen, Mythen und Legenden, die sich bis in die heutige Zeit erhalten haben. Ob in Lehrbüchern oder auf allen möglichen Internetportalen, überall lesen Sie die schaurige Mär vom bösen Nerv, der für unsere Beinschmerzen verantwortlich ist. Beinschmerzen, die vor allem von Bandscheibenvorfällen ins Werk gesetzt werden. Die Legende lebt.

Das mag sein, aber sie lebt in Wahrheit mehr schlecht als recht, da echte Ischiasprobleme eine seltene Angelegenheit sind. Vergessen Sie Erzählungen von gestern, glauben Sie den Röntgenbildern nur ganz selten und merken Sie sich vor allem eines: der sogenannte Ischias ist meistens ein Pseudoischias und damit ein myofaszialer Schmerz.

Der »Pseudoischiasschmerz« strahlt von der Lendenwirbelsäule auf lang bekannten, sozusagen ausgetreten Pfaden über Kreuzdarmbeingelenke (ISG) und das Gesäß zur Außenseite des Beines und manchmal auch bis zum Fuß. Teilweise kann auch die Vorder- und die Rückseite des Beines betroffen sein. Zwar werden einzelne Bereiche dieses Leidenswegs nicht selten ausgespart und vielfach schmerzt es schwerpunktmäßig »nur« im Bereich des Iliosakralgelenks, der Hüfte, der Knie- oder Fußgelenke. Dennoch sollten Sie immer das große Ganze im Auge behalten: die myofasziale Verkettung der genannten Weichteilstrukturen. Denn auf jeder Höhe dieser Kette, von der Wirbelsäule bis zum Fuß, können Funktionsstörungen wie die häufigen Triggerpunkte ihre schmerzhafte Wirkung entfalten. Daher müssen all diese Bereiche einer peinlich genauen händischen (keiner radiologischen!) Untersuchung unterzogen werden. Die Detektion und Deaktivierung der Triggerpunkte gelingt häufig auch mithilfe der fokussierten Stoßwellentechnik, sie kann den Weg weisen.

Wir erinnern uns: Am Schultergürtel hatten wir eine ganz ähnliche Schmerzrennstrecke vom Hinterkopf über den Schultergürtel und den Arm bis zur Hand. Hier unten ist jetzt wieder so ein Hotspot, fast spiegelbildlich zum Nacken-Schulter-Arm-Schmerz haben wir es nun mit dem Kreuz-Gesäß-Bein-Schmerz zu tun. Wie sich die Bilder gleichen. Und mit ihnen gleichen sich auch die funktionellen Befunde und ihre Therapien.

Diese Schilderung soll verdeutlichen, warum auch Gelenkschmerzen so häufig Folge myofaszialer Funktionsstörungen sind und nicht immer gleich auf dem Altar des Gelenkverschleißes geopfert werden müssen. Die über Hüft-, Knie- und Fußgelenke ziehenden myofaszialen Ketten stehen außerdem immer in einem Abhängigkeitsverhältnis zu den zugehörigen Rückensegmenten, da hier die sie versorgenden Nerven austreten. Daher ist nicht nur die ganze Beinkette zu behandeln, sondern auch die Wirbelsäule, das liebe Kreuz.

Medikamente: Zu wenig Wirkung, zu viel Nebenwirkung

Warum Medikamente uns nicht
aus der Schmerzfalle retten

Jenseits akuter Schmerzen endet das Reich der Schmerzmittel. Chronische Schmerzen verweigern ihnen häufig die Gefolgschaft, und das aus gutem Grund. Der Schmerz entzieht sich dem pharmakologischen Wirkprofil und verbarrikadiert sich in unseren autonomen Netzwerken. Diese Schmerzgedächtnisspeicher können nur durch alternative, beeindruckende Bewusstseinsinhalte gelöscht oder überschrieben werden. Informationen sind die gültige Währung. Es reicht nicht, lediglich chemische Verbindungen oder Rezeptoren zu neutralisieren, zu blockieren. Wirksame Informationen an den Körper zu bringen heißt, seine Sprache zu sprechen. Akupunkturnadeln, manuelle Therapien und Stoßwellentechnik treffen häufiger den richtigen Ton.

Myofasziale Schmerzen sind medikamentös durchaus nicht leicht zu behandeln. Die üblichen Ibus und Co. sind oftmals wenig oder überhaupt nicht wirksam. Auch die stärksten Schmerzmittel, Opioide wie beispielsweise das Morphin, können bei chronischen Schmerzen, die nicht Folge von Tumoren sind, jenseits von Placeboeffekten keinen spezifischen Wirksamkeitsnachweis liefern. Insgesamt weisen Patienten unter der Therapie mit Opioiden sogar eine niedrigere Lebensqualität und eine reduzierte Lebenserwartung auf.

Welche Pfeile hätten wir denn noch im Köcher? Da wären die Antidepressiva, die gerade bei chronischen Rückenschmerzen häufig eingesetzt werden. Aber auch die scheinen Patienten mit chronischen Rückenschmerzen keinen echten Gewinn zu bringen. Das Risiko für Nebenwirkungen ist hingegen beträchtlich.[57]

Obwohl Opioide und Antidepressiva immer wieder enttäuschen, werden sie unverdrossen weiterhin eingesetzt. Zunehmend werden dazu Medikamente mit Wirksamkeitsanspruch gegen neuropathische Schmerzen wie Pregabalin verschrieben. Gründe dafür liegen nicht in der Wirksamkeit dieser Arzneien, sondern eher in der therapeutischen Ratlosigkeit der Behandler. Und in dem Faktum, dass Pregabalin auch zugelassen ist für generalisierte Angststörungen. Also Psychotherapie durch die Hintertür, sicherlich meistens ohne offene Kommunikation darüber. Diese Medikalisierung unserer Patienten mündet folgerichtig in eine hinlängliche bekannte Medikamentenabhängigkeit der Bevölkerung.

Laut dem »Deutschen Ärzteblatt« vom 21. April 2017 sind bis zu 1,9 Millionen hierzulande von Medikamenten abhängig. Diese Zahl geht hervor aus dem »Jahrbuch Sucht« der Deutschen Hauptstelle für Suchtfragen (DHS). Etwa vier bis fünf Prozent aller verordneten Arzneimittel besitzen ein erhebliches Potenzial für Missbrauch und Abhängigkeit, vor allem Schlaf- und Beruhigungsmittel. Gleichzeitig wird die hohe Intransparenz infolge Ausstellung von Privatrezepten, die nicht statistisch erfasst werden, beklagt. Betroffen sind vorwiegend Menschen von über 65 Jahren, zwei Drittel davon sind Frauen. Außerdem steigt der Gebrauch von Schmerzmitteln weiterhin an.[58]

Auf den Arzt kommt es an, weniger auf die Arznei. Das wissen auch kluge Ärztefunktionäre. »Mehr Arzt und weniger Medizin ist oft das Beste für Patient, Arzt und Gesundheitssystem«, sagt beispielsweise Dr. Günther Jonitz, vormals Präsident der Ärztekammer Berlin.

Nach heutigem Wissensstand werden uns Medikamente nicht aus der Schmerzfalle retten. Auch die sogenannten Muskelrelaxantien, die Muskeln entspannen sollen, ändern daran nichts. Es hilft auch nicht, Sie als unsere Patienten durch die Gabe von Magnesium oder Vitamin D zu vertrösten und Ihnen damit das Gefühl zu geben, es würde etwas für Sie getan.

Die Einnahme vieler Schmerzmittel wird mittlerweile routinemäßig begleitet von der Verordnung magensäurehemmender Medikamente wie Pantoprazol oder Omeprazol. Die lange und gravierende Liste unerwünschter Nebenwirkungen dieser Substanzen ist mittlerweile überall im Netz nachzulesen. Hier soll der Teufel mit dem Beelzebub ausgetrieben werden. Stress und Schmerzen machen den Magen sauer und fördern Refluxkrankheiten. Umso wichtiger ist die richtige Schmerztherapie.

Wir müssen mit geeigneten Mitteln in die autonomen Prozesse der Systeme eingreifen, die die Sensibilität der Nerven in den roten Bereich und darüber hinaus steigern. Schon einfache Muskelübungen haben sich häufig als wirksamer herausgestellt als Medikamente.

Bei der Medikamentengabe nach Schema F ist auch immer zu beachten, dass eine über längere Zeit verabreichte und nicht wirklich wirksame Therapie eine enorme angstfördernde Wirkung bei allen Patienten hat. Es ist die Angst vor endlosen Schmerzen. Man spürt, dass die eingeschlagenen therapeutischen Wege an ihre Grenzen gelangt sind. Diese Angst steigert das Schmerzempfinden, vermittelt ein Gefühl der Hoffnungslosigkeit und mündet nicht selten in operative Verzweiflungstaten, die hinterher bereut werden.

Also lautet die strikte Forderung, Medikamente nur einzusetzen, wenn sie auch wirklich helfen. Und das weiß man nur mit einer genauen Nachprüfung. Wenn ich meinen zumeist schon vorbehandelten Patienten diese Frage stelle, zucken viele mit den Achseln. Sie sind sich nicht sicher, ob eine Wirkung besteht. Diese Situation sollte man nicht einfach so hinnehmen. Wir als Ärzte sollten wissen, was wir tun, wenn wir etwas tun.

Hilfe zur Selbsthilfe

Was Sie selbst gegen die Schmerzen tun können

Eine der häufigsten Fragen in meiner Praxis ist die nach geeigneten Eigeninitiativen. Was können Sie selber leisten bei der Bewältigung Ihrer Schmerzprobleme?

1. Gehen Sie den Beschwerden auf den Grund

Spüren Sie Ihren Beschwerden nach und versuchen Sie, deren Gesetzmäßigkeiten zu verstehen. Informationen dazu sind auch für Ihren Arztbesuch sehr hilfreich. Daher wäre es sinnvoll zu untersuchen, ob die Beschwerden bei Bewegung und Belastung zu- oder abnehmen. Zunehmende Schmerzen sprechen für ein strukturelles Problem, bei dem etwas kaputt oder entzündet ist. Beispiele dafür sind raumfordernde Bandscheibenvorfälle mit Nervenkompression oder Entzündungen durch schwere Arthrosen. In diesem Fall sollten Sie umgehend ärztliche Hilfe suchen.

Falls die Beschwerden durch Bewegung wie Gehen, Rennen oder Muskeltraining geringer werden, spricht vieles für ein myofasziales Problem. Das gilt auch für Schmerzen, die ganz überwiegend im Ruhezustand auftreten. Auch deren Behandlung sollten Sie zwar keinesfalls auf die lange Bank schieben. Sie können jedoch im Vorfeld schon mit ersten Muskelbehandlungen eigeninitiativ werden. Diese dürfen durchaus direkt in den schmerzenden Bereich hinein verlagert werden, vorausgesetzt, dass dabei die Beschwerden geringer werden. Dadurch lernen Sie Ihren Körper zudem besser kennen und erfahren den genauen Ort der myofaszialen Störung.

Befassen Sie sich mit den Orten Ihres Körpers, die Ursprung Ihrer Schmerzen sein könnten. Häufig sind die eigentlichen myofaszialen

Verursacher schmerzfrei oder schmerzarm. Das mag früher anders gewesen sein, ohne dass Ihnen das jetzt noch bewusst ist. Sie können immer getrost davon ausgehen, dass Ihr Gedächtnis Ihnen, wie so häufig, auch hier einen Streich spielt. Testen Sie verdächtige Muskelbereiche gezielt, indem Sie sie belasten beziehungsweise bei Alltagsbelastungen aufmerksam deren Verhalten beobachten. So helfen Sie Ihren Ärzten und Physiotherapeuten. Manchmal braucht es das Gespür eines Sherlock Holmes, um die Quälgeister aufzuspüren. Also, registrieren Sie bitte das Eigenleben Ihrer Schmerzen.

Denken Sie bitte auch daran, dass Schmerzen oft ihren Ursprung in wirbelsäulennahen Bereichen haben und sich von dort in die Peripherie entwickeln, also in Arme und Beine ausstrahlen. Insofern kann beispielsweise ein Handgelenkschmerz durchaus Folge von myofaszialen Schulter-Arm-Problemen sein und ein Knieschmerz aus der Hüftmuskulatur übertragen werden. Glauben Sie nicht immer automatisch, dass der Ort Ihrer Schmerzen auch für die Schmerzentstehung verantwortlich ist. Diese Übertragungsschmerzen sind ein sehr häufiges Problem, das derzeit immer noch ebenso häufig übersehen wird.

Bitte speichern Sie das ab: Ihre Rumpfmuskeln müssen zum Besten gehören, was Sie in dieser Hinsicht aufzubieten haben, Ihre Stabilität, Ihre Integrität, Ihre »Mitte« hängt davon ab.

Gute Ärzte fragen nach den Modalitäten, den Bedingungen und näheren Umständen Ihrer Schmerzen. Was macht sie schlimmer oder besser, treten sie in Ruhe, bei Belastung oder vermehrt bei Stress auf?

Mögliche Zusammenhänge zwischen Schmerzen und äußeren Umständen wie Stress sind nicht leicht zu beurteilen. Man muss aber zunächst überhaupt erst einmal darauf achten. Ein triggerpunktbedingter Rückenschmerz reagiert anders und ausgeprägter auf situative Belastungen als eine schwere Kniearthrose. Die wird bei Stress auch nicht besser, aber sie hat ein konstanteres Schmerzbild, das eher auf mechanische Herausforderungen reagiert.

2. Reduzieren Sie Ihre Stressbelastung

Stress ist häufig ein ganz entscheidender Faktor bei der Entstehung myofaszialer, vegetativer Beschwerden. Möglicherweise sind Sie sich dieses Zusammenhangs bewusst. Allerdings übt der Stress seinen verhängnisvollen Einfluss auch sehr oft ganz heimlich im Stillen aus. Darüber sollten wir uns wirklich im Klaren sein, weil das große Bedeutung für die Therapie hat.

Wenn Sie unter Druck sind, aus welchen Gründen auch immer, unterliegt Ihr Nervenkostüm möglicherweise diesem Sensibilisierungsphänomen. Sie erinnern sich: Die Nerven werden überempfindlich, die Reizschwelle wird stark abgesenkt. Das ist nicht zuletzt ein Systemproblem, das entsprechende Maßnahmen erfordert. Schalten Sie also einen oder mehrere Gänge runter und prüfen Sie, ob Achtsamkeitsübungen oder fernöstliche Methoden wie Yoga oder Meditation etwas für Sie wären. Die westliche Medizin empfiehlt in diesem Zusammenhang die Entspannungstherapie nach Jacobson. Reorganisieren Sie Ihre Lebensumstände so weit wie möglich und schaffen Sie sich Freiräume, sozusagen eine Wohlfühlformel, die Ihnen den Takt vorgibt.

Testen Sie, ob Ihre Beschwerden sich analog zu Ihrer Belastung verändern. In einem veränderten, entspannten Umfeld erlebt sich ein Schmerz in überraschender Weise manchmal ganz anders. Lassen Sie also Ihre Entscheidungen unter verschiedenen Bedingungen reifen. Überprüfen Sie, ob Ihre Beschwerden von Ihren Stimmungen, Ihrem Lebensgefühl abhängen, oder ob Sie auch Momente haben, in denen Sie gar nicht mehr daran denken.

Führen Sie sich vor Augen, dass viele Organe infolge von Belastungen jeglicher Art ein spezifisches Störungsmuster entwickeln können. Hochkonzentriert in den Bildschirm zu starren kann Kopfschmerzen verursachen und Prüfungsangst Stuhlunregelmäßigkeiten. Derartige Beschwerden machen uns in der Regel wenig Angst, weil wir wissen, dass sich das meistens wieder beruhigt. In gleicher Weise sollten Sie mit Ihrem Hexenschuss und den akut aufgetretenen Kreuzschmerzen verfahren. Irgendetwas hat sie ausgelöst. Häufig ist es müßig, darüber nachzudenken. Ebenso wie Kopf und Magen führt auch der Rücken ein Eigenleben, das seine Geheimnisse selten vollständig preisgibt. Bei Magen-Darm-Unpässlichkeiten greifen Sie ja auch nicht gleich zum Skalpell, sondern versuchen sich anders zu arrangieren. In ähnlicher Weise sollten Sie zunächst gelassen mit Ihren Kreuzschmerzen umgehen und Rücken und Gelenke gegen die messerwetzende Ärztezunft verteidigen. Allerdings: Bei anhaltenden oder wiederkehrenden Schmerzen gilt null Toleranz, damit ist nicht zu spaßen. Das Chronifizierungsrisiko ist erheblich. Schließlich wollen Sie ja nicht, dass dieser Schmerz gekommen ist, um zu bleiben.

3. Klären und verstehen Sie Ihre Diagnose

Fragen Sie nach Ihrer Diagnose und lassen Sie sich nicht dadurch beirren, dass immer noch allgemein das hohe Lied von der Abnutzung gesungen wird. Sicherlich: Wenn alle einstimmig singen, ist der Text kaum noch von Bedeutung und man lässt sich überreden. Aber Sie sollten bedenken, dass die Geschichte unseres »Verfalls« in den Sternen steht, sie muss erst noch geschrieben werden. Die Wissenschaft hält ein zukünftiges Alter von 120 Jahren für durchaus machbar. Bei vernünftigem Umgang mit sich selbst werden die Knochen der meisten von uns so lange durchhalten. Und danach müssen wir mit den höheren Mächten eben nachverhandeln.

Bis es so weit ist, sollten Sie ganz konkrete Fragen nach den harten Fakten zu Ihren Befunden stellen. Aus diesen Befunden wird Ihre Diagnose gebastelt, und mit der müssen Sie womöglich noch Ihr ganzes Leben klarkommen. Also akzeptieren Sie nur, was wirklich Sache ist.

Aber Achtung: Wann immer keine klare Diagnose in Sicht ist, können Sie von »Umtrieben« Ihrer autonomen emotionalen und vegetativen Zentren ausgehen. Eindeutige Zuständigkeiten sind auch hier oft schwer zu ermitteln, aber sie sind tatsächlich viel häufiger existent, als Sie sich vorstellen können. Intensität und Häufigkeit autonom vermittelter Beschwerden jeglicher Art werden regelmäßig erheblich unterschätzt. Daher sollten Sie anhaltend und standhaft bis zum Beweis des Gegenteils auf der Diagnose einer Funktionsstörung beharren. Diese gestattet Ihnen alle verfügbaren Optionen, ohne Wege zu verbauen und ohne irreversible Zustände zu schaffen, die Sie später bereuen könnten.

4. Holen Sie eine Zweitmeinung ein

Lassen Sie im Zweifelsfall Ihre Diagnosen überprüfen. Selbst die gesetzlichen Krankenkassen scheinen zunehmend daran interessiert zu sein, in Zweitmeinungsverfahren operative Empfehlungen gegenzuchecken. Glauben Sie nicht gleich alles und testen Sie Ihre Behandler, indem Sie sie mit anderslautenden Empfehlungen konfrontieren. Vertrauen Sie, wie auch sonst im Alltag, niemandem blind, wenn es um derart wichtige Entscheidungen geht. Beim Autokauf nehmen Sie auch nicht gleich das erstbeste Gefährt auf vier Rädern.

Wichtig ist außerdem, nicht nur mit Ärzten zu sprechen, die gerne operieren. Kliniken tun nämlich in aller Regel nichts lieber. Vielfach stehen dort verantwortliche Kolleginnen und Kollegen regelrecht unter Druck, vorgegebene operative Zielvorgaben einzuhalten.

5. Nehmen Sie sich Zeit für wichtige Therapieentscheidungen

Nur wenn die Diagnosefrage geklärt ist, kann man sich der Therapie zuwenden. Allerdings wäre es unter Umständen ein guter Plan, zunächst keine invasiven Eingriffe vorzunehmen und sich keine medikamentösen »Hämmer« einzuverleiben, wenn momentan eine plausible Diagnose einfach nicht seriös gestellt werden kann. Vorausgesetzt natürlich, es besteht keine akute Gefahr für Leib und Leben. Lassen Sie sich und Ihren Ärzten genug Zeit, drängeln Sie nicht, erwarten Sie keinen »Quick Fix«. Gut Ding will Weile haben, das gilt ganz besonders hier. Offene medizinische Fragestellungen können zu den schwersten (Fehl-)Entscheidungen führen, also lassen Sie sich Zeit dafür, bis Sie wissen, was Sie tun.

6. Prüfen Sie kritisch den Nutzen von Medikamenten

Wann machen Medikamente Sinn? Grundsätzlich immer dann, wenn sie helfen und in einem vernünftigen Verhältnis zu ihren Nebenwirkungen stehen. Die Ibus (sogenannte nicht steroidale Antirheumatika, abgekürzt NSAR) können für die Dauer von ein bis zwei Wochen helfen, sofern keine größeren Magen-Darm-Probleme vorliegen. Das muss man ausprobieren. Längere Einnahmen sollten streng vom Arzt indiziert werden. Es gilt immer zu prüfen, ob das Problem nicht durch wenig wirksame Maßnahmen verschleppt wird in Richtung Schmerzchronifizierung. Das gilt auch für Massagen oder andere physiotherapeutische Behandlungen, die keine nachhaltige Besserung bringen. Die NSAR lindern myofasziale Beschwerden oft nur wenig, da hilft meist auch keine Dosiserhöhung. Das liegt in der Natur des Faszienschmerzes – und dennoch ist es immer wieder für alle Betroffenen überraschend.

Auch Medikamente auf pflanzlicher Basis sind nicht immer nur sanft und sicher. Als Beispiel ist auf eines der meistverkauften rezeptfreien Arzneimittel zu verweisen, auf *Iberogast*®. Es wird beim Reizdarmsyndrom eingenommen und ist wegen möglicher Leberschäden in die Kritik geraten. Also, keine Medikamente unkritisch einnehmen – vor allem nicht über lange Zeiträume. Die darin enthaltenen Wirkstoffe werden schon mit der Zeit eine Wirkung entfalten, auch wenn wir diese möglicherweise weder erwarten noch realisieren.

Die Wirksamkeit einer Therapie im Hinblick auf das Schmerzniveau ist oft nicht leicht zu beurteilen und hängt häufig von äußeren Umständen ab. Daher kann es sehr ratsam sein, die Funktion zur Beurteilung des therapeutischen Fortschrittes heranzuziehen. Prüfen Sie also Ihre Gehstrecke, die Beweglichkeit der Gelenke und Ihrer Wirbelsäule sowie Flexibilität und Kraftentfaltung. Oftmals erlangen Sie Schmerzfreiheit erst nach Wiederherstellung einer ungestörten Funktion.

7. Starke Schmerzmittel sind manchmal sinnvoll

Bei sehr starken Schmerzen mit Schlafstörungen und emotionalen Problemen oder bei Unwirksamkeit der NSAR können unter Umständen (und natürlich immer in Absprache mit dem behandelnden Arzt) Opioide, vor allem zunächst die schwach wirksamen wie Tramadol oder Tilidin, helfen. Sie unterstützen einen erholsamen Schlaf, was von großer Bedeutung ist. Gleichzeitig können sie dadurch tatsächlich auch einen muskelentspannenden und angstlösenden Effekt haben. Man sollte mit ihrem Einsatz schon in der Frühphase der Schmerzen nicht zögern, ihn aber zeitlich streng limitieren. Immerhin besitzen diese Stoffe bei längerer Einnahme ein nicht unerhebliches Suchtpotenzial, über das der Arzt Sie unbedingt aufklären sollte. Außerdem lässt die Wirkung solcher Medikamente nach einigen Monaten in der Regel deutlich nach. Ein Zeitfenster von einigen Wochen dürfte dennoch sinnvoll und unproblematisch sein.

8. Psychotrope Medikamente sind manchmal hilfreich

Ebenso ist unter bestimmten Umständen die Gabe psychisch wirksamer Medikamente sinnvoll. Vielfach eingesetzt werden die recht unbeliebten Antidepressiva und andere angstlösende Mittel.

Emotionale, vegetative Störungen werden nicht selten außerordentlich quälend erlebt und können das ganze Schmerzgeschehen dominieren. Sympathisch überstimulierte Patienten finden oft keinen Schlaf, ergehen sich in fürchterlichen Angstszenarien und erleben dadurch erhebliche Schmerzsteigerungen, die die therapeutischen Möglichkeiten stark beeinträchtigen. In solchen Situationen empfehle ich die Einnahme von Amitriptylin mit 10 bis 25 Milligramm ausschließlich zur Nacht, also vor dem Zubettgehen. Diese geringe Dosis wirkt nicht antidepressiv und hat damit nur selten Nebenwirkungen. Neben dem schlaffördernden Effekt helfen sie bei der Distanzierung von dem Schmerzproblem. Das scheint auch bei der Entwicklung des Schmerzgedächtnisses von Bedeutung zu sein. Sprechen Sie mit Ihrem Arzt darüber.

9. Testen und überprüfen Sie Ihre Dauermedikation

Es kann unter Umständen aber durchaus auch sinnvoll sein, ein Medikament einfach abzusetzen, sofern nach Rücksprache mit dem Arzt keine pharmakologischen Argumente dagegensprechen. Sie werden schnell merken, ob es Ihnen fehlt oder nicht. Das halte ich für sehr beweiskräftig.

Dies gilt insbesondere für eine Dauertherapie mit Schmerzmitteln, denn auf lange Sicht werden hier die unerwünschten Wirkungen überwiegen, auch wenn sie nicht gleich auffallen. Nach meinen Erfahrungen lohnt es sich hier wirklich, sehr kritisch nachzufragen.

In diesem Zusammenhang sollte man auch immer an die muskelwirksamen Begleiterscheinungen einer langjährigen Gabe von Medikamenten denken, die zur Therapie von Schilddrüsenunterfunktion (zum Beispiel Thyroxin), Cholesterinerhöhung (zum Beispiel Statine) oder Refluxsymptomen (zum Beispiel Omeprazol gegen Sodbrennen) eingesetzt werden. In den Beipackzetteln fehlt eigentlich nie der Hinweis auf die Muskelwirkungen. Und die sind aus meiner Sicht sehr ernst zu nehmen – gerade weil diese unerwünschten Nebenwirkungen vielfach nicht als Muskeleffekte, sondern eher als Gelenk- oder Rückenbeschwerden interpretiert werden.

Vor einiger Zeit hörte ich einen Vortrag aus einer Klinik, die sich auf die Schmerzbehandlung von Kindern spezialisiert hat. Von solchen Einrichtungen gibt es nicht viele in Deutschland. Der Kollege schilderte sehr eindrucksvoll die klaren Vorstellungen der Kinder bezüglich ihrer Therapie. Vertrauen spielt dabei eine große Rolle, während invasive Behandlungen überhaupt keine Rolle spielen. Medikamente werden nur in sehr geringem Umfang eingesetzt, nicht zuletzt deshalb, weil sie bei Kindern häufiger als bei uns Erwachsenen erhebliche Nebenwirkungen auslösen. Mir hat diese Schilderung aus einer anderen Schmerzwelt sehr zu denken gegeben.

10. Suchen Sie nach Ärzten mit myofaszialer Expertise

Fragen Sie Ihren Arzt, ob sich Ihre Schmerzen auf myofasziale Probleme zurückführen lassen. Bringen Sie in Erfahrung, ob derartige Therapieansätze bekannt und Teil seiner Behandlungsroutine sind, oder ob ihn nur Ihre Abnutzungserscheinungen interessieren. Besprechen Sie, ob das Lokalproblem behandelt werden soll, oder ob man hier keine Erfolgschancen mehr sieht. Bei chronischen Schmerzen gilt nämlich allgemein das Mantra, dass diese nicht mehr lokal zu behandeln und Lokaltherapien unwirksam seien.

Das stimmt so nicht! Ich behandle auch chronisch Schmerzkranke lokal. Deswegen kommen sie zu mir. Das ist aber nur erfolgreich, wenn man myofasziale Probleme wirksam adressiert. Und auch bei mir spielen Medikamente eine untergeordnete Rolle. Dafür setze ich oft auch pflanzliche Stoffe ein.

11. Seien Sie offen für neue Wege

In schwierigen Situationen, so auch bei Schmerzen, sollte man manchmal die gewohnten Pfade verlassen. Man muss einfach etwas Neues machen, um etwas Neues zu sehen und zu verstehen.

»Das Leben gehört den Lebendigen, und wer lebt, muss auf Wechsel gefasst sein.« Ich glaube, das ist wieder so ein Spruch vom alten Goethe, aber ich finde ihn sehr wahr.

12. Überlegen Sie, was Sie wollen, und dann reden Sie darüber

Ihre Behandlung wird nur erfolgreich sein, wenn Sie und Ihr behandelnder Arzt an einem Strang ziehen. Dazu sollten Sie Übereinstimmung herstellen zwischen Ihren und seinen Ansichten bezüglich Diagnose und Therapie. Also machen Sie für sich klar, was Sie wollen, und dann diskutieren Sie mit ihm, was er will. Das funktioniert natürlich nur auf Augenhöhe. Daher müssen Sie so lange fragen, bis Sie alles verstanden haben. Sie können auch jemanden mitnehmen, der Ihnen bei diesem Gespräch hilft. Seien Sie also ein mündiger, aktiver Patient, das hilft allen Beteiligten sehr.

Man sagt, die Zeit heilt alle Wunden. Wissen Sie, ich würde mich nicht allzu sehr darauf verlassen. Informieren Sie sich, und dann entscheiden Sie, was zu tun ist.

Quellen

1 Zitiert aus Hüther, G.: Deutsches Ärzteblatt, 2.3.2012
2 In: Arzt und Wissenschaft, 06/2020
3 www.karger.com/Article/Abstract
4 Zenz, J.: Lehrbuch der Schmerztherapie, 2. Auflage 2001, S. 189
5 https://www.kbv.de/html/2017_29407.php
6 Nationale Versorgungsleitlinie Nicht-spezifischer Kreuzschmerz, Kurzfassung 2. Auflage 2017
7 Romeo, V. et al.: High Prevalence of Spinal Magnetic Resonance Imaging Findings in Asymptomatic Young Adults (18-22 Yrs) Candidate to Air Force Flight. Spine 2019, 44 (12): 872–878
8 Tölle, R.: Deutsches Ärzteblatt 96, Heft 3, 22.1.1999 (41)
9 Heier, Dr. med. M.: Nocebo: Wer's glaubt wird krank. Wie man trotz Gentests, Beipackzetteln und Röntgenbildern gesund bleibt. S. Hirzel Verlag, Stuttgart 2011
10 Gerst, T.: Deutsches Ärzteblatt 112, Heft 23, 5.6.2015
11 ebd.
12 https://www.aerzteblatt.de/archiv/150545/Patientenorientierte-Medizin-Von-der-Kunst-des-Weglassens
13 Leitlinie Langzeitanwendung von Opioiden bei chronischen nicht-tumorbedingten Schmerzen (LONTS), 2. Aktualisierung, 2020
14 https://www.bvsd.de/der-verband/unser-programm/
15 Reinecke, H./Sorgatz, H.: S3-Leitlinie LONTS. Langzeitanwendung von Opioiden bei nicht tumorbedingten Schmerzen. Der Schmerz 5 (2009), S. 440–446
16 https://www.vpt.de › user_upload › news › heft
17 www.bfarm.de
18 Schiltenwolf, M.: Medizin der Schmerzen – Divinum est dolorem sedare. Grundsatzreferat anlässlich des Landeskongresses Baden. 6.12.2008
19 Jerosch, J.: Differenzialdiagnostik des Schulterschmerzes. Orthopädie & Rheuma, 24 (2). 2021
20 Lown, B: Die verlorene Kunst des Heilens. Schattauer, Stuttgart 2002
21 Bhattacharya, T. et al.: The clinical course of meniscal tears demonstrated by magnetic resonance imaging in osteoarthritis of the knee. The Journal of bone and joint surgery 85 (1): 4–9. 2003
22 Register, B. et al.: Prevalence of abnormal hip findings in asymptomatic participants: a prospective, blinded study. The American journal of sports medicine 40 (12): 2720–2724. 2012
23 Naredo, E. et al.: Painful shoulder: comparison of physical examination and ultrasonographic findings. Annals of the Rheumatic Diseases 2002, 61: 132–136. 2002
24 Wood, K. B. et al.: Magnetic resonance imaging of the thoracic spine. Evaluation of asymptomatic individuals. JBJS 77: 1631. 1995; Van Tulder M. W. et al.: Spinal radiographic findings and nonspecific low back pain. A systematic review of observational studies. Spine 22, 427-434. 1997; Chou et al.: Imaging strategies for low-back pain: systematic review and meta-analysis. Lancet 373: 463. 2009
25 Klessinger, S.: Spezifische und nicht spezifische Rückenschmerzen. Orthopädie & Rheuma, 24 (2). 2021
26 Koch, S.: Bewusstsein, ein neurobiologisches Rätsel. Springer Spektrum, Heidelberg 2014
27 aus einem Brief Rilkes an Inge Junghanns vom 27.2.1926
28 Roth, G.: Fühlen, Denken, Handeln. Wie das Gehirn unser Verhalten steuert. Suhrkamp Verlag, Berlin 2001
29 Schmitz, H.: Leib und Gefühl. Aisthesis Verlag, Bielefeld 2008
30 Hubbard, D. R./Berkhoff, G. M.: Myofaszial Trigger Points Show Spontaneous Needle EMG Activity. Spine Vol 18 Nr. 13: 1803–07. 1993
31 Jänig, W. et al.: Interozeption, Schmerz und vegetatives Nervensystem. In: Böhni, U./Lauper, M./Locher, H. (Hrsg.): Manuelle Medizin 1. Thieme Verlag, Stuttgart 2015

32 Anderson, B. et al.: Acupuncture and heart rate variability: a system level approach to understanding mechanism. Explore (NY), 8 (2): 99–106. 2012; Bäcker, M. et al.: Impact of stimulation dose and personality on autonomic and psychological effects induced by acupuncture. Autonomic Neuroscience, 170 (1–2): 48–55. 2012

33 Sakatani, K. et al.: Effects of acupuncture on autonomic nervous function and prefrontal cortex activity. Advances in experimental medicine and biology 662: 455–460. 2010

34 Lee, S. et al.: Acupuncture and heart rate variability: a systematic review. Autonomic Neuroscience, 155 (1–2): 5–13. 2010

35 Vickland, V. et al.: Anxiety as a factor influencing physiological effects of acupuncture. Complementary Therapies in Clinical Practice Aug, 15 (3): 124–128. 2009

36 Gao, Y. H. et al.: Effects of electroacupuncture of different acupoints groups on blood pressure and heart rate variability in rats. Zhen Ci Yan Jiu Feb, 34 (1): 21–26. 2009

37 Zeidan, F.: The Neurobiology of Mindfulness. The Handbook of Mindfulness. New York Guilford Press. 2014

38 Koenig, H. et al.: Handbook of religion and health. 2. Auflage, Oxford University Press, New York. 2012; Mattenklodt, P./Lonhardt, C.: Psychologische Diagnostik und Psychotherapie bei chronischen Schmerzen im Alter. Schmerz 29: 349–361. 2015

39 Haller, H. et al.: Somatoforme Störungen und medizinisch unerklärbare Symptome in der Primärversorgung. Deutsches Ärzteblatt, Jg. 112, Heft 16. 2015; Hoffmann, S. O./Hochapfel, G.: Neurosenlehre, Psychotherapeutische und Psychosomatische Medizin. CompactLehrbuch, Schattauer, Stuttgart 1998; Schüßler, G.: Funktionelle Störungen – Funktionelle Magenbeschwerden, Deutsches Ärzteblatt 96, Heft 3. 1999; Csef, H. et al.: Somatoforme (funktionelle) Störungen des Urogenitalsystems. Deutsches Ärzteblatt 96, Heft 3. 1999

40 Damasio, A.: Der Spinoza-Effekt, List Verlag, Berlin 2004

41 Koestler, A.: Der Mensch, Irrläufer der Evolution. Fischer, Frankfurt 1993

42 Heidegger, M.: Sein und Zeit. Max Niemeyer, Tübingen (15. Auflage) 1979

43 Sirsch, E. et al.: Diagnostik von Schmerzen im Alter. Schmerz 29: 339–348. 2015

44 Covinsky, K. et al.: Pain, functional limitations and ageing. Journal of the American Geriatrics Society 57: 1556–1561. 2009

45 Pflughaupt, M. et al.: Veränderungen des vegetativen Nervensystems im Laufe des Lebens. Anästhesiologie & Intensivmedizin 47: 330–342. 2006

46 Belch, J.: Wie Bewegung das Denken verbessert. Der Spiegel 32/2015

47 Robinson, M. E. et al.: Lumbar EMG during isotonic exercises. Chronic low back pain patients versus controls. Journal of Spinal Disorders 5 (1): 8–15. 1992

48 Froböse, Dr. I.: Auf eine stabile Körpermitte kommt es an. FNP, 18.2.2016

49 Andersen, L. et al.: Effect of two contrasting types of physical exercise on chronic neck muscle pain. Arthritis Care and Research 59: 84. 2008

50 Bortz, W.: The Disuse Syndrome. The Western Journal of Medicine Nov; 141 (5): 691–694. 1984

51 Bruffaerts, R. et al.: The association between preexisting mental disorders and subsequent onset of chronic headaches. The Journal of Pain 16: 42–52. 2015

52 Endres, H. et al.: Akupunktur bei chronischen Kopfschmerzen. Deutsches Ärzteblatt 2007, 104 (3): A-114/B-105/C-101

53 Salaffi, F. et al.: Health-related quality of life in multiple musculoskeletal conditions. Clinical and Experimental Rheumatology 23: 829–839. 2005

54 https://www.volksfreund.de/pr/presseportal/deutschland-hat-ruecken-acht-von-zehn-menschen-leiden-unter-rueckenschmerzen-seit-corona-sind-die-beschwerden-deutlich-angestiegen_aid-53898909

55 SPIEGEL Nr. 47 vom 17.11.2018

56 Kleine-Borgmann, J. et al.: Effects of open-label placebo on pain, functional disability, and spine mobility in patients with chronic back pain. Pain 160(12): 2891–2897. 2019

57 Ferreira, G. E. et al.: Efficacy and safety of antidepressants for the treatment of back pain and osteoarthritis. BMJ 372: m4825. 2021

58 Deutsches Ärzteblatt, 2.9.2019

Über den Autor

Dr. med. Gerhard Opitz wurde nach seinem Medizinstudium in Chirurgie und Orthopädie ausgebildet. Sein Schwerpunkt war schon damals die Behandlung von Rückenschmerzen. Er ließ sich als Facharzt für Orthopädie in München nieder, erwarb die Zusatzqualifikation »Spezielle Schmerztherapie« und spezialisierte sich auf chronisch Schmerzkranke. Seine langjährige Erfahrung und sein fundiertes Wissen machen ihn zu einem der führenden Schmerztherapeuten Deutschlands, der in unzähligen Fällen bereits austherapierten Patienten hat helfen können.

Danksagung
Für die sachkundige und entgegenkommende Unterstützung des Gräfe und Unzer Verlags möchte ich mich ebenso bedanken wie für das hervorragende Lektorat von Sylvie Hinderberger. Ein besonderer Dank gilt meinem außerordentlich kenntnisreichen und engagierten Mediaagenten Dr. Jürgen Pütz aus Köln, ohne dessen unermüdlichen Einsatz dieses Buch nicht geschrieben worden wäre.

Impressum

© 2022 GRÄFE UND
UNZER VERLAG GmbH,
Postfach 860366, 81630 München

**GRÄFE
UND
UNZER**

EDITION

Gräfe und Unzer ist eine eingetragene
Marke der GRÄFE UND UNZER VERLAG
GmbH, www.gu.de

ISBN: 978-3-8338-8094-0
1. Auflage 2022

Projektleitung: Miriam Popp
Lektorat: Sylvie Hinderberger
Covergestaltung: ki36 Editorial Design,
München, Bettina Stickel
Illustrationen: Claudia Lieb
Herstellung: Markus Plötz
Satz und Innenlayout:
Björn Fremgen, KONTRASTE
Reproduktion: Repro Ludwig, Zell am See
Druck und Bindung: Livonia, Riga

Umwelthinweis:

Dieses Buch ist auf PEFC-zertifiziertem
Papier gedruckt. PEFC garantiert, dass
Holz- und Papierprodukte aus nachhaltig
bewirtschafteten Wäldern stammen.

Wichtiger Hinweis:

Die Informationen in diesem Buch
stellen die Erfahrungen und die Meinung
des Autors dar. Sie wurden von ihm
nach bestem Wissen erstellt und mit
größtmöglicher Sorgfalt geprüft. Sie bieten
jedoch keinen Ersatz für persönlichen
kompetenten medizinischen Rat. Weder
der Autor noch der Verlag können für
eventuelle Nachteile oder Schäden, die
aus den im Buch gegebenen praktischen
Hinweisen resultieren, eine Haftung
übernehmen.

Hinweis:

Aus Gründen der besseren Lesbarkeit
wurde in diesem Buch keine geschlechter-
gerechte Schreibweise, sondern verallge-
meinernd das generische Maskulinum
verwendet. Sämtliche Personenbezeich-
nungen umfassen selbstverständlich
gleichermaßen alle Geschlechter.

Die GU-Homepage finden Sie unter
www.gu.de

**GRÄFE
UND
UNZER**

Ein Unternehmen der
GANSKE VERLAGSGRUPPE